Carlo Perfetti

Der hemiplegische Patient
Kognitiv therapeutische Übungen

Pflaum Physiotherapie

Herausgeberin: Ingeborg Liebenstund

Carlo Perfetti

Der hemiplegische Patient

Kognitiv therapeutische Übungen

In Zusammenarbeit mit Susanne Wopfner-Oberleit,
Anneliese Dieplinger-Falchetto, Franca Pantè

Mit 97 Abbildungen

2., durchgesehene Auflage

Pflaum Verlag München

Der Autor:
Primario Prof. Dr. Carlo Perfetti
Regione del Veneto - U.L.S.S.n.4.
Di. Recupero Rieducazione Funzionale
Via S. Camillo De Lellis
36015 Schio (VI) Italien

Impressum

CAVE / Warnhinweis:
Bitte beachten Sie: Die medizinische Entwicklung schreitet permanent fort. Neue Erkenntnisse, was Medikation und Behandlung angeht, sind die Folge. Autoren und Verlag haben größte Mühe walten lassen, um alle Angaben dem Wissensstand zum Zeitpunkt der Veröffentlichung anzupassen. Dennoch ist der Leser aufgefordert, Dosierungen und Kontraindikationen aller verwendeten Präparate und medizinischen Behandlungsverfahren anhand etwaiger Beipackzettel und Bedienungsanleitungen eigenverantwortlich zu prüfen, um eventuelle Abweichungen festzustellen.

Die Deutsche Bibliothek – CIP-Einheitsaufnahme
Ein Titeldatensatz für diese Publikation ist bei der Deutschen Bibliothek erhältlich.

ISBN 978-3-7905-0974-8

© Copyright 2008 by Richard Pflaum Verlag GmbH & Co. KG
München • Bad Kissingen • Berlin • Düsseldorf • Heidelberg

Alle Rechte, insbesondere die der Übersetzung, des Nachdrucks, der Entnahme von Abbildungen, der Funksendung, der Wiedergabe auf fotomechanischem oder ähnlichem Wege und der Speicherung in Datenverarbeitungsanlagen, bleiben, auch bei nur auszugsweiser Verwertung, vorbehalten.
Die Wiedergabe von Gebrauchsnamen, Handelsnamen, Warenbezeichnungen usw. in diesem Werk berechtigt auch ohne besondere Kennzeichnung nicht zu der Annahme, dass solche Namen im Sinne der Warenzeichen- und Markenschutzgesetzgebung als frei zu betrachten wären und daher von jedermann benutzt werden dürften. Wir übernehmen auch keine Gewähr, dass die in diesem Buch enthaltenen Angaben frei von Patentrechten sind; durch diese Veröffentlichung wird weder stillschweigend noch sonst wie eine Lizenz auf etwa bestehende Patente gewährt.

Satz: Elisabeth Schimmer, Ergoldsbach
Druck und Bindung: Druckerei Sommer, Feuchtwangen
Umschlagmotiv: Detail aus „Deposizione" von Pontorno (S. Felicita, Florenz)

Informationen über unser aktuelles Buchprogramm finden Sie im Internet unter: http://www.pflaum.de

Inhalt

Autoren und Übersetzer	....	7
Geleitwort	....	9
1	**Die Lehren der Rehabilitation und die Bedeutung der Übung** ..	11
1.1	Die Übungsdefinitionen	11
1.2	Der therapeutische Kreislauf – eine methodologische Annäherung an die Übung	12
1.3	Die verschiedenen Theorien der Rehabilitation	19
1.4	Der therapeutische Dualismus	25
1.5	Die Parameter der Bewegung	29
1.6	Literaturverzeichnis	32
2	**Vom Tasten zum Sinnesraum**	33
2.1	Die Hand	33
2.2	Die taktile Wahrnehmung	34
2.3	Das Bewusstsein	39
2.4	Der Rumpf	41
2.5	Die Entwicklung des Konzeptes der posturalen Kontrolle	43
2.6	Die Bewegung und die organisatorischen Fähigkeiten	46
2.6.1	Der Körper als wahrnehmende Oberfläche	47
2.6.2	Die Fragmentierung	50
2.6.3	Aufmerksamkeit und Interaktion	50
2.6.4	Der Welt einen Sinn geben	52
2.7	Räumliche Operationen und therapeutische Übung	53
2.7.1	Der Raum als hervorstechende Eigenschaft	53
2.7.2	Der Raum als Mosaik von Sinnesräumen	57
2.7.3	Der Raum als kognitive Strategie	60
2.7.4	Der Raum als Inhalt	62
2.8	Literaturverzeichnis	64
3	**Der Aufbau der Übungen**	66
3.1	Die Interpretation der Pathologie	68
3.1.1	Abnorme Reaktion auf Dehnung	74
3.1.2	Abnorme Irradiation	76
3.1.3	Elementare Schemata	79

Inhalt

3.1.4	Veränderung der Rekrutierung	82
3.2	Die Merkmale der Übungen	84
3.2.1	Die Art der Interaktion	84
3.2.2	Perzeptive Hypothese	86
3.2.3	Die Übungsarten	88
3.3	Literaturverzeichnis	98
4	**Die Übungen**	100
4.1	Die Schwierigkeit einer Übungsgliederung	100
4.2	Problem – Hypothese – Lösung	100
4.3	Klassifizierung der Übungen	103
4.3.1	Das Körpersegment	104
4.3.2	Die spezifische Motorik	104
4.3.3	Die Sinnesmodalitäten	104
4.3.4	Die kognitiven Operationen	105
4.4	Die Wiederherstellung der Handfunktion	108
4.5	Die Wiederherstellung der Fortbewegung	136
4.5.1	Übungen im Liegen	136
4.5.2	Übungen im Sitzen	140
4.5.3	Übungen im Stand	156
4.6	Literaturverzeichnis	191
5	**Die Planung der Behandlung**	192
5.1	Von der Beobachtung bis zu den erwarteten endgültigen Veränderungen	193
5.2	Die Strukturierung der Behandlung	196
5.3	Die Übung als Interaktion	199
5.4	Die Überprüfung der Ergebnisse auf verschiedenen Ebenen	200
Formulare		203
Sachregister		211

Autoren und Übersetzer

Professor Carlo Perfetti
Nach seiner Ausbildung zum Neuropsychiater an der Universität Pisa war Prof. Perfetti sowohl praktisch als auch in Lehrtätigkeit an verschiedenen Rehabilitationseinrichtungen Italiens tätig. Seit 1970 ist er Dozent an der Klinik für Nerven- und Geisteskrankheiten der Universität Pisa, seit 1991 Direktor der Schule für Rehabilitationstherapie in Schio bei Vicenza in Italien. Er ist Gründer der Zeitschriften „Riabilitazione e Apprendimento" (Rehabilitation und Lernen) und „Case Report".
Seine wissenschaftliche Forschungstätigkeit widmete Prof. Perfetti zunächst dem Gebiet der klinischen Neurophysiologie. Später konzentrieren sich seine Forschungen ausschließlich auf die Rehabilitation. Gemeinsam mit Ärzten und Therapeuten, mit Physiologen, epistemologischen Linguisten und Bioingenieuren entwickelte er eine eigenständige Rehabilitationsmethode, die „Kognitive Therapeutische Übung", die für den deutschen Sprachraum in diesem Buch erstmals ausführlich publiziert wird.

Susanne Wopfner-Oberleit
Die Ausbildung zur Physiotherapeutin absolvierte Frau Wopfner-Oberleit an der Akademie für Physiotherapie in Innsbruck. Stationen ihrer beruflichen Tätigkeit waren die Neurologische Universitätsklinik Innsbruck und die Klinik von Hanover, New Hampshire/USA. 1990 begann sie die theoretische wie praktische Ausbildung bei Prof. Perfetti in Schio bei Vicenza. Im gleichen Jahr erwarb sie das Diplom für Hippotherapie. Seit 1992 ist sie als Physiotherapeutin an der Neurologischen Universitätsklinik in Innsbruck tätig.
Im deutschsprachigen Raum ist Frau Wopfner-Oberleit durch ihre Kurse zum Therapiemodell von Prof. Perfetti vielen Physio- und Ergotherapeuten bekannt.

Anneliese Dieplinger-Falchetto
Ihre Ausbildung zur Ergotherapeutin absolvierte Frau Dieplinger-Falchetto an der Akademie für Ergotherapie am Allgemeinen Krankenhaus Wien. Stationen ihrer beruflichen Tätigkeit waren die Neurologische Abteilung der Niederösterreichischen Landesnervenklinik Maria Gugging, das Neurologische Krankenhaus der Stadt Wien „Maria Theresien Schlössl" sowie auch die Arbeit als freiberufliche Ergotherapeutin. Im Rahmen ihrer Teilnahme an Weiterbildungskursen besuchte sie auch Kurse von Prof. Perfetti in Schio bei Vicenza.

Franca Pantè

Im Anschluss an die Ausbildung zur Rehabilitationstherapeutin arbeitete Frau Pantè zunächst im Allgemeinen Krankenhaus von Vicenza, von 1983–1987 als Cheftherapeutin. Heute ist sie als Rehabilitationstherapeutin mit koordinierender Funktion im Krankenhaus von Schio/ Italien tätig.

Frau Pantè ist als Instruktorin bei Kursen der „Kognitiv Therapeutischen Übungen" in Italien wie im Ausland tätig.

Geleitwort

Mit dem Buch „Der hemiplegische Patient – kognitiv-therapeutische Übungen" werden das Therapiekonzept und die ihm zugrundeliegenden Überlegungen von Professor Dr. Carlo Perfetti, Klinikchef der neurologischen Rehabilitationsklinik in Schio bei Vicenza in Italien, den im deutschen Sprachraum tätigen neurologischen Rehabiliteuren zugänglich gemacht.
Nach Jahren intensiver neurophysiologischer Forschungsarbeit konzentrierte sich sein Interesse auf die Fragen und Probleme der neurologischen Rehabilitation. Er entwickelte sein Rehabilitationskonzept – insbesondere für hemiplegische Patienten – in enger Zusammenarbeit mit Neurologen, Bioingenieuren, Linguisten, Physiologen und Physiotherapeuten. Über die Grenzen Italiens hinaus ist sein Konzept bekannt geworden unter der Bezeichnung „Kognitiv-therapeutische Übungen".
Als Wissenschaftler und Arzt in der Neurorehabilitation fühlt sich Professor Perfetti dem russischen Neurophysiologen A. R. Lurija als seinem geistigen Vater tief verpflichtet. Dabei beschäftigt ihn die Verknüpfung zwischen der typischen systemischen Sicht der russischen Neurophysiologie mit der westlichen Vorgehensweise.
Fragen nach der Organisierung von Bewegungen, der Rolle kortikaler Areale bei der Generierung von Bewegungen und den Modalitäten motorischen Lernens werden von Professor Perfetti immer wieder neu reflektiert.
Für die Therapie wird der Begriff der „therapeutischen Übung" als zentral verstanden. Dabei handelt es sich nicht um mehr oder weniger mechanische Abläufe, sondern betont wird das kognitive Lösen bestimmter Aufgaben unter Nutzung der verschiedenen afferenten Informationen. Professor Perfetti schreibt in seinem Buch: „Wenn die Rehabilitation sich dem ZNS zuwenden soll, kann man nicht umhin, die Aufmerksamkeit des Patienten zu berücksichtigen". Zur Unterstützung dieser Problemlösungen wurde – in Zusammenarbeit mit Bioingenieuren – das typische Perfetti-Material entwickelt, das in diesem Buch vorgestellt wird.
Die Übersetzung ins Deutsche ist zustandegekommen durch die intensive, aufopfernde Arbeit von Frau Susanne Wopfner-Oberleit und Frau Anneliese Dieplinger-Falchetto. Beide haben über einen sehr langen Zeitraum, als Physiotherapeutin und Ergotherapeutin in der täglichen Berufsarbeit stehend, ihre Freizeit dieser Übersetzungsarbeit gewidmet. Der Vorteil ihrer Übersetzung und Mitarbeit liegt in ihrer Vertrautheit mit den Gedankengängen und der Arbeitsweise

von Professor Perfetti. Frau Franca Pantè hat die Übersetzung auf ihre fachliche Richtigkeit überprüft. Herausgeberin und Verlag danken den Übersetzerinnen sehr herzlich für ihre Leistung.

Herausgeberin und Verlag verbinden mit dem herzlichen Dank an Professor Perfetti die Hoffnung, dass dieses Buch zur Intensivierung eines grenzüberschreitenden Dialogs innerhalb der Neurorehabilitation zugunsten der Betroffenen beitragen möge.

München, Frühjahr 1997 *Ingeborg Liebenstund*

1 Die Lehren der Rehabilitation und die Bedeutung der Übung

1.1 Die Übungsdefinitionen

Jeder Diskussion über rehabilitatives Wissen geht der Versuch voran, eine *Definition der therapeutischen Übung* vorzunehmen. Diese Definition soll nicht nur die hervorstechenden Parameter der Übung hinsichtlich ihrer Effizienz berücksichtigen, sondern auch die Bedeutung der Übung für die Vertiefung der Erkenntnisse über die Regenerationsprozesse und die Probleme, die mit der Organisation verbunden sind. Gerade wegen dieser Vielfalt an Bezügen ist es wahrscheinlich, dass keine Definition für die Übung zu finden sein wird, die allen Zielsetzungen gerecht wird.

▷ Da das primäre Ziel der Rehabilitation in der zufriedenstellenderen Wiederherstellung besteht, als das System sie spontan bewirken kann, erscheint eine erste Definition klinischer Art wesentlich.

Daher ist die therapeutische Übung, basierend auf spezifisch programmierten Erfahrungen, ein mögliches Mittel, die maximale Wiederherstellung, soweit es die Läsion zulässt, zu erreichen.

▷ Das Suchen nach einer „epistemologischen"[1] Definition kann sich als zweckdienlich herausstellen. Sie bestimmt die Bedeutung der Übung für die Erweiterung der rehabilitativen Kenntnisse. Ferner zeigt sie auf, wie das Verhältnis

---
[1] Epistemologie gr. = Wissenslehre, weitgehend synonym mit Erkenntnistheorie, so insbesondere in der angelsächsischen Philosophie.

zwischen therapeutischer Übung und sonstigen Wissenselementen sein sollte. Vom „epistemologischen" Standpunkt aus kann die Übung als das einzige Mittel definiert werden, um bestimmte Hypothesen über die Regeneration zu überprüfen.

Jede Übung wird als experimentelle Situation gesehen. Sie ermöglicht es dem Therapeuten, vorher aufgestellte Hypothesen zu bestätigen. Das rehabilitative Wissen erlaubt es, eher über die Möglichkeit einer Wiederherstellung Vorhersagen zu erhalten, als es aufgrund der aktuellen Kenntnisse angenommen worden ist.

Spezifische Elemente für das rehabilitative Vorgehen sind:

- Die Verpflichtung, die eigenen Hypothesen mittels der Übung zu beweisen.
- Die Notwendigkeit, Hypothesen soweit auszuarbeiten, bis sich daraus Schlussfolgerungen ergeben. Diese werden mit Hilfe der Übung auf die Probe gestellt. Eine nicht durch die Übung kontrollierbare Hypothese ist rehabilitativ sinnlos.
- Die Haltung zu den Ergebnissen der Übung: Vom *methodologischen Standpunkt* aus wird sich der korrekte Therapeut nicht mit den ersten positiven Ergebnissen zufriedengeben. Er wird auf immer komplexere Überprüfungen zurückgreifen, bis die Grenzen der aufgestellten Hypothesen aufgedeckt werden. Diese Grenzen zeigen die Notwendigkeit auf, die anfängliche Theorie zu verbessern.

Diese Sicht betrachtet die Übung als Grundelement der rehabilitativen Überlegungen. Das Ziel ist es, immer genauere Erkenntnisse hinsichtlich des rehabilitativen Wissens zu erhalten.

1.2 Der therapeutische Kreislauf – eine methodologische Annäherung an die Übung

Geht man hier von der Epistemologie nach *Karl Popper* aus (*Popper* 1959), gilt, dass die rehabilitativen Überlegungen vom Erkennen eines Problems ihren Ursprung nehmen sollen. Für dieses muss der Therapeut eine Lösung finden. Bei der Durchführung von Übungen wird die Lösung nachträglich auf die Probe gestellt (*Abb. 1.1*).

1.2 Der therapeutische Kreislauf

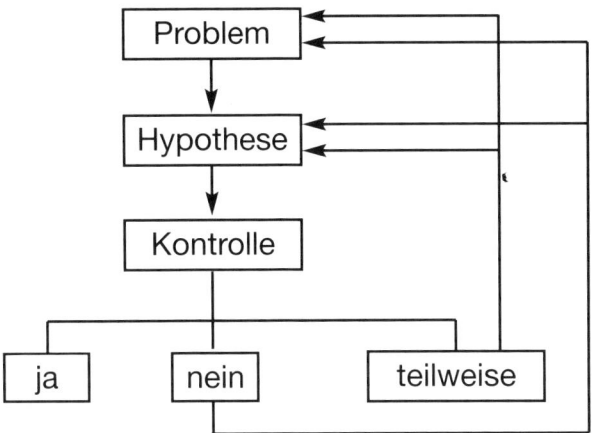

Abb. 1.1

Dieses Verfahren ist für den Therapeuten zweifellos nützlich. Es wurde von anderen Klinikern bestätigt. So hat Salter damit seine Vorgehensweise bei der kontinuierlichen passiven Mobilisierung erklärt (*Salter* 1993).

Analog zu dem, was von Salter für jede Art des „klinisch relevanten Experimentierens" dargestellt wurde, kann man auch für die Rehabilitation einen zyklischen Verlauf annehmen. Der Verlauf geht vom Problem aus und kehrt nach Durchlaufen verschiedener Etappen mit dem Lösungsversuch wieder zum Problem zurück (*Abb. 1.2*).

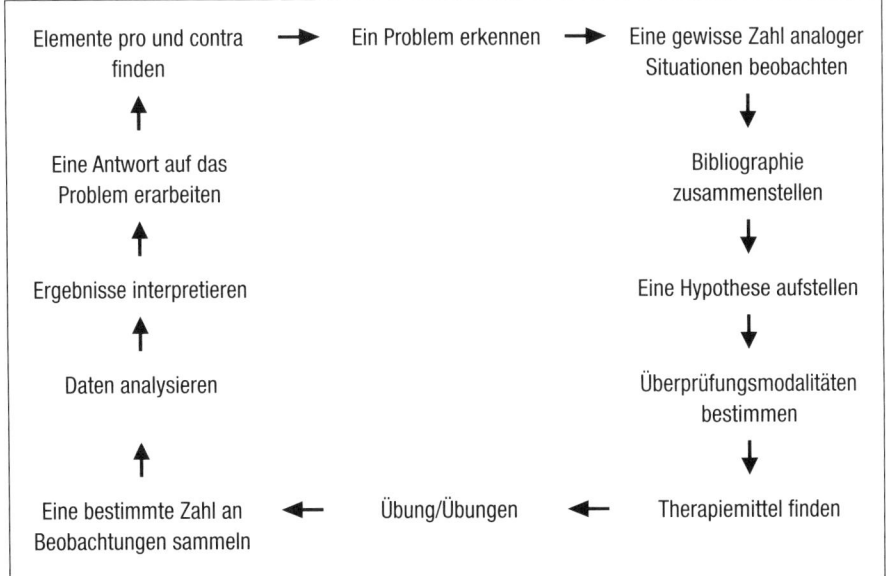

Abb. 1.2

Kapitel 1 Die Lehren der Rehabilitation

Den Ausgangspunkt jeder rehabilitativen Überlegung stellt die Bearbeitung eines Problems dar. Nach *Popper* ist ein Problem nicht einfach durch die Feststellung einer Tatsache gegeben: Ein *Problem ist eine enttäuschte Erwartung*. Es erscheint unerlässlich, dass der Therapeut aufgrund von strukturiertem Wissen bei seiner Arbeit präzise und begründete Erwartungen hat. Ein Problem entsteht durch das Ausbleiben eines Übungserfolges. Dieses Ausbleiben kann mittels des gegenwärtigen eigenen Wissensstandes nicht erklärt werden. Die Beobachtung, dass der Hemiplegiepatient (*Abb. 1.3a*) die isolierten Fingerbewegungen nicht mehr wiedererlangt, kann eine Tatsache darstellen. Man erkennt keine Möglichkeit für einen entscheidenden Eingriff, wenn der Sachverhalt selbst, wie früher üblich, einer Läsion der Pyramidenbahn zugeschrieben wird und der Pyramidenbahn keine funktionellen Erneuerungs- und Kompensationsmöglichkeiten zugesprochen werden (*Abb. 1.3b*).

Dieselbe Beobachtung kann ein Problem darstellen, wenn sich der Therapeut fragt, wie es möglich sei, dass der Hemiplegiepatient es durch eine bestimmte Übungsserie schafft, einige Funktionen, wie das Gehen, wiederzuerlangen, andere Funktionen aber, wie das Manipulieren mit der Hand, nicht. In diesem Fall

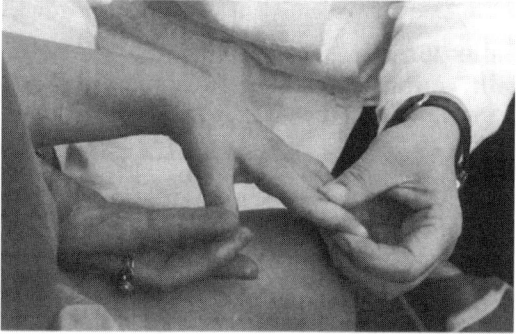

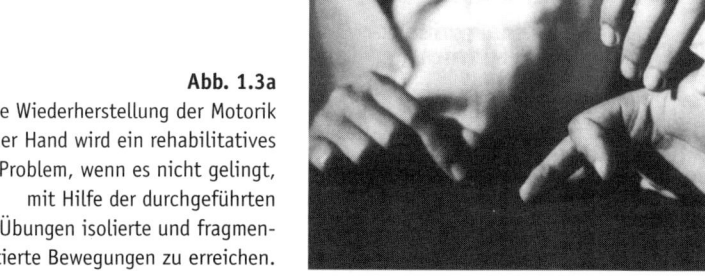

Abb. 1.3a
Die Wiederherstellung der Motorik der Hand wird ein rehabilitatives Problem, wenn es nicht gelingt, mit Hilfe der durchgeführten Übungen isolierte und fragmentierte Bewegungen zu erreichen.

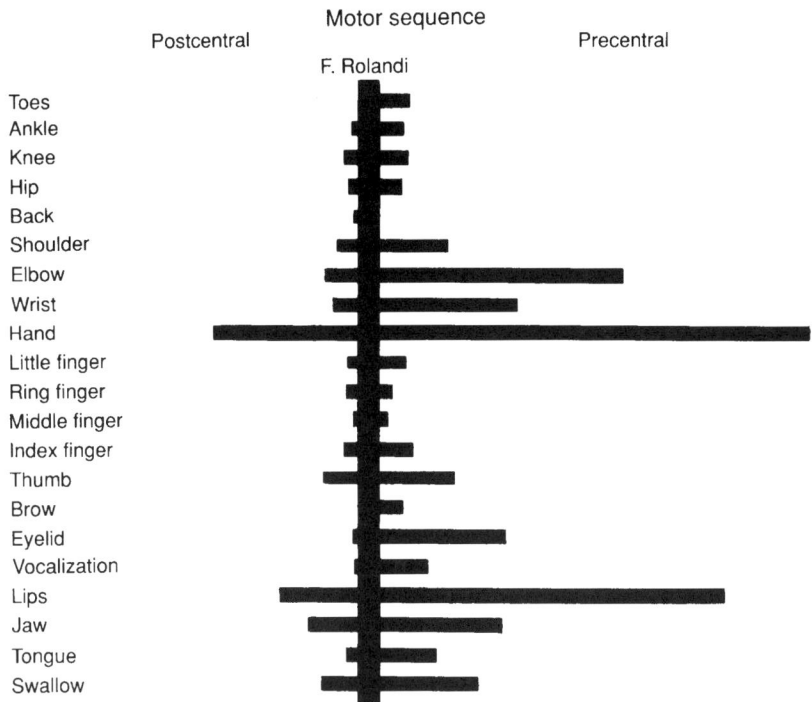

Abb. 1.3b Wenn sich der Rehabiliteur mit der Feststellung begnügt, dass die Motorik der Hand von der Pyramidenbahn kontrolliert wird und eine Läsion derselben keine Ersatzmöglichkeit hätte, würde die ausgebliebene Wiederherstellung zu einer Tatsache, die man akzeptieren und nicht zu einem Problem, das man lösen müsste. Bis vor wenigen Jahren glaubte man tatsächlich, dass in der primär motorischen Hirnrinde, in der man den Ursprung der gesamten Pyramidenbahn vermutete, die Bewegungen der Hand ein sehr viel größeres Repräsentationsareal hätten als alle anderen Segmente (Penfield und Boldrey, 1937).

wird die fehlende Wiederherstellung der Handmotorik nicht als sicher vorausgesetzt, sondern als ein Problem angesehen. Für dieses Problem kann und muss man durch eine mehr oder weniger große Erweiterung des Basiswissens eine Lösung finden.

Ist ein Problem erkannt, muss der Therapeut für die gründliche Bearbeitung durch eine ausreichende Anzahl *zweckdienlicher Beobachtungen* sorgen. Häufig ist die Ausarbeitung des Problems schwieriger als seine Lösung. An diesem Punkt kann man *verschiedene Durchgangsetappen* schematisieren, die vom Problem zur Lösungshypothese führen. Die erste Etappe sieht die *Beobachtung* einer großen Anzahl von Fällen vor. In der darauf folgenden Etappe soll eine sorgfältige *bibliographische Nachforschung* hinsichtlich des Themas oder verwandter Themen an-

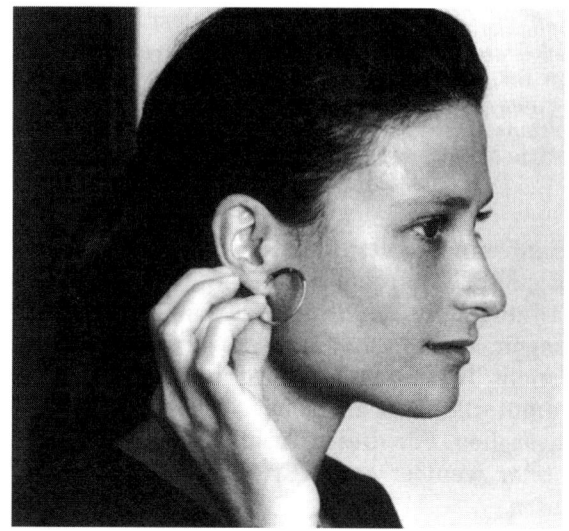

Abb. 1.4
Um eine komplettere Wiederherstellung zu erreichen, wird die Hand zur Erkennung von taktilen Informationen gezwungen. Die Handmuskulatur kann, funktionell gesehen, als eine Muskulatur betrachtet werden, die unter der Kontrolle der taktilen Afferenzen steht (Strick und Preston, 1982).

gestellt werden, die von anderen Klinikern oder Grundlagenforschern durchgeführt wurden. Danach muss der Therapeut in der Lage sein, neue Fragestellungen zu artikulieren, was z.B. in seinen gegenwärtigen Kenntnissen fehlte, jedoch aus den vorher durchgeführten Etappen abgeleitet werden könnte. Dieses Stadium muss zur *Aufstellung einer Hypothese* führen. Diese Hypothese sollte eine, wenn auch nur teilweise Lösung erahnen lassen. Beim angeführten Beispiel über die Motorik der Hand könnte die Hypothese lauten, dass die Hand isolierte Fingerbewegungen besser wiedererlangen würde, wenn sie – anstatt mit Hilfe von Stimulationen behandelt zu werden, die die Propriozeptoren der Muskulatur ansprechen – Informationen taktiler Art von Objekten einholen würde (*Abb. 1.4*).

Im Beispiel *Abbildung 1.5a, b* hätte der Therapeut, wenn er sich darauf beschränkt hätte, dem Patienten eine Serie von Gegenständen vorzulegen, die dieser mit dem tastenden Finger erkennen sollte, als Ergebnis die Verstärkung der Irradiation erhalten. Er wäre zu dem Schluss gekommen, dass die aufgestellte Hypothese keine Gültigkeit hätte. Statt dessen musste der Therapeut Übungen vornehmen, bei denen der Patient keine willentlichen Bewegungen auszuführen hat, sondern nur tonische Regulierungen oder kleine Anpassungen. Es ist der Therapeut, der die Bewegung übernimmt. Dabei bittet er den Patienten, seine Aufmerksamkeit auf die Resultate seines Kontaktes mit dem Objekt zu konzentrieren. Auf diese Weise kann sich die Hypothese wenigstens unter bestimmten Umständen und für bestimmte Patienten als gültig herausstellen. Das Überprüfen der Hypothese durch die *Übung* muss untermauert werden durch eine *Serie*

1.2 Der therapeutische Kreislauf

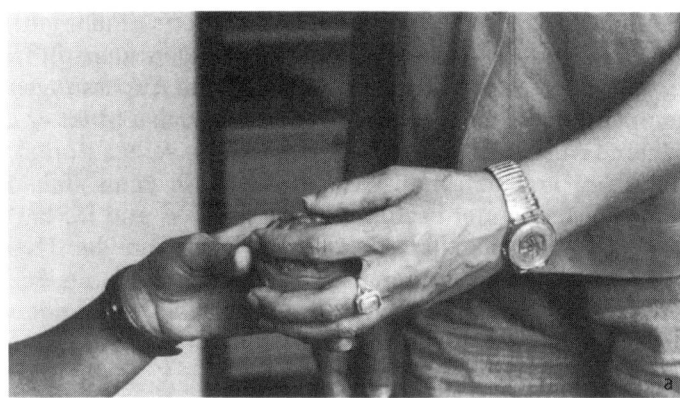

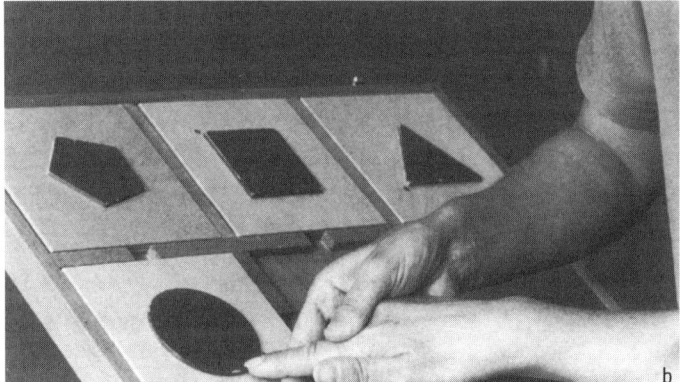

Abb. 1.5a, b
Um die aufgestellte Hypothese als gültig zu erproben, muss der Rehabiliteur Übungen finden. Die Übungen bestätigen die Richtigkeit der Hypothese. Besondere Aufmerksamkeit gilt den Modalitäten der Übung. Es genügt nicht, die Hand mit dem Gegenstand in Beziehung zu setzen und vom Patienten das Erkennen einiger Merkmale zu verlangen. Eine derartige Aufforderung fördert bei Hemiplegiepatienten das Auftreten von abnormen Irradiationen und von Elementarschemata. Man muss sich für jedes zu beeinflussende Element der Pathologie und für die verschiedenen Behandlungsphasen spezifische Vorgehensweisen ausdenken.

von Daten, die man unter verschiedenen Umständen gewonnen und in verschiedenen, immer schwierigeren Situationen beurteilt hat. So kann die Antwort auf das ursprüngliche Problem in einer vollkommeneren Art erfolgen. Bei *Bewertung* und *Sammlung von Daten* darf der Therapeut sich nicht darauf beschränken, jene Daten zu analysieren und herauszustreichen, die ihm für die Bestätigung seiner Hypothese zweckdienlich erscheinen. Im Gegenteil, er misst besonders jenen Beobachtungen Bedeutung bei, die die Hypothese in Schwierigkeiten bringen und ihre Schwachpunkte hervorheben. Auf diese Art und Weise kann der Therapeut neue Probleme ableiten, deren Lösung ihn zur Vervollkommnung der Hypothese und zur Entdeckung neuer Forschungsrichtungen führen wird (*Abb. 1.6*).

Wenn sich der Therapeut bei diesem Beispiel darauf beschränkt hätte, die erzielten positiven Resultate zu registrieren, bei denen es möglich geworden ist, isolierte distale Bewegungen auch im Bereich der Finger zu erwirken, hätte er die Antwort auf das Problem als völlig zufriedenstellend erachtet. Er hätte auf diese

Kapitel 1 Die Lehren der Rehabilitation

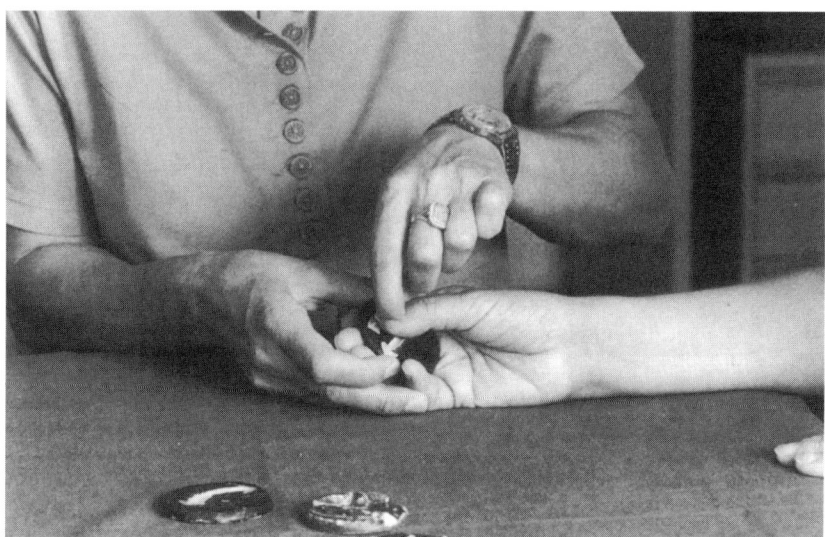

Abb. 1.6: Man muss kontrollieren, ob das, in Folge der Übung Wiedererlangte, der gesamten Funktion entspricht, die der Rehabiliteur wiederzugewinnen beabsichtigte, und ob es in der vorgesehenen Art erfolgt ist. Ist es nicht der Fall, so ergibt sich für den Rehabiliteur ein neues Problem. Für dieses werden neue Hypothesen aufgestellt, die dann mittels neuer Übungen bestätigt werden müssen. Im angeführten Beispiel beschränkte sich die, durch die Übung in Abbildung 5b, wiederhergestellte Motorik der Hand nur auf distale, isolierte Bewegungen, während komplexere Bewegungen defizitär blieben. Für deren Wiederherstellung wurde der Rückgriff auf andere Strategien erforderlich.

Weise eine rein „verifizierende" Haltung eingenommen, die zum Abschluss seiner Forschungen geführt hätte. Tatsächlich hat eine genauere Analyse der erhaltenen Resultate gezeigt, dass das Erzielen isolierter Bewegungen der Finger dem Erreichen einer „global" zufriedenstellenden Motorik nicht gleichkommt. Ein Therapeut, der das „falsifizierende" Verfahren anwendet, der also aufmerksamer auf Mängel seiner Arbeit achtet, muss die Gründe für seinen unvollständigen Erfolg suchen. Er ist also gezwungen, einen neuen Zyklus von Anfang an zu beginnen, wobei er sich dem schwierigeren Problem stellt, die tiefergehende Frage zu beantworten: „Wieso erlangt der Patient wieder isolierte Bewegungen, aber gewinnt nicht die Fähigkeit zurück, komplexere Bewegungen auszuführen?" Die Notwendigkeit, diese Frage zu beantworten, bringt ihn dazu, neue Hypothesen aufzustellen. Diese können ihn zu neuen Ergebnissen führen.

1.3 Die verschiedenen Theorien der Rehabilitation

Jeder *Rehabiliteur* (damit ist jeder gemeint, der sich mit der Rehabilitation beschäftigt) muss nach einer *Rehabilitationstheorie* vorgehen, um der Übung die korrekte Bedeutung zuzuschreiben. Ihre Richtlinien bestimmen die Behandlung. Ziel ist die Wiederherstellung des Patienten. Eine Rehabilitationstheorie besteht aus einem Gefüge von Erkenntnissen, Konzepten und Hypothesen.
Sie ermöglicht es,
▷ den Wiederherstellungsprozess der verschiedenen Funktionen zu begreifen
▷ die hervorstechenden Eigenschaften der Läsion und der Defizite zu erkennen
▷ das Verhältnis zwischen der Übung, ihren Modalitäten und ihren Inhalten zu verstehen
▷ die Veränderungen, die die Übung beim Patienten bewirken kann, zu registrieren.

In der *Geschichte der Rehabilitation* sind verschiedene *Theorien* aufgestellt worden: Eine der ältesten Sichtweisen der Rehabilitation gründete sich weniger auf eine Theorie als vielmehr auf die Motivation. Die daraus folgende Vorgangsweise kann man als „*theoriefrei*" bezeichnen. Der Therapeut beschränkte sich darauf, Impulse zu finden, durch welche der Patient angeregt wurde, sich zu bewegen oder zu sprechen. Praktisch wurde sehr lange Zeit Rehabilitation mit der Überzeugung betrieben, den Patienten durch allgemeine verbale Aufforderungen oder ebenso ungenaue Stimulationen zur Wiederherstellung der Fähigkeiten anleiten zu können. Diese Art der „Theorie" stützt sich auf keine wissenschaftliche Voraussetzung, bezieht sich auf keine neurophysiologischen oder neuropsychologischen Daten und sieht in keiner Weise eine klare Wahl der relevanten Basisdisziplinen vor. Eine so allgemeine, unspezifische Art der rehabilitativen Betrachtungsweise produzierte Eingriffe in das motorische Verhalten, die durch Oberflächlichkeit und Nicht-Spezifität gekennzeichnet waren.

Eine zweite Rehabilitationstheorie ist jene, deren therapeutischer Ansatz als „*analytisch-kulturistisch*" definiert werden kann. Nach dieser Anschauungsweise ist das Ziel der Rehabilitation, eine zunehmende Anzahl an motorischen Einheiten der defizitären Muskeln zu aktivieren. Dieses Vorgehen stützt sich vor allem auf die Anatomie, um feststellen zu können, welche Muskeln durch die Läsion am meisten geschwächt wurden. Die Überlegungen zur Programmierung der therapeutischen Übung scheinen daher darauf zu zielen, immer effizientere Wege zu finden, um Muskelkontraktionen zu bewirken, die hinsichtlich der Rekrutierung von motorischen Einheiten immer wirksamer sind.

Diese Art der Behandlung berücksichtigt kaum die Wiederherstellung der eher qualitativen Aspekte der Bewegung, weil der „analytisch-kulturistische" Therapeut sich nicht um die Eingliederung der wiedererlangten Muskelkontraktionen kümmert, die innerhalb komplexer kinematischer Ketten erfolgen, auf denen die höher entwickelte Motorik basiert. Es ist festzuhalten, dass der Muskel vom anatomischen Standpunkt aus eine eindeutige Einheit darstellt, aber keinesfalls immer als funktionelle Einheit angesehen werden kann. Vom *funktionellen Standpunkt* aus gibt es im zentralen Nervensystem (im Folgenden ZNS) keine Repräsentation des Muskels als individuelle Einheit. Statt dessen gibt es im ZNS Repräsentationen kleinerer Einheiten (*motorische Einheiten oder Gruppen motorischer Einheiten*) und größerer Einheiten, die komplexen Bewegungen entsprechen.

Es ist bekannt, dass die Stimulation kortikaler Motoneurone zu Kontraktionen motorischer Einheiten führen kann, die in verschiedenen auch antagonistisch wirkenden Muskeln liegen. Forschungen über den M. trizeps surae der Katze haben gezeigt, dass man allein beim Caput laterale des M. gastrocnemius vier Untereinheiten (subunits) unterscheidet, bei denen man eine separate elektromyographische Aktivität feststellen kann (*English*, 1984).

English hat gezeigt, dass sich während des freien Ganges der Katze die vier Untereinheiten nicht zur gleichen Zeit kontrahieren, sondern verschiedene Aktivierungsmuster aufweisen. Sie können mit den Merkmalen der einzelnen Gangphasen in Zusammenhang gebracht werden.

Innerhalb desselben Muskels oder Muskelkopfes gibt es also motorische Einheiten, die sich, in unterschiedlichen zeitlichen Abfolgen und mit unterschiedlicher Intensität, kontrahieren können. Sollten diese Daten auch für den Menschen gültig sein (*Grotto*, 1994), ist es klar, dass eine Übung, die zur allgemeinen Muskelkräftigung durchgeführt wird (zum Beispiel durch Arbeiten gegen Widerstand oder auch durch die Aktivierung über den Reflexweg mittels Dehnungen), diese Differenzierungen außer acht lassen und den Muskel in einer Art trainieren würde, die in der Realität äußerst selten eintritt.

Bei Läsionen des ZNS erscheint ein Eingriff in die muskuläre Funktion als solche unzulässig. Das Problem des Patienten besteht darin, die Fähigkeiten des ZNS zur Aktivierung physiologischer Bewegungsschemata neu zu organisieren, damit diese Schemata, je nach den Erfordernissen der Kontakte zur Außenwelt, anpassungsfähig und variabel werden.

Die *analytisch-kulturistische* Hypothese kann nicht anders als lediglich einige nebensächliche Fakten des Regenerationsprozesses erklären, die an die Bedeutung einer generellen Muskelkontraktion gebunden sind. Sie kann daher nicht

1.3 Die verschiedenen Theorien der Rehabilitation

als Theorie angesehen werden, die der Komplexität der rehabilitativen Arbeit angemessen wäre.

Ein dritter theoretischer Ansatz ist durch die *neuromotorische*[1] Sichtweise verkörpert, die einen beachtlichen Erfolg mit der Ausarbeitung verschiedener „synchroner" Methoden erzielt hatte. Mit *„synchroner Methode"* werden jene Vorschläge in der Rehabilitation bezeichnet, die die sofortige Aktivierung von Muskelkontraktionen erforschen, ohne dabei auf den Lernprozess, die Aufmerksamkeit, das Gedächtnis und die Wahrnehmung einzugehen. Als *„diachrone Methoden"* werden hingegen jene bezeichnet, die die Wiederherstellung mittels der Aktion erforschen, basierend auf den eigentlichen Parametern der Aktion und nicht auf den Parametern der Bewegung. Daher kümmert man sich weniger darum, sofort eine Muskelkontraktion als Resultat zu erlangen. Denn diese wird als letztes Glied einer Kette angesehen, die sich aus einer Reihe von neurophysiologischen Prozessen zusammensetzt.

Therapeuten, die nach synchronen Methoden arbeiten, programmieren die Behandlung so, dass man sich der Reflexe bedient, um Bewegung hervorzurufen. Die bewusste Teilnahme des Patienten ist dabei nicht erforderlich.

Die Autoren dieser Methoden halten es für möglich, das Verhalten des Menschen zu verändern, wenn man die Bewegung über den Reflexweg auslöst. Ihre Forschung konzentriert sich darauf, die entscheidenden Reflexe ausfindig zu machen, um bestimmte Bewegungen und deren Bewegungskombinationen hervorzurufen.

Wesentliche Kritik gegen diese Anschauung besteht darin, dass sich die Organisation des Verhaltens gerade auf die Fähigkeit stützt, elementare Reflexe durch höhere Zentren kontrollieren zu können. Das Gegenteil ist sicherlich nicht vorstellbar, nämlich, dass es Reflexe seien, die das höher entwickelte Verhalten bewirken.

Eine neuere Theorie sieht die Rehabilitation als einen Lernprozess bei Vorliegen pathologischer Bedingungen an. Diese Theorie (*Perfetti*, 1980) kann, wenn sie auch noch weiterer Erforschungen bedarf, bereits jetzt korrekte Erklärungen für bedeutend mehr grundsätzliche Fragen zur Wiederherstellung geben, als es mit den vorangegangenen Theorien möglich gewesen wäre. Nach dieser Theorie wird die Wiederherstellung in engem Zusammenhang mit der Aktivierung von *kognitiven Prozessen* gesehen, von deren Korrektheit die Qualität der Wiederherstellung abhängt. Die rehabilitative Arbeit ist dadurch gekennzeichnet, dass sie den

---

[1] Unter Neuromotorik sind alle Methoden auf neurophysiologischer Grundlage gemeint, die sich auf die Reflexaktivität stützen.

Kapitel 1 Die Lehren der Rehabilitation

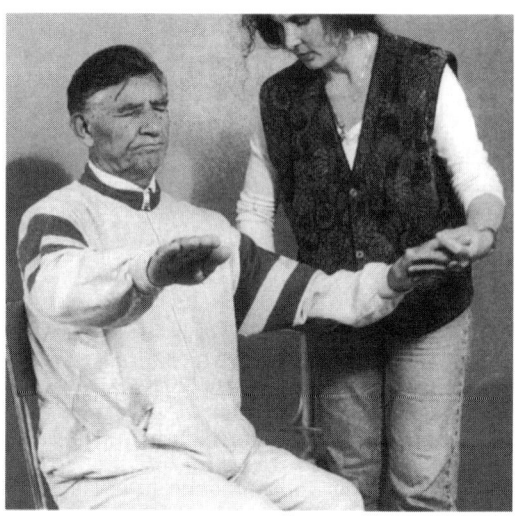

Abb. 1.7
Grundlegende Bedeutung für die Erarbeitung der Informationen und folglich für die Organisation der Bewegung, gewinnt die Aufmerksamkeit des Patienten. Auf diese kann der Rehabiliteur durch die Auswahl der kognitiven Probleme für den Patienten Einfluss nehmen. Es ist ratsam, die zu bevorzugenden Informationskanäle und ihre Modalitäten genau festzulegen.

Patienten zur Aktivierung dieser Prozesse führen soll, um ihm dadurch die weitestgehende Wiederherstellung der durch die Läsion beeinträchtigten Funktionen zu ermöglichen (*Abb. 1.7*).

Das Schließen der Augen, das beim Großteil der Übungen verlangt wird, ist unentbehrlich für die Bevorzugung des „somästhetischen"[1] Kanals.

Die Definition der Rehabilitation als jene Disziplin, die Lernen bei Vorliegen pathologischer Bedingungen erforscht, gestattet es, die Merkmale der therapeutischen Behandlungen klarer zu erkennen. In Übereinstimmung mit dieser Sichtweise muss die Therapie nicht etwa spezifisch daraufhin ausgerichtet werden, Kontraktionen einzelner Muskeln, motorischer Einheiten oder Muskelgruppen zu erreichen, sondern auf jene Mechanismen, die dem motorischen Lernen – verstanden als die Erlangung einer wirksameren und ökonomischeren Organisationskapazität – zugrundeliegen (*Abb. 1.8*).

Die Übung muss spezielle Anforderungen enthalten. Dies gilt für die Informationen, denen der Patient den Vorrang zu geben lernen muss, wie auch dafür, wie diese Informationen verarbeitet werden müssen. Die Wissensvertiefung der letzten Jahre über Basisprozesse für das Lernen sowie die Perfektionierung der wissenschaftlichen Disziplinen, die Aufbau und Erwerb von höherentwickeltem Verhalten erforschen, erlauben es heute, jene Aspekte der Rehabilitation neu zu beurteilen, die mit seiner ursprünglichen Bedeutung der motorischen Wieder-

---

[1] Unter „Somästhetik" oder auch Somatosensibilität versteht man *alle* Wahrnehmungsqualitäten, die vom Körper kommen.

1.3 Die verschiedenen Theorien der Rehabilitation

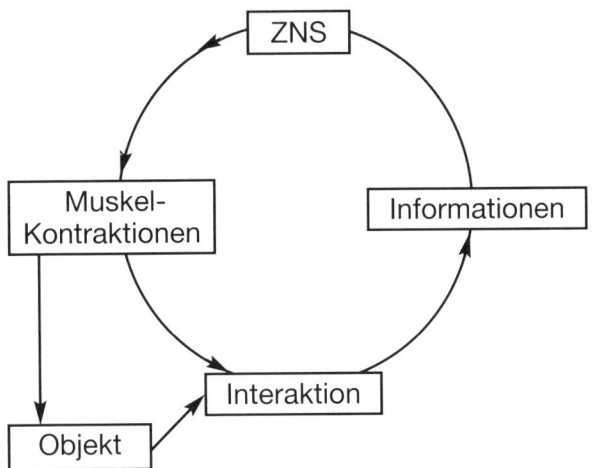

Abb. 1.8 Für seine Beziehung zur Außenwelt muss das ZNS Informationen sammeln. Ihre Erarbeitung verlangt die Organisation einer motorischen Sequenz, die es dem Menschen ermöglicht, mit dem Gegenstand in eine Wechselbeziehung zu treten. Durch diese Interaktion werden die Informationen eingeholt, die das ZNS benötigt. Dies stellt das Grundprinzip der kognitiven therapeutischen Übung dar. Es sind die Merkmale dieser Informationen, welche die für die Wiederherstellung nützlichen Kontraktionen und Tonusanpassungen bestimmen.

herstellung eng verbunden sind (*Perfetti* 1980). Innerhalb dieser Sicht wird die Muskelkontraktion nicht als Reflexaktivität verstanden, sondern als unentbehrliches Element für jene neurophysiologischen Prozesse, die „Erkennen der Welt" ermöglichen. Die hervorgerufenen Kontraktionen werden nicht als eine vom Kontext unabhängige und für sich allein stehende Aktivität gesehen. Die Muskelkontraktionen entsprechen hingegen der Organisation, die das ZNS unter der Notwendigkeit, mit der Außenwelt zu interagieren, hervorbringt. Es erarbeitet Informationen, die es ermöglichen, die Außenwelt durch Prozesse der Sinnzuweisung zu erkennen.

Eine neue Bestimmung der wissenschaftlichen Bezugspunkte der Rehabilitationsforschung ist notwendig. Diese Forschung kann nicht auf kinesiologische Erkenntnisse beschränkt bleiben. Ihr Überwiegen hat zum Durchbruch der *„analytisch-kulturistischen" Methoden* im rehabilitativen Bereich geführt. Auch neurophysiologische Erkenntnisse allein scheinen unzureichend. Das primäre Ziel der theoretischen Rehabilitationsanalysen muss die Vertiefung der Erkenntnisse über biologische Prozesse sein, die relevant für Lernen und Regeneration sind. Die Analysen sollen also zur Vertiefung der neuropsychologischen Prozesse führen, auf welche sich die Mechanismen des Lernens stützten (*Abb. 1.9*).

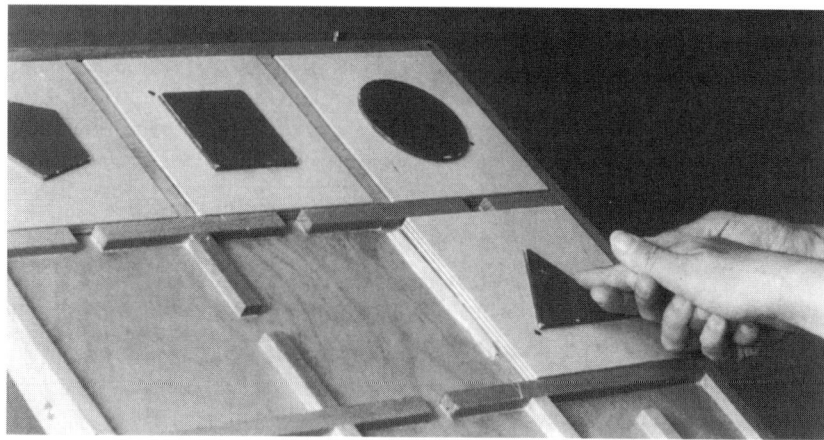

Abb. 1.9 Wenn man den Patienten auffordert, bei geschlossenen Augen das Objekt oder dessen Position im Raum zu erkennen, das seine Hand berührt, so werden die Ergebnisse nicht immer dieselben sein. Die ausgeführten Bewegungen und die dabei gedehnten oder verkürzten Muskeln sind dieselben. Die kognitiven Prozesse, die für die Ausarbeitung von verschiedenen räumlichen Operationen aktiviert werden müssen, sind jedoch unterschiedliche. In einem Fall kann man als Konsequenz eine tonische Anpassung erhalten, im anderen eine abnorme Irradiation.

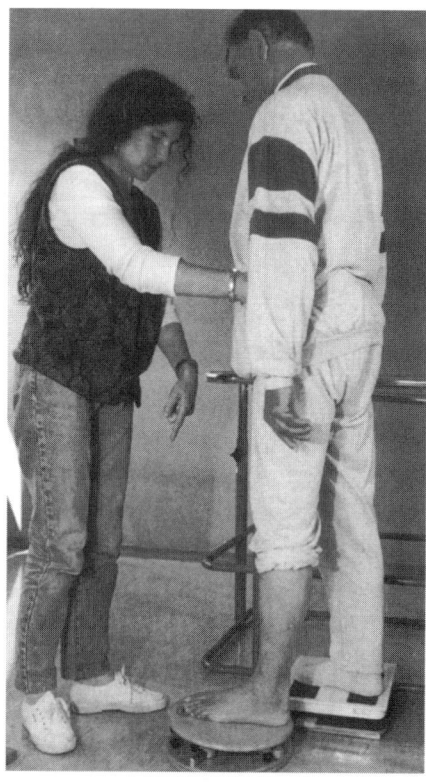

Abb. 1.10 Auch eine Bewegung wie die Gewichtsverlagerung von einem Bein auf das andere, kann ein kognitives Problem darstellen.

Es ist notwendig, dass der Therapeut in der Lage ist, zum einen glaubwürdige Hypothesen über die Dynamik der läsionsbedingten Veränderungen, zum anderen Hypothesen über neuropsychologische Prozesse, mit deren Hilfe man günstig auf die Dynamik einwirken kann, aufzustellen. Nach dieser Theorie wird der Gegenstand der rehabilitativen Arbeit, das *Verhalten*, verstanden als die Fähigkeit, grundlegende Sequenzen auszuarbeiten (*Abb. 1.10*).

Diese Theorie macht es möglich,
▷ den Dualismus zwischen Neuromotorik und Psychomotorik zu überwinden (siehe 1.4),
▷ die Bedeutung der verschiedenen Parameter der Muskelkontraktion

im Vergleich zwischen Übung und Aktivitäten des täglichen Lebens zu erkennen (siehe 1.5),
▷ angemessene neurophysiologische Erkenntnisse zu berücksichtigen, die sich auf die motorische Organisation aller wichtigen Ebenen der Analyse beziehen (siehe Kapitel 2).

1.4 Der therapeutische Dualismus

Die Analyse der Störungen des Bewegungsapparates innerhalb der rehabilitativen Behandlung wurde bis heute aufgrund einer strengen Unterscheidung zwischen *Neuromotorik* einerseits und *Psychomotorik* andererseits vorgenommen. Die Bewegungsstörungen in ihrem efferenten Anteil gehören zu den neuromotrischen Beeinträchtigungen. Dies gilt für den Impuls ausgehend „vom Pyramidenbahnneuron bis zur Muskelkontraktion" (*Lapierre*, 1975). Abgesehen wurde also von den „psychologischen Faktoren: Wahrnehmung, Intelligenz, Gedächtnis". Diese hingegen werden zur Psychomotorik gezählt, welche die Bewegung lediglich in der Ausarbeitung betrachtete.

Diese Betrachtungsweise hat, neben einer nosographischen („krankheitsbeschreibende") Einteilung der Erkrankungen des Bewegungsapparates, ihre eigene Rehabilitationstherapie gebildet. Sie begünstigte das Entstehen von *psychomotorischen Methoden* mit fest umrissenen, weil prinzipiellen Aufgaben für Handhabung und Anwendungsgebiete. Damit grenzte sie sich von den *neuromotorischen Methoden* ab. Diese sogenannten neuromotorischen Methoden ihrerseits betonen die Unterscheidung zur traditionellen Kinesiotherapie (= Bewegungstherapie).

Durch diesen therapeutischen Dualismus wurde vor allem die Behandlung jener Erkrankungen negativ beeinflusst, die die *Neuromotorik* betreffen (Zerebralparese, M. Parkinson, Apoplex mit Hemiplegie). Diese sind ohne Berücksichtigung jener Elemente behandelt worden, die charakteristisch für jedwede menschliche Aktivität (Absicht, Beziehung zwischen Tonus und Emotion) sind, welche streng in der Kompetenz der Psychomotorik gesehen wurden. So wurden auch nie jene Komponenten der Bewegung in die Betrachtung einbezogen, die von komplexeren Ausarbeitungen abhängig wären (räumliche und zeitliche Komponente) oder die nicht Teil des „efferenten Anteils" der Bewegung wären (Notwendigkeit der Verinnerlichung; Einfluss der Bewegung auf die Erarbeitung des Bewegungsraumes).

Die neurophysiologischen Forschungen haben bewiesen, dass es im Nervensystem keine Strukturen gibt, die allein mit neuromotorischen oder psychomotorischen Aufgaben beauftragt wären. Die Pyramidenbahn wird zum Beispiel nicht mehr als eine „simple Impulsleitung" betrachtet, sondern als ein hochspezialisiertes Kontrollsystem für die Motorik, vor allem für die differenziertesten motorischen Segmente. Eine isolierte Schädigung der Pyramidenbahn – die sehr selten ist – kann nicht bloß als ein Defizit der Bewegungsausführung angesehen werden. So haben sich die spinalen Regulierungssysteme als sehr viel komplexer herausgestellt, als es sich der neuromotorische Rehabiliteur, der es gewohnt war, sie auf die Gamma-Schleife und auf die Auswirkungen der Stimulierung der Muskel-Sehnen-Organe zu beschränken, vorgestellt hatte. Ihre Komplexität, von Studien zahlreicher Neuroanatomen belegt, ermöglicht allen absteigenden Projektionen ein sehr komplexes Spiel. Die Projektionen aktivieren oder inhibieren bestimmte Regelkreise in Zusammenhang mit bestimmten motorischen Aufgaben und Analysen.

Daher ist jene Arbeitshypothese, die fordert, die Bewegung auf unterer Ebene zu beginnen oder das Verhalten mittels Stimuli, die von der Peripherie auf diese einwirken, zu organisieren und zu lenken, nicht korrekt. Dasselbe gilt für die afferente Ebene.

Auf keiner Ebene des ZNS wurde, wenn nicht unter abnormen Umständen, eine Funktionsweise gefunden wie sie von den „Neuromotorikern" aufgestellt wurde. Was die Beziehung zwischen absteigenden Projektionen und aufsteigenden Systemen anbelangt, ist sich der größte Teil der Physiologen darüber einig, dass die absteigenden Bahnen, im Moment der Ausarbeitung und Vorbereitung der Bewegung, Impulse zu den sensitiven Relais-Kernen schicken, um die nützlichen Afferenzen auszuwählen und jene zu inhibieren, die für die Aktion wenig Bedeutung haben.

Towe (1973) bemerkte bezüglich der zentralen Kontrolle der Afferenzen, dass „die alte Sichtweise des Lebewesens als passiven Empfänger, durch unsere gegenwärtige Sicht des Menschen als aktiven Experimentator ersetzt wurde, der in der Interaktion mit der Umwelt nach Inputs sucht und daher spezifische ‚Inputs' als Folge von spezifischen ‚Outputs' erwartet".

Der größte Teil der afferenten Kanäle übermittelt Informationen, die vom Bewusstsein analysiert werden, sofern Methoden angewendet werden, die dem Patienten gestatten, diese Analyse durchzuführen. Dieselben Afferenzen können allerdings Impulse senden, die nicht auf der bewussten Leitungsebene agieren, aber dennoch für die Bewegung eine große Bedeutung haben.

1.4 Der therapeutische Dualismus

Die Rehabilitationspraxis hat die Misserfolge der neuromotorischen Methoden analysiert und klar die grundlegende Unangemessenheit eines jeden operativen Dualismus bewiesen. Kein Therapeut würde die Behandlung eines neurologischen Patienten nach den Methoden einer „neuromotorischen Sichtweise" ausrichten, also auf Aufmerksamkeit, Gedächtnis, Vorstellungskraft, Räumlichkeit, Zeitlichkeit verzichten, womit Parameter der psychomotorischen Therapie angesprochen werden. Selbst Verfechter einer klaren Unterscheidung zwischen den zwei Therapiemodalitäten werden sich wünschen, dass auch die Patienten mit neuromotorischer Störung neben einer neuromotorischen, auch eine psychomotorische Behandlung erhalten, welche „die Motivationskomponenten sowie die Beziehungskomponenten verstärken" würden.

Es scheint evident, dass jede *Rehabilitation neuromotorisch* und *psychomotorisch* zugleich angelegt sein muss, sofern das Ziel der Therapie darin bestehen soll, dem Kranken die Wiedererlangung aller Merkmale einer höherentwickelten Bewegung zu ermöglichen.

Bereits bei der Entstehung des *motorischen Defizites* muss man die möglichen Folgen vor Augen haben, die durch das Fehlen oder die extreme Verminderung gewisser *Afferenzen* bewirkt werden. Die gestörte Aufnahme von Informationen bezüglich der Bewegung und der Außenwelt verändert das, was nach Piret und Beziers als *„Bewegungsraum"* bezeichnet werden kann. Der *„Bewegungsraum"* entspricht dem Bild, das jeder von seinem eigenen Körper hat, verstanden als dynamisch organisierbare Masse der Bewegung und als „Eigenraum, der eine Form und eine gerichtete Bewegung aufweist" (*Piret* und *Beziers*, 1971).

Diese Störungen treten um so eher auf, je öfter die fehlerhaften Bewegungen zu funktionellen Zwecken eingesetzt werden. Man denke an das Hochziehen des Beckens während der Schwungbeinphase. Diese Veränderung wird, wenn sie einmal in das Fortbewegungsschema aufgenommen wurde, nur mit größter Schwierigkeit wieder korrigiert, auch wenn andere Bewegungskomponenten auftreten, die die Überwindung dieser Veränderung ermöglichen könnten. Diese Umbildung des Bewegungsraumes findet man bei jenen Erkrankungen des Bewegungsapparates, die den Patienten längerfristig zu einem veränderten Verhalten zur Umwelt im Vergleich zu seinen früheren Bewegungsgewohnheiten zwingen. Sie stellt ein verfängliches Hindernisse für die Wiederherstellung einer höherentwickelten Motorik dar, auch weil sie durch andere Schwierigkeiten des Hemiplegikers erweitert wird, wie die abnorme Reaktion auf Dehnung und die verstärkte Irradiation bei Kraftaufwand. Günstig ist es, *Fazilitationen* anzuwenden, die den Patienten nicht daran hindern, jene Komponenten zu kontrollieren, die den Inhalt der Übung darstellen, aber die die globale Anforderung an die Kontrolle entsprechend vermindern. Unbedingt erforderlich erscheint die Anwendung einer Sprache, die den Schwierigkeiten des Patienten angepasst ist. Mit Hilfe dieser Sprache soll einerseits die *perzeptive Hypothese*[1], die durch die Verhaltenssequenz verifiziert werden soll, erklärt werden. Andererseits sollen auch, wenn erforderlich, die Zergliederung dieser Bewegungssequenz in Teilbereiche sowie die Art der Überprüfung verbal vermittelt werden.

> **Beachte**
>
> Man muss bedenken, dass eine unklare Aufforderung eine ebenso ungenaue Antwort bewirkt, ohne jeglichen Nutzen für die Wiedererlangung jener Bewegungsfähigkeiten, die der Hemiplegiker verloren hat.

Noch vor Auftreten der ersten Bewegungen stellt sich dem Rehabiliteur das Problem, jene Art der motorischen Schulung zu finden, die der Situation des Hemiplegikers am ehesten entspricht. Es steht außer Frage, dass ein Lernen nach der Art „Versuch und Irrtum" wegen der damit verbundenen emotionellen Belastung und aufgrund der relativen Armut an Bewegungsmustern des Patienten nicht als wirksam angesehen werden kann. Um ein korrektes, zuverlässiges Lernen zu erreichen, erscheint auch die häufige Wiederholung derselben Muster ungeeignet, *wenn sie keinen realen Bezug zur Umwelt haben.*

Also muss man eine *Art des Erlernens wählen*, bei welcher „das Bewusstsein die Kontrolle über das Spiel der *feed-back-Mechanismen* ausüben kann" (Le Boulch, 1975). Bei diesem Lernen wird man Bewegungsfolgen als zu erlernende Sequenzen einsetzen, deren Schwierigkeitsgrad die gegenwärtigen Fähigkeiten des Hemiplegikers nur wenig übersteigt (*Vygotskij,* 1976). Bewegungssequenzen gewährleisten zudem in jedem Augenblick die Möglichkeit einer bewussten Kontrolle. Diese Bewegungen setzen den Patienten auch in Beziehung mit der Außenwelt, um das Wechselspiel der Informationsaufnahme zwischen eigenem Körper (kinästhetische Informationen) und Objekt (taktile und visuelle Informationen) zu erleichtern.

---

[1] Das Erkennen der Objekte stellt das Resultat einer komplexen *perzeptiven Aktivität* dar. Diese beginnt mit der Herausfilterung des einen oder anderen Bestandteiles des Objektes, der Bildung einer bestimmten *„perzeptiven Hypothese"* und der Festlegung der Bedeutung, die sich auf eine Serie von Alternativen stützt, wo essentielle Merkmale des Objektes in den Vordergrund gerückt werden, während zusätzliche, unwesentliche Merkmale unterdrückt werden.

1.5 Die Parameter der Bewegung

Der Rehabiliteur sollte sich darüber im Klaren sein, dass sich die Möglichkeiten der rehabilitativen Therapie durch *drei grundlegende Parameter* einer jeden Bewegung äußern können:

Räumlichkeit

Der räumliche Aspekt der Bewegung ist durch die Funktion der verschiedenen Muskeln bestimmt (*Abb. 1.11*). So agieren beim Hochheben des Armes in Flexion außer dem M. pectoralis und dem M. coracobrachialis auch die Fasern der Pars clavicularis des M. deltoideus. Wenn man den flektierten Arm in der Frontalebene abduziert – wie beim Nachfahren einer Linie –, werden auch die Fasern der Pars acromialis des M. deltoideus aktiviert. Zwischen diesen beiden Bewegungen gibt es Zwischenstufen, die zur Auswahl größerer oder kleiner motorischer Einheiten führen. Diese Auswahl erfolgt auf der Grundlage von Analysen auf kortikaler Ebene, die charakteristisch für die *Psychomotorik* sind. Man denke an die Bewegung, wenn man mit dem Zeigefinger eine horizontale Linie entlangfährt. Jeden Augenblick, vor allem, wenn die Linie nicht geradlinig verläuft, muss man den Verlauf der Linie analysieren, die Bewegung programmieren, korrigieren und somit entsprechend dieser Analyse motorische Einheiten dieses oder jenes Muskels auswählen.

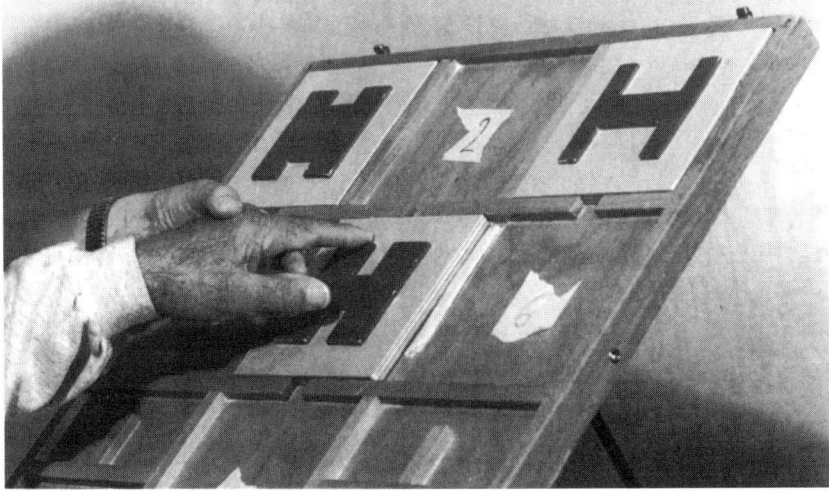

Abb. 1.11 Räumlichkeit. Die Übungen berücksichtigen die Operationen, die vom Patienten für die räumliche Sinnzuordnung der Welt abverlangt werden.

Diese verlorengegangene räumliche Feinregulierung kann weder durch grobe Vorgaben wiedererlangt werden, noch durch äußere Stimulationen, die vom Patienten nicht genügend analysiert werden. In diesen Fällen ist ja die Räumlichkeit der Bewegung durch neurologische Strukturen geringerer Integrationsebene im Voraus festgesetzt.

Zeitlichkeit

Die Zeitlichkeit der Bewegung ist durch die Dauer der Kontraktion der involvierten Muskeln und durch das zeitliche Verhältnis zwischen diesen gegeben (*Abb. 1.12*). Dieser elementare Aspekt der Bewegung hängt letztlich von Entladungsdauer und Entladungsfrequenz der motorischen Einheiten ab.

Man denke zum einen an die unterschiedlichen Rhythmen ein und derselben Bewegung, zum anderen an die Geschwindigkeit beim Erkennen der Beschaffenheit einer Oberfläche (zum Beispiel das Lesen der Blindenschrift). In diesem Fall würde die zu schnelle Durchführung der Bewegung die genaue Analyse der taktilen Informationen verhindern, die in Folge der Bewegung zum ZNS gelangen können. Die *Geschwindigkeit der Bewegung* muss stets in einem engen Zusammenhang mit den *Analysierfähigkeiten bestimmter kortikaler Strukturen* gesehen werden.

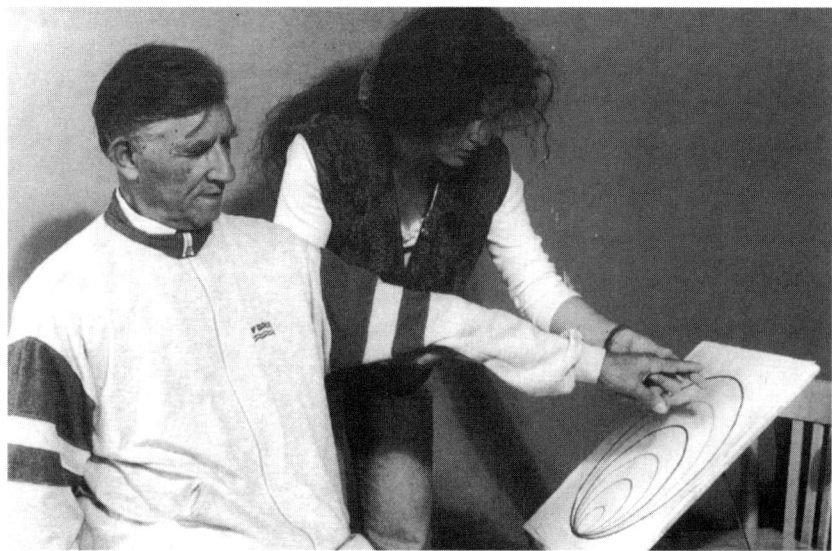

Abb. 1.12 Zeitlichkeit. Das Erkennen der verschiedenen Kreise verlangt in genau programmierter Zeitabfolge Entspannen und Kontrahieren der verschiedenen Muskeln.

1.5 Die Parameter der Bewegung

Intensität

Die Intensität steht in engem Zusammenhang mit der Zahl der aktivierten motorischen Einheiten und ihrer Entladungsfrequenz (*Abb. 1.13*). Die Intensität ist unendlich abgestuft und entspricht den Analysen, die aufgrund vorangegangener Erfahrungen gemacht werden. Man denke an die Intensität der Kontraktion der Mm. interossei, während man eine Zigarette hält. Sie muss proportional zu dem voraussichtlichen Widerstand sein, den die Zigarette dem Griff der Finger entgegensetzen wird und der Analyse, die im Augenblick der Berührung durchgeführt wird, entsprechen.

Die Bedeutung der Intensität ist also in allen Handlungsphasen zu erkennen. Dies gilt vor allem für jene Bewegung, die dem Erkennen dient. Beteiligt ist hierbei die obere Extremität und vornehmlich die Handmuskulatur. Das Erkennen der Beschaffenheit von Oberflächen ist aufgrund der Regulierung des Druckes durch die Fingerkuppen möglich. In manchen Fällen ist das Erkennen leichter, wenn man einen größeren Druck ausübt, in anderen Fällen benötigt man hingegen einen sehr geringen Druck. In allen Fällen ist es immer die perzeptive Aufgabe, welche die Intensität der Kontraktion steuert. Dabei werden die erarbeiteten Voraussagen mit jenen Informationen verglichen, die bei den Hautanalysatoren, in Folge der durchgeführten Kontraktion, eingehen.

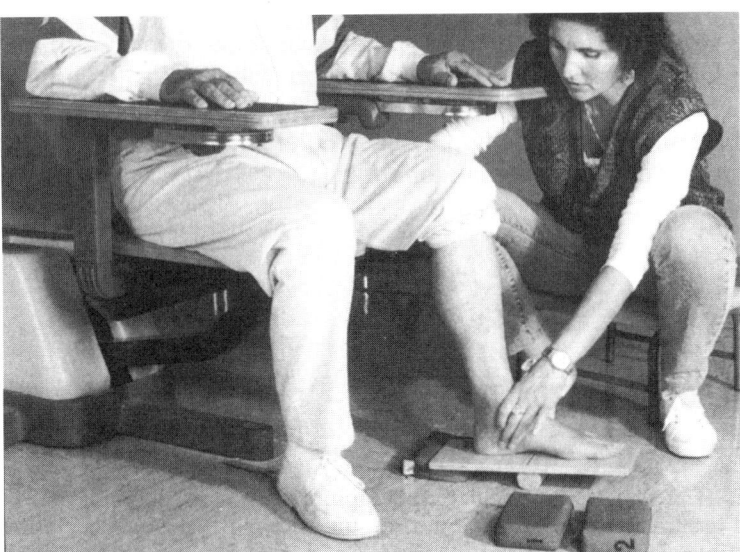

Abb. 1.13 Intensität. Das Erkennen der Schwämme verschiedener Konsistenz verlangt die Organisation einer gewissen Anzahl von Muskelkontraktionen, sodass eine Intensität des Kontaktes bewirkt wird, die das Erkenntnisproblem lösen soll.

Die *Rehabilitation des Hemiplegikers* muss diesen äußerst komplexen Faktor der Wiederherstellung berücksichtigen, wenn höherentwickelte Aspekte der Motorik wiedererlangt werden sollen. Die Fähigkeit, die Rekrutierung von motorischen Einheiten – je nach der *perzeptiven Aufgabe* – feinst abzustufen, kann auch in diesem Fall nicht durch die Erregung von Muskelafferenzen oder durch Irradiationskontraktionen der proximalen Muskulatur wiedererlangt werden.

Nur aus sämtlichen strukturierten Erkenntnissen heraus kann der Rehabiliteur eine Reihe von Übungen ableiten, die in einer folgerichtigen Art und Weise zueinander aufgebaut werden können.

1.6 Literaturverzeichnis

ENGLISH, A.W. (1984) An electromiographic analysis of compartments in cat lateral gastrocnemius muscle during unrestained locomotion. Journ. of Neurophys. 52, 114

GROTTO, G. (1994) La contrazione muscolare e l'esercizio. Gnocchi, Napoli

LAPIERRE, A. (1975) La rieducazione fisica. Sperling & Kupfer, Milano

LE BOULCH, J. (1975) Verso una scienza del movimento umano. Armando, Roma

LURIJA, A.R. (1967) Le funzioni corticali superiori. Giunti, Firenze

PENFIELD, W., BOLDREY, E. (1937) Somatic motor and sensory representation in the cerebral cortex of man as studied by electrical stimulation. Brain 60: 389, überarbeitete Wiederaufnahme von PORTER, R., LEMON, R. (1993) Corticospinal function and voluntary movement. Oxford

PERFETTI, C. (1979) La rieducazione motoria dell'emiplegico. Ghedini Milano

PERFETTI, C. (1988) Uomini e macchine. Riabilitazione oggi, Milano

PERFETTI, C. (1986) Condotte terapeutiche per la rieducazione motoria dell'emiplegico. Ghedini Milano

PIRET, S., BEZIERS, M.M. (1971) La coordination motrice. Masson, Paris

POPPER, K. (1959) The logic of scientific discovery. Hutchinson, London

SALTER, R.B. (1993) Continuous passive motion. Williams & Wilkins, Baltimore

TOWE, A. (1973) Somatosensory cortex: descending influences on ascending systems. In: Somatosensory system. Springer, Berlin

VYGOTSKIJ. L.S. (1976) Pensiero e linguaggio. Giunti e Barbera, Firenze

2 Vom Tasten zum Sinnesraum

Die Rehabilitionsfachleute in Italien, die sich um die Zeitschrift „Riabilitazione e Apprendimento" („Rehabilitation und Lernen") gruppieren, haben um 1970 begonnen, einige grundlegende Begriffe zu überarbeiten, die eine ernsthafte Gegenüberstellung zu den traditionellen Methoden ermöglichen. Drei Forschungselemente wurden für wesentlich erachtet und in den darauf folgenden Jahren einem ständigen kritischen Neuüberdenken unterzogen:
▷ die Hand
▷ die Sensibilität
▷ das Bewusstsein.

2.1 Die Hand

Die Hand war der von den traditionellen Methoden am meisten vernachlässigte Bereich. Motorikforscher kümmerten sich wenig um die Wiederherstellung der Handmotorik. Im Gegenteil, sie rieten sogar davon ab, sich damit näher zu beschäftigen, da sie jede Möglichkeit einer Wiederherstellung verneinten. Die Bewegungsfähigkeit der Hand war ein sehr schwieriges Thema, denn dieser Körperabschnitt wurde als ein „kortikales Organ" betrachtet, ist es doch jener Körperteil, der am engsten mit dem motorischen Kortex in Zusammenhang gesehen wurde.
Ein anderer Grund hierfür war die Überzeugung, dass das Funktionieren der Hand von der intakten Pyramidenbahn abhinge. Die Bewegungen der Hand und der Finger sind gerade deswegen so exakt, weil die Motoneurone des motorischen Areals die Motoneurone im Rückenmark, welche die Handmuskeln „steuern", selektiv aktivieren, weshalb eine Läsion der Pyramidenbahn, wie es üblicherweise bei der Hemiplegie der Fall ist, die Hand mehr betrifft, als die anderen Körperteile.

Man dachte auch, dass nur die Hand mit „parallell laufenden" Bewegungen ausgestattet wäre. Der Arm führt durch Ellbogen, Schulter und Handgelenk Bewegungen aus, die in Serie erfolgen, während die Bewegungen der Hand parallel ablaufen. Daher waren einige Autoren der Meinung, dass die Bewegungen der Hand anderen Regeln folgen, als die übrigen Teile des Körpers. Gerade aus diesem Grund war man überzeugt, dass es den neuromotorischen Methoden nicht gelingen würde, therapeutische Lösungen für einen Körperabschnitt von so besonderer Bewegungsfähigkeit zu finden.

2.2 Die taktile Wahrnehmung

Mit der Zeit wurde auch das zweite Element, die Sensibilität, in die Überlegungen einbezogen. Das Interesse für den Tastsinn ergab sich aus der Hypothese, dass die Hand die höherentwickelten Bewegungen nicht mehr wiedererlangten würde, weil sie nicht nur ein kortikales Organ ist, welches von der Pyramidenbahn nach anderen Regeln kontrolliert wird, als die übrigen Teile des Körpers, sondern weil sie auch als ein „Organ des Tastsinnes" zu betrachten wäre (*Abb. 2.1*).
Daher war man überzeugt, dass man auf die taktile Wahrnehmung zurückgreifen müsse. Natürlich mussten Übungen erdacht werden, um diese Hypothese der Hand, als Organ des Tastsinnes, zu bestätigen (*Abb. 2.2a, b*).
Dies war anfänglich gar nicht leicht. Heutzutage ist die Tatsache, dass der Tastsinn eine bedeutende Rolle bei der Organisation der Bewegung spielt allgemein anerkannt, in den siebziger Jahren glaubte jedoch niemand daran. Die taktilen Afferenzen wurden von einigen Methoden (wie jener von *Rood*) für die Auslösung von reflexhafter Aktivität eingesetzt: sowohl zur Fazilitation als auch zur Inhibition.

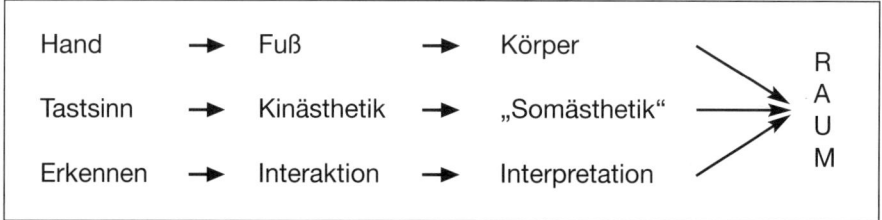

Abb. 2.1

2.2 Die taktile Wahrnehmung

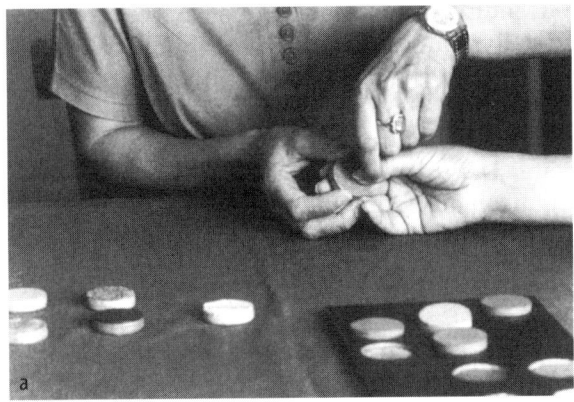

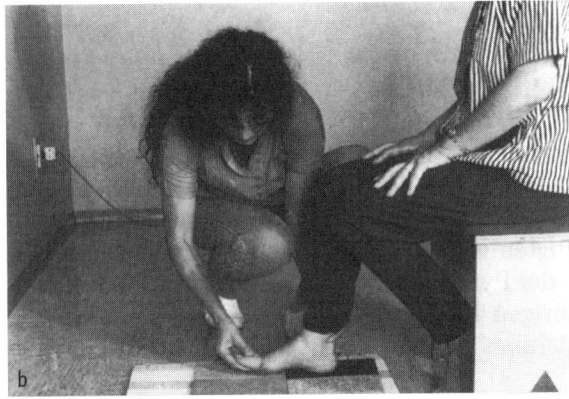

Abb. 2.2a, b
Die taktile Wahrnehmung ist für die Organisation der Bewegungen sowohl der oberen als auch der unteren Extremität wichtig.

Bis 1972 wusste man nicht, dass die taktilen Afferenzen, die von der Haut der Hand ausgehen, direkt auf die Motoneurone des primären motorischen Areals des Großhirns projizieren. Man dachte, dass dieses Areal nur Gelenk- und Muskelafferenzen empfängt, aber keine taktilen. Die Neurophysiologen hatten außerdem nicht an die Hypothese geglaubt, nach welcher die taktilen Afferenzen zur Kontrolle der Bewegung beitragen.

In den 80er Jahren haben *Strick* und *Preston* (1982) einige Arbeiten veröffentlicht, die für das Verstehen der motorischen Organisation und der Kontrolle der Bewegung äußerst bedeutsam waren. Zu jener Zeit dachte man, dass im primär motorischen Areal, der Area 4, aus dem die Pyramidenbahn zum Teil hervorgeht, die Bewegungen des menschlichen Körpers nur ein einziges Mal und geordnet repräsentiert wären (*homunkuläre Theorie*) (*Abb. 2.3a*). *Strick* und *Preston* hatten jedoch nachgewiesen, dass das motorische Areal verschiedene Repräsentationen der Hand beinhaltet. Dies bedeutet, dass die Bewegungen der Hand nicht nur einmal, sondern zweimal repräsentiert sind (*Abb. 2.3b*).

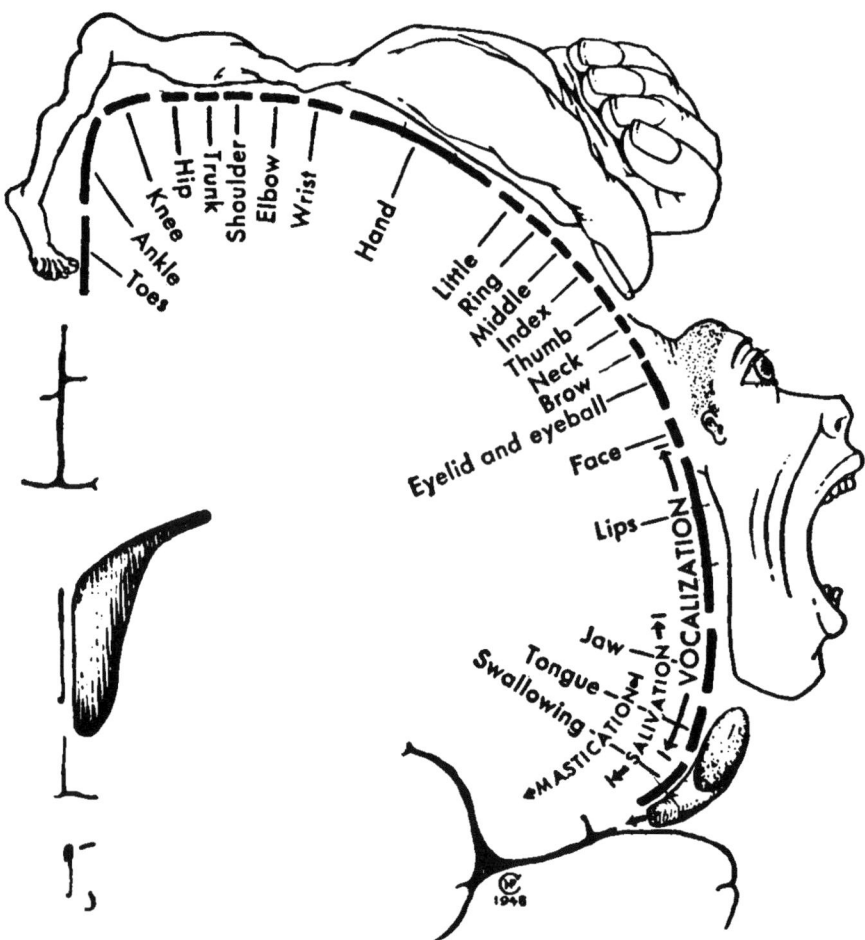

Abb. 2.3a Laut Penfield und Rasmussen (1952) waren alle Bewegungen des menschlichen Körpers im primär motorischen Areal repräsentiert und zwar nur einmal und topographisch geordnet. Die verschiedenen Körperteile wären proportional zur Qualität ihrer Bewegungen repräsentiert.

Andere Autoren haben dann bewiesen, dass diese Darstellungsweise für den gesamten Körper galt. Strick und Preston versuchten zu verstehen, welcher Unterschied zwischen den beiden Darstellungen besteht, und bemerkten, dass die eine Darstellung, die den vorderen Teil der motorischen Area ausmacht, der Kontrolle von Muskel- und Gelenkafferenzen unterstellt war, während die hintere durch taktile Afferenzen gesteuert wird. Die Motorik der Hand und des gesamten Körpers war nicht nur einmal, sondern zweimal im primären motorischen Kortex repräsentiert: Einmal kontrolliert von Muskel- und Gelenkafferenzen und einmal vom Tastsinn.

2.2 Die taktile Wahrnehmung

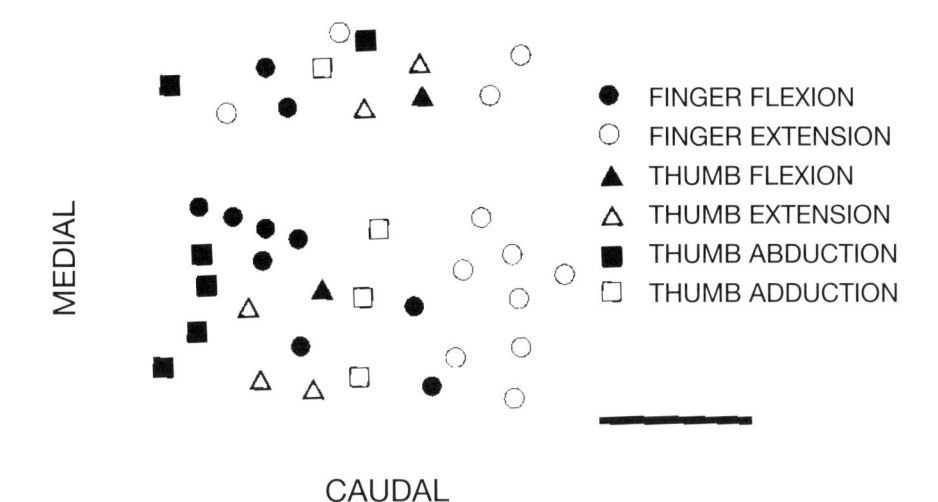

Abb. 2.3b Strick und Preston waren unter den ersten, die einige Schwachpunkte dieser Theorie aufgezeigt haben. Sie haben nachgewiesen, dass im primär-motorischen Areal die Bewegungen der Hand zweimal repräsentiert sind, das eine Mal kontrolliert von kinästhetischen Afferenzen, das andere Mal von kutanen Afferenzen. In der Abbildung (von Strick und Preston, 1982) sieht man, dass bei Stimulation des primär motorischen Areals, ausgehend von unterschiedlichen Punkten, die in zwei Arealen gelegen sind, wovon das vordere mit kinästhetischen und das hintere mit kutanen Afferenzen verbunden ist, Bewegungen desselben Muskels hervorgerufen werden können.

Dieselben Autoren forschen auch nach dem Warum dieser Organisationsart: Warum enthält das ZNS verschiedene Repräsentationen derselben Bewegung? *Strick* und *Preston* stellten die Hypothese auf, dass für die Extensionsbewegung des Zeigefingers unter kinästhetischer Kontrolle, wie es zum Beispiel beim Zeigen der Fall ist, wahrscheinlich das erste Areal aktiviert wird, aber wenn dieselben Kontraktionen hervorgerufen werden, um die Oberfläche eines Gegenstandes zu erkennen, wird jene Repräsentation aktiviert, die der taktilen Kontrolle unterstellt ist.

Für die Verfechter der Bedeutung des Tastsinnes konnte diese Feststellung von *Strick* und *Preston*, die später von anderen Autoren untermauert wurde, eine Bestätigung darstellen, zumindest eine Teilbestätigung für das, was als Hypothese aufgestellt wurde. Der Vollständigkeit halber muss man hinzufügen, dass nachfolgende Untersuchungen gezeigt haben, dass es im motorischen Kortex nicht nur eine einzige Repräsentation für jedes Körpersegment gibt, sondern dass auch die verschiedenen Repräsentationen nicht nach somatotopischen Gesichtspunkten geordnet sind, in dem Sinn, dass die Repräsentationen (und das gilt sowohl

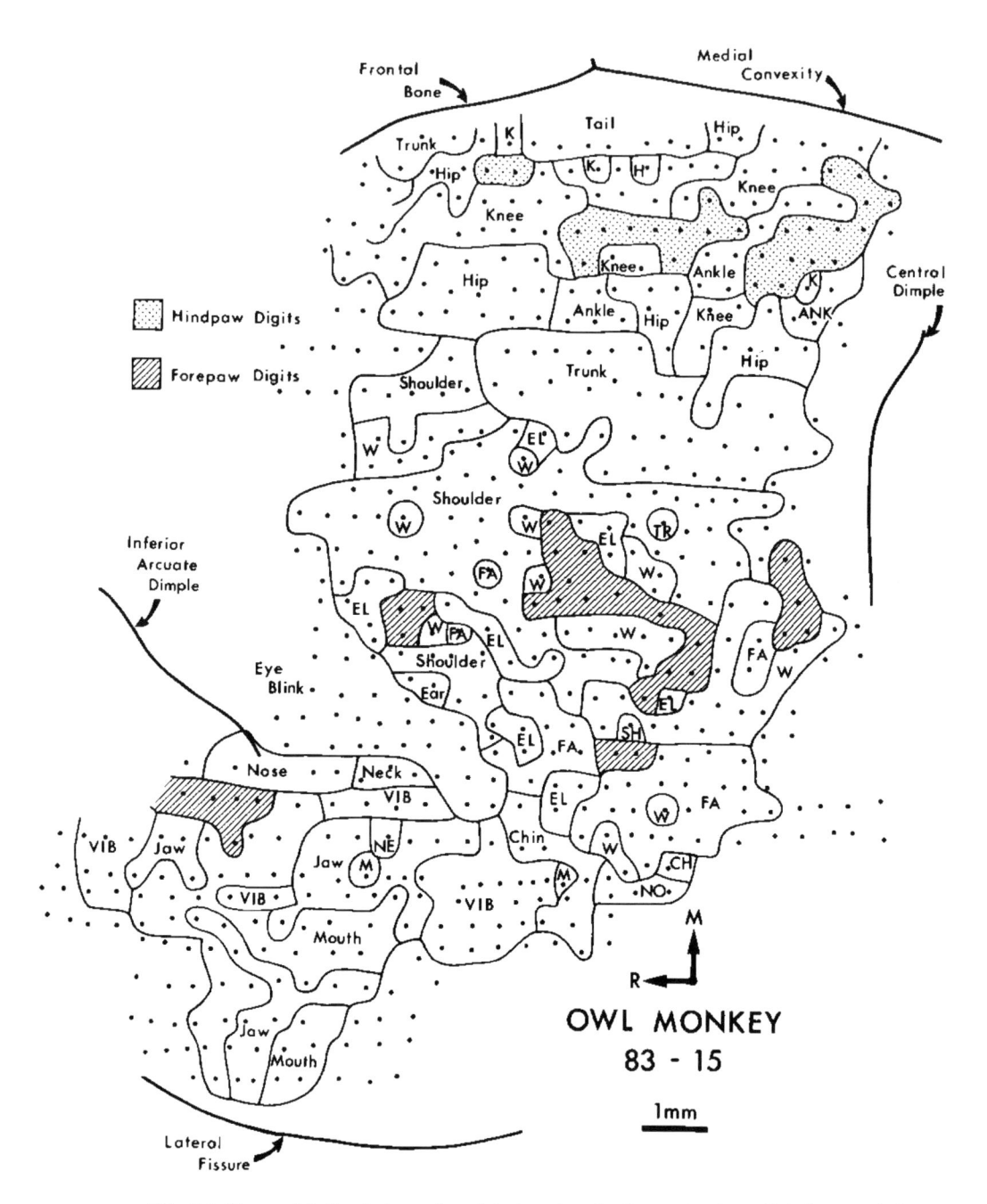

Abb. 2.4 Jüngere Arbeiten haben aufgezeigt, dass dasselbe Segment mehrere Male im motorischen Kortex repräsentiert ist. Dies gilt für die Hand, für den Fuß, für die untere Extremität und auch den Rumpf (von Gould und Koll 1986).

für den motorischen Kortex als auch für den sensorischen) keine topographische Ordnung aufweisen, sondern vielleicht im Verhältnis zu den wahrnehmenden Oberflächen stehen, die bei den verschiedenen Funktionen der einzelnen Körpersegmente involviert sind (*Abb. 2.4*). Die verschiedenen Repräsentationen der Hand sind keine Abbildungen der Hand, wie sie anatomisch besteht, sondern sind eher „abstrakte" Repräsentationen, die den verschiedenen Funktionen der Hand entsprechen. Daher kann innerhalb dieser Repräsentationen die ganze Hand als Gesamtheit repräsentiert sein oder nur die ersten drei Finger oder alle Finger ohne die Handfläche, je nach der Art des Kontaktes, welche die verschiedenen Aufgaben erfordern.

2.3 Das Bewusstsein

Das dritte Element, von dem die Kritik gegen die „neuromotorischen" Methoden ausging, ist das Bewusstsein. Jetzt thematisiert man in der Rehabilitation häufiger das Bewusstsein und die Bedeutung, die der Körper im Bewusstsein hat. Anfang der 70er Jahre hat sich kein Rehabiliteur darauf bezogen. Die Wissenschaftler hatten über das Bewusstsein keine klaren Vorstellungen. In den letzten Jahren wurden tiefgehendere Studien über diese Themen durchgeführt (*Maturana* und *Varela*, 1980). Die ersten Kritikpunkte gegenüber der neuromotorischen Theorie bezogen sich hinsichtlich der *kognitiven Prozesse* auf die *Aufmerksamkeit*, welche bislang vernachlässigt wurde. In diesen Jahren haben verschiedene Autoren nachgewiesen, dass das Gehirn aus einem Netz von Verbindungen besteht, welches von den Impulsen nicht gezwungener Massen durchlaufen wird, sondern dass das Gehirn seine Verbindungen verändern kann, als wären sie mit Weichen versehen, wobei „Gleisblöcke" eingebunden oder abgetrennt werden, je nach der Aufmerksamkeit des Patienten. *Wenn die Rehabilitation sich dem ZNS zuwenden soll, kann man nicht umhin, die Aufmerksamkeit des Patienten zu berücksichtigen.*
Für den Rehabiliteur, der auf die Aufmerksamkeit und den Tastsinn zurückgreift, ist es unbedingt erforderlich, sich auf *Gegenstände der realen Welt* zu beziehen. Daher hat die erste Annäherung an eine Rehabilitation, die sich auf das Bewusstsein stützt, dazu geführt, dass eine Reihe von Gegenständen in die Übung aufgenommen wurden, mit welchen der Patient in Beziehung treten musste, indem er seine Aufmerksamkeit auf ihre taktilen Merkmale lenkte. Ausgehend von diesen drei Elementen – *Motorik der Hand, taktile Wahrnehmung* und *Aufmerksamkeit* – war es möglich, Grundlagen für eine Rehabilitation

kognitiver Art zu setzen. Diese Elemente wurden mit der Zeit jedoch zahlreichen Kritikpunkten ausgesetzt.

Die weitere Erforschung dieser Probleme ergab, dass die Hypothesen für die Hand auch für den Fuß galten. Auch der Fuß ist im Kortex in einer äußerst bemerkenswerten Weise repräsentiert. Um die Mitte der 70er Jahre wies Yankowska beim Studium des primären motorischen Kortex nach, dass die Muskulatur der unteren Extremität mehrere Male repräsentiert war. Yankowska untersuchte die Motoneurone der motorischen Area, die über das Rückenmark zur Muskulatur der unteren Extremität projizieren, und fand heraus, dass verschiedene Muskeln nicht nur einmal repräsentiert sind. Man bemerkte außerdem, dass die verschiedenen Repräsentationen desselben Muskels verschiedenen Muskeln überlagert waren. So erkannte *Yankowska*, dass es mehrere Zentren gab, wo der M. trizeps surae repräsentiert war. Einmal war dieser Muskel mit dem M. tibialis anterior gekoppelt, in einem anderen Zentrum mit dem M. quadrizeps und in einem weiteren Gebiet mit der Repräsentation der Mm. peronei.

Die Schlussfolgerung *Yankowskas* war, dass bei Kontraktion eines Muskels nicht immer dieselbe Repräsentation aktiviert, sondern je nach der Aufgabe die eine oder die andere seiner Repräsentationen aktiviert wird. Dies ist wichtig für die Rehabilitation. Wenn man vom Patienten die Aktivierung des M. trizeps surae mit den Mm. peronei verlangt, stimuliert man wahrscheinlich eben jene Repräsentation, aber nicht die anderen. Wenn wir dann den Patienten auffordern, andere Aufgaben des M. trizeps surae zusammen mit dem M. tibialis anterior auszuführen, aktiviert sich jene Repräsentation, die diese Funktion des M. trizeps surae steuert, aber nicht auch alle anderen. *Das Vertiefen in die Neurophysiologie kann dem Rehabilitateur helfen, den Grund für so viele Misserfolge zu erkennen.*

Diese Forschungen können zum Teil nachweisen, dass auch der Fuß eine gegliederte und sehr differenzierte kortikale Repräsentation hat. Was dieses Segment anbelangt, haben einige Autoren bei der Erarbeitung von Hypothesen über die Sensibilität des Fußes bemerkt, dass die Fußsohle nicht überall dieselbe Sensibilität aufweist, sondern als ein Mosaik gesehen werden muss, dessen verschiedene Areale eine unterschiedliche Sensibilität aufweisen. Dies gilt sowohl für die Oberflächen- als auch für die Tiefensensibilität. So wurde herausgefunden, dass der Fuß dieselben Eigenschaften aufweist wie die Hand. Er kann also genauso differenziert von der Pyramidenbahn über viele Repräsentationen kontrolliert werden, und auch seine Sensibilität ist äußerst ausgeformt, sodass die Prinzipien einer Rehabilitation kognitiver Art nicht nur für die Hand Geltung haben. Bei den Übungen muss man also dieselben Grundsätze anwenden wie für die Hand.

2.4 Der Rumpf

Analysiert man die verschiedenen motorischen Segmente weiter, kann man feststellen, dass ein anderer Körperteil, der bisher von der Rehabilitation vernachlässigt wurde, der Rumpf, eine ebenso vielfältige Bewegungsfähigkeit und Sensibilität aufweist. Bis vor einigen Jahren behauptete man, dass der Rumpf im Kortex eine äußerst geringe Repräsentation hätte, weil er ein „posturales" Element wäre, und so wurde er auch behandelt. Der Rumpf wurde ausschließlich als eine Hülle für das Herz, die Leber, die Milz und die Lungen angesehen. Doch aus der Sicht der Motorik und der Rehabilitation war er wenig bedeutsam. In der Tat wurden seine komplexe Bewegungsfähigkeit und seine Sensibilität übersehen.
Aus motorischer Sicht bestand der Homunkulus zum größten Teil aus der Hand, war aber fast ohne Rumpf. Bei einer sorgfältigeren Analyse des motorischen Areals bemerkte man, dass auch der Rumpf im primären motorischen Areal mehrere Male repräsentiert war. Unter den Autoren, die sich mit dem Problem befasst haben, war es *Gould* (1986), der die Repräsentation der verschiedenen Körperteile in den motorischen Arealen und insbesondere ihre Verbindungen durch das Corpus callosum untersucht hat.

Das Corpus callosum ist eine Kommissurenbahnplatte, welche die beiden Hemisphären untereinander verbindet. Jedes Areal einer Seite ist durch die Fasern des Corpus callosum in verschiedener Weise mit seinem Gegenstück der anderen Seite verbunden. Einige Areale sind intensiver miteinander verbunden als andere. Man dachte zum Beispiel, dass die Hand, welche unabhängigere Bewegungen aufweist, keine Verbindungen über die Fasern des Corpus callosum hätte. Die Arbeit von *Gould* zeigt auf, dass es viele Repräsentationen der Hand gibt und dass, während einige auch Informationen von der gegenseitigen Hand erhalten, andere Repräsentationen diese Informationen nicht erhalten. Ausgehend von diesen Erkenntnissen ist es möglich, *beidhändige Übungsmodalitäten* zu erarbeiten. In der Tat, wenn es viele Repräsentationen der Hand gibt, wo eine Hand nicht unabhängig von der anderen ist, so ist es vom rehabilitativen Standpunkt aus sinnvoll, Übungen auszudenken, die die Arbeit der beiden Hände verbindet. Auch der Rumpf ist verschiedene Male im motorischen Kortex repräsentiert. Von diesen Repräsentationen sind einige mit den kontrolateralen Repräsentationen durch das Corpus callosum verbunden, andere nicht. Für den Rehabiliteur ist die Tatsache, dass der Rumpf im primären motorischen Areal repräsentiert ist – was bis jetzt in Zweifel gezogen wurde – bedeutsam. Diese wichtige Erkenntnis gilt auch für die Sensibilität des Rumpfes.

Die vor einigen Jahren durchgeführten Studien (*Gould*, 1986) haben jedoch ergeben, dass die Oberfläche des Körpers mehrere Male im sensorischen Kortex repräsentiert ist. So ist auch der Rumpf, wie die Hand, verschiedene Male repräsentiert. Sie haben ferner nachgewiesen, dass die Repräsentationen des Rumpfes besondere Eigenschaften aufzeigen. Außerdem weist die „Medianlinie" (sie hat eine grundlegende Bedeutung für die Symmetriebezüge des menschlichen Körpers) eine ganz besondere Repräsentation auf.

In jedem sensorischen Areal der beiden Hemisphären, zu der die Medianlinie (welche 4–5 Zentimeter breit ist) projiziert, erhält das sensitive Areal nicht nur die Projektion der Gegenseite, sondern auch der homolateralen Seite. Zum Beispiel gelangen von der Medianlinie des Rumpfes zu einer Zelle des sensorischen Areals nicht nur Informationen der kontralateralen Linienhälfte, wie es bei der Hand der Fall ist, sondern von beiden Seiten. Außerdem gelangen zu derselben

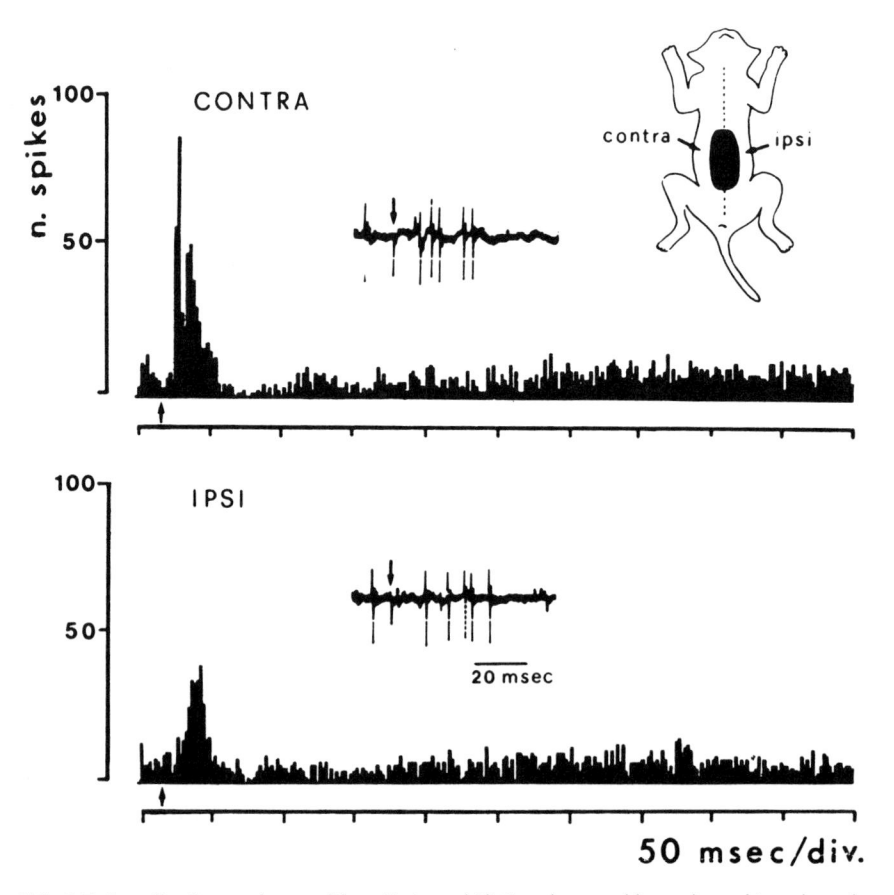

Abb. 2.5 Dasselbe Neuron des sensitiven Kortex erhält Impulse sowohl von der rechten als auch von der linken Hälfte der Medianlinie (von Manzoni und Koll. 1989).

Zelle über das Corpus callosum auch die bilateralen Repräsentationen der Medianlinie, welche vom gegenseitigen sensorischen Kortex kommen (*Manzoni*, 1989) (*Abb. 2.5*). Dies geschieht eben im Bereich der restlichen Körpersegmente nicht.

Jede Zelle des sensorischen Kortex erhält somit gleichzeitig 4 Repräsentationen der Medianlinie, 2 von rechts und 2 von links. Die Physiologen sind sich noch nicht über die mögliche Tragweite dieser Erkenntnis im Klaren. Wenn man die Bedeutung der Medianlinie als Bezugspunkt für Vertikalität und Symmetrie des Körpers bedenkt, erkennt man die Bedeutung dieser vierfachen Repräsentation. Es kann sein, dass die kortikale Repräsentation der Medianlinie an sich als sensorische Struktur keinen Wert aufweist, doch kann sie das Spannungsverhältnis zwischen der rechtsseitigen und linksseitigen Muskulatur erfassen. Die Zellen des sensorischen Kortex können vergleichen, d.h., es sind Zellen, die keine absoluten Informationen, sondern Vergleichswerte über den Zustand der Muskulatur der beiden Körperhälften liefern. Auch der Rumpf muss mit derselben Differenziertheit und Aufmerksamkeit behandelt werden wie der Fuß und die Hand.

2.5 Die Entwicklung des Konzeptes der posturalen Kontrolle

Die Studien über die Hand, den Fuß und den Rumpf haben dazu geführt, dass man das Problem des Körpers in Bewegung – was immer mit dem Hinweis auf die „Haltung" vereinfacht wurde – stärker untersuchte. Dieser Begriff wurde geprägt in Hinblick auf die Position, welche vom ganzen Körper innerhalb einer Aufgabe eingenommen wird. Der Rehabiliteur hat sich jedoch die Frage gestellt, was der Zweck der „Haltung" ist und woher die Notwendigkeit stammt, dieses Konzept anzuwenden.

Die Haltung entsteht aus dem Zusammenwirken zweier Elemente innerhalb der willentlichen Handlung: ein differenzierterer und präziserer Teil neben einem gröberen oder weniger spezifisch programmierten Teil. Die Wissenschaftler haben sich bereits sehr früh gefragt, wie es dem ZNS gelingt, alle Bewegungen des gesamten Körpers gleichzeitig zu kontrollieren. Wenn jemand den Arm hebt, führt er nicht nur die Bewegung des Armhebens durch, sondern bezieht den gesamten Körper in diese Bewegung mit ein. Zuerst glaubte man das Problem lösen zu können, indem man die willkürliche Bewegung von der Haltung, verstanden als fixe Position, trennte. Die Haltung war anfänglich ein unbeweglicher

Stand, der „Körper", sagte man, steht ruhig, und in diese Unbeweglichkeit des Körpers werden die willkürlichen Bewegungen eingefügt. Später bemerkte man, dass dies nicht stimmt; wenn man einen Arm hebt, bleibt der übrige Teil des Körpers nicht unbewegt, auch andere Muskeln, als die des Armes, müssen sich kontrahieren. Wie gelingt es nun aber dem Gehirn, die Bewegungen des M. deltoideus, der den Arm hebt, und die Bewegungen des Fußes, der die Verlagerung des Rumpfes ermöglicht, gleichzeitig zu kontrollieren? Man begann daher die Theorie in Betracht zu ziehen, dass die Haltung als eine Summe von Reflexen (*Abb. 2.6a, b*). aufgefasst werden könnte.

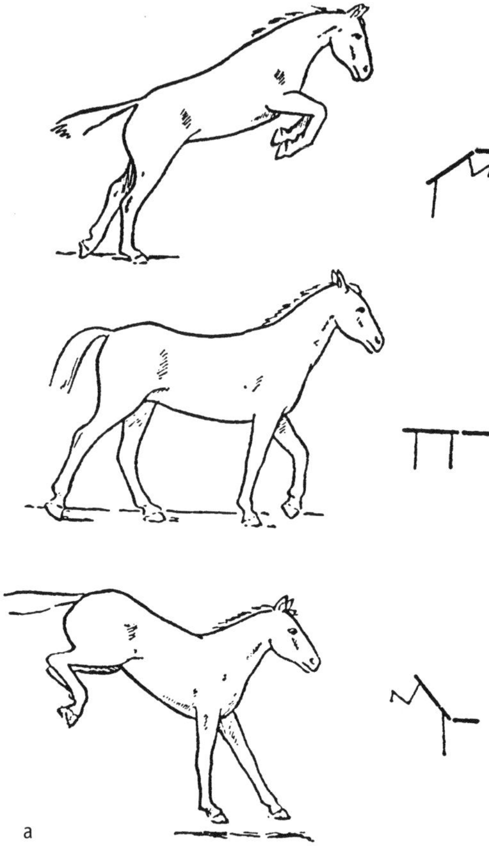

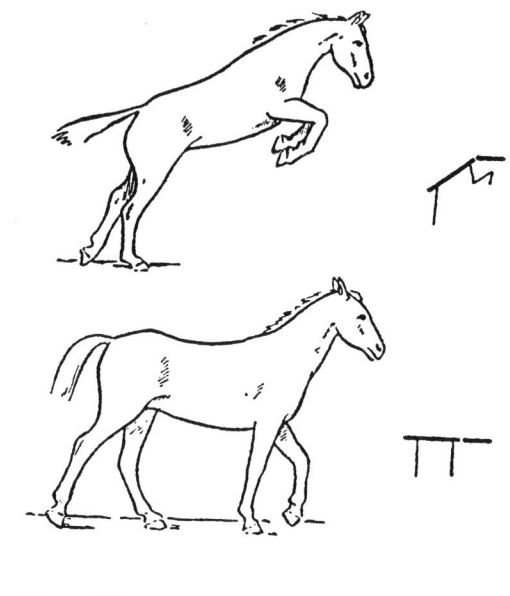

Abb. 2.6a, b
Verschiedene Autoren haben die Haltung als eine algebraische Summe von Reflexen angesehen. In der Abbildung (von Roberts 1967) werden die verschiedenen Haltungen (1), (2), (3) des Pferdes in Abbildung 2.6a mittels der Summe der Nackenreflexe mit den Labyrinthreflexen in Abbildung 2.6b erklärt.

Neck	Labyrinth		
	Head up	Head normal	Head down
Dorsiflexed	(1) 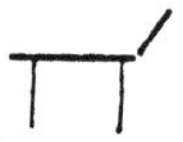	(2) 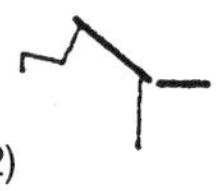	(3) 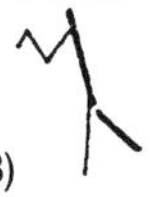
Normal	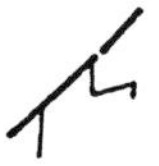	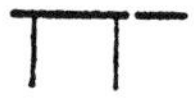	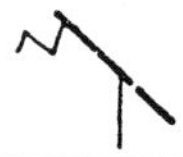

2.5 Entwicklung des Konzeptes der posturalen Kontrolle

Der Wissenschaftler unterstützt demnach die Sichtweise, dass ein Teil der Bewegung, sozusagen der „banalere", vom ZNS über die Aktivierung von Reflexen durchgeführt wird, während der motorische Kortex sich auf den Teil konzentriert, der von der willkürlichen Bewegung dargestellt wird. Auf diese Art wird eine Trennung der Bewegung vorausgesetzt. Ein Teil davon wird über reflexhafte Reaktionen organisiert. Das Heben das Armes bewirkt eine Schwerpunktverlagerung des gesamten Körpers und löst dadurch über Reflexe Muskeltätigkeiten aus, welche als Haltung bezeichnet wird.

Diese Interpretation erwies sich als ungenügend und wurde durch eine Beobachtung in Frage gestellt, nämlich, dass die Kontraktionen, die *als Folge der willkürlichen Bewegung* in reflexhafter Weise hätten ausgelöst werden sollen, in Wahrheit vor der willkürlichen Bewegung durchgeführt werden. Noch bevor sich der M. deltoideus kontrahiert, werden der M. trizeps surae und der M. tibialis anterior aktiviert, so dass sich der Körperschwerpunkt nach hinten verlagert, während der Arm sich nach vorne bewegt. *Sherrington* hat diese Beobachtung bereits 1913 gemacht, doch wurde sie nie berücksichtigt, da sonst die Sicht der Haltung als Reflex in Frage gestellt worden wäre. Es wäre in der Tat unmöglich zu behaupten, dass die Kontraktion des M. tibialis anterior ein Reflex wäre, wenn sie vor dem Reiz erfolgt, der sie bewirken sollte.

Die Wissenschaftler, die sich mit der Erforschung der Bewegung befassen, haben dadurch verstanden, dass es unmöglich ist, die Haltung als eine Summe von Reflexen anzusehen und erstellten andere Hypothesen. Einige Autoren postulieren die Existenz von Synergien. Diese seien Gruppierungen von Muskelkontraktionen, die bereits als solche im ZNS vorgebildet wären. Dabei handle es sich um eine bestimmte Anzahl (1 oder 2 nach *Nashner*) äußerst starrer Konfigurationen, die sich in dem Augenblick aktivieren, in dem eine Bewegung durchgeführt werden soll. Diese Hypothese stellt keinen wirklichen Fortschritt im Vergleich zur Reflextheorie dar, da es sich ja auch in diesem Fall um extrem stereotype Vorgänge handeln würde, die nicht dynamisch auf die Aufgabe bezogen programmiert wären, so dass nach wenigen Jahren auch diese Hypothese verworfen wurde (*McPherson*, 1992).

Beim gegenwärtigen Stand der Dinge, haben die meisten Wissenschaftler eingesehen, dass das Gehirn in der Lage ist, gleichzeitig die Bewegung des gesamten Körpers zu steuern. Wie es dies zuwege bringt, ist derzeit noch ungewiss. Die Hypothese, dass die Haltung getrennt von der willkürlichen Bewegung gesehen werden müsse, ist jedenfalls nicht weiter aufrecht zu erhalten. Immer mehr Wissenschaftler sind davon überzeugt, dass das ZNS in der Lage ist, das neuronale Netz von Fall zu Fall zu verändern und sich rasch umzuorganisieren, um Anforderungen des gesamten Körpers gleichzeitig entsprechen zu können, ohne dass, wie es bis vor einigen Jahren geschah, eine klare Unterscheidung zwischen Haltung und willkürlicher Bewegung erforderlich wäre.

2.6 Die Bewegung und die organisatorischen Fähigkeiten

Die Erforschung der Bewegungsmöglichkeiten der verschiedenen Körperabschnitte, beginnend mit der Hand, hat zur Identifizierung einiger Eigenschaften der globalen Bewegungsfähigkeit des Körpers geführt. So kann man folgende Behauptungen aufstellen (*Abb. 2.7*).

> **Beachte**
> Der Körper in seiner Ganzheit verfügt über eine variable und hochentwickelte motorische Organisationsfähigkeit.

Es ist nicht mehr die Hand, der Fuß oder der Rumpf, sondern der Körper, der in seiner Ganzheit über Organisationsfähigkeit verfügt. Er kann das Verhältnis zwischen seinen verschiedenen Teilen in unterschiedlicher und komplexer Weise modifizieren.

2.6.1 „Der Körper als wahrnehmende Oberfläche"

2.6.2 Der Körper kann als eine wahrnehmende Oberfläche angesehen werden, die dadurch gekennzeichnet ist, dass sie sich verändern kann (um sich verändern zu lassen) „Fragmentierung"

2.6.3 Die Fähigkeit des Körpers, sich zu verändern, ermöglicht die Operationen der Sinnzuweisung „Aufmerksamkeit und Interaktion"

2.6.4 „Der Welt einen Sinn geben"

Abb. 2.7

2.6 Die Bewegung und die organisatorischen Fähigkeiten

2.6.1 Der Körper als wahrnehmende Oberfläche

Auch die Entwicklung des zweiten Konzeptes, der taktilen Sensibilität, hat den Rehabiliteur zu äußerst interessanten Schlussfolgerungen geführt. Die Inanspruchnahme der taktilen Wahrnehmung hat zu guten Ergebnissen geführt, zunächst bei der Hand, dann beim Fuß und beim Rumpf. *Doch wenn sich der Körper bewegt, bewegt er sich nicht allein unter der Führung und Steuerung des Tastsinnes.* Der Körper verfügt über weitere Informationsquellen, die genauso wichtig für die Kontrolle der Bewegungen und die Überprüfung der Resultate sind. Anfänglich nahm man an, dass nur oder vornehmlich die Informationen, die von den Muskeln eingingen, für die motorische Steuerung von Bedeutung wären. Später wurde nachgewiesen, dass auch die kinästhetischen (von den Gelenken einlangenden) Informationen eine wichtige Voraussetzung für die Organisation der Bewegung darstellen.

Gegenwärtig ist man allgemein davon überzeugt, dass jedes *Gelenk* ein *Sinnesorgan* sei. Das Gelenk ist in der Tat eine Struktur, die eine Bewegung ermöglicht, stellt aber gleichzeitig eine wichtige Informationsquelle dar. Die Gelenke sollten nicht als einfache Verbindungslager angesehen werden, sondern als „Sinnesorgane". Bis vor einigen Jahren glaubte man nicht, dass die Gelenke eine Funktion als Informationslieferant hätten. Die Physiologen haben jedoch herausgefunden, dass die Gelenke reich an Rezeptoren sind. Vorher dachte man, dass sich diese nur in der Kapsel befänden, doch erkannte man, dass auch Bänder und z.B. Meniski reichlich mit ihnen versehen sind. Es gibt verschiedene Arten von Rezeptoren, die als erste von *Freeman* und *Wyke* (1967) klassifiziert wurden, zwei Physiologen, die Rehabiliteuren wohl bekannt sind wegen gewisser Übungen, für deren Erfinder sie gehalten werden. Diese Übungen laufen unter der Bezeichnung „Propriozeptive Gymnastik" und gründen sich auf die Forschungen, die von diesen Autoren in den fünfziger Jahren über den Knöchel und das Knie durchgeführt wurden. Sobald den Forschern der Nachweis gelang, dass das Gelenkgewebe reich an Rezeptoren ist, entstand die Frage, wozu diese dienten. Die erste Antwort darauf war, dass sie eine Schutzfunktion hätten für den Fall, dass Bänder und Kapseln einer übermäßigen Dehnung ausgesetzt werden, sodass die Bänder reißen und das Gelenk verletzt werden könnten. Die Rezeptoren würden, laut einer ersten Hypothese, nur in einem solchen Fall in Funktion treten. Sie hätten somit nur eine Schutzfunktion. Diese Einschränkung der Informationsfunktion des Gelenks folgte aus der Beobachtung, dass wenn ein Band gedehnt wird, motorisch nichts geschieht, außer wenn es mit sehr *großer Intensität* gedehnt wird. Der Physiologe folgerte zunächst aus all dem, dass die Rezeptoren keine Bedeutung für die motorische Steuerung hätten.

Später bemerkte man, dass eine große Zahl von Rezeptoren in der Kapsel und in den Bändern auch auf sehr leichte Dehnungen anspricht, jedenfalls lange bevor die Höchstgrenze der Dehnung erreicht wurde. Die Auswirkungen auf die Muskelkontraktion sind jedoch nicht unmittelbar, weil diese Rezeptoren nicht direkt zu den Alpha-Motoneuronen führen, also zu den Neuronen, die auf den Muskel projizieren. Es wurde nachgewiesen, dass viele von diesen auf Gamma-Motoneurone projizieren. Die Gamma-Motoneurone sind Teil eines wichtigen Regelkreises für die antizipatorische Vorbereitung der Muskelsteuerung.

Bezüglich der Funktion der Gelenkrezeptoren erfolgte in dieser Weise eine Sinneswandlung. Während man vorher der Meinung war, dass sie lediglich als Schutz dienten, kommt ihnen nun eine wichtige Rolle als Vorbereiter der Gelenkstabilität zu. Um ein Beispiel zu bringen, genügt es, an das Ende der Schwungphase zu denken, bei der die Ferse auf den Boden aufsetzt und nach der ersten, weichen Landung der ganze Körper sich auf die Ferse stützt. Wenn der Mensch eine Maschine wäre, wenn er nicht über vielfältige und vor allem dynamische Organisationsfähigkeiten verfügte, wenn er keine wirksamen Stoßdämpfer hätte, würde der Körper nach kurzer Zeit zusammenbrechen, denn eine solche Anzahl von Mikrotraumata würde die Ferse, das Knie und das gesamte Gelenksystem gefährden.

Wenn die Stoßdämpfervorrichtungen in den verschiedenen Gelenken bloß aus Federn bestünden, mit welchen man sie manchmal vergleicht, würde ihre Wirkung erst nach erfolgtem Trauma einsetzen. Sie wären nicht in der Lage, das Problem zu lösen, weil sie in stereotyper Weise für alle Arten von Dämpfung beansprucht würden. Diese „Federn" müssen ihren Widerstand je nachdem einstellen können, was der Mensch zu tun beabsichtigt. Das kann von keiner reflexhaften Tätigkeit bewirkt werden.

Es muss möglich sein, die *Muskulatur antizipatorisch* auf die erwartete Traumawirkung vorzubereiten, wie es *Johanson* (1991) sagt, der damit ein neues Paradigma erstellt hat. Die Informationen, die das ZNS zur Durchführung dieser Aufgabe befähigen, kommen u.a. aus den Gelenkrezeptoren. Man ist heute überzeugt, dass sie bei allen Aktionen mitbeteiligt sind und eine wichtige Informationsfunktion ausüben, indem sie das ZNS im Voraus über die Modalitäten der durchzuführenden Handlung informieren.

So wurde augenscheinlich, dass außer den Muskelrezeptoren und den taktilen Rezeptoren auch die Gelenkrezeptoren eine nicht unwesentliche Rolle bei der

2.6 Die Bewegung und die organisatorischen Fähigkeiten

Steuerung der Bewegung spielen, indem sie dem ZNS andere aber wichtige Informationen für die Durchführung der Aktion liefern. Der ganze Körper ist eine Informationsquelle, unabhängig von der Oberfläche, *dem Tastsinn*, von der Tiefe, der *Kinästhesie*, von der „Sensibilität der Muskulatur", der *propriozeptiven Wahrnehmung*. Man kann daher von *Somästhesie* (Soma, gr. = Körper) sprechen, um alle Informationen, die vom Körper kommen, zu benennen.

Dies ist besonders wichtig für die Übungen zur Erhaltung des Sitzes und des Standes. Früher dachte man, dass jedes Sinnesorgan, nach *Sherrington*, eine ausschließliche Funktion hätte: das Sehen diene dazu, die Außenwelt zu sehen, die Haut diene zum Ertasten der Außenwelt und zu sonst nichts. 1972 haben *Lee* und *Aronson* nachgewiesen, dass dem Sehsinn – außer visuelle Informationen über die Außenwelt zu geben – auch „propriozeptive" Bedeutung zukam, das heißt, dass die visuellen Informationen auch für die korrekte Beibehaltung der aufrechten Haltung von Bedeutung sind. Es gibt verschiedene Arbeiten, die nachweisen, dass die aufrechte Haltung bei geschlossenen Augen und bei geöffneten Augen Schwankungen unterschiedlicher Art aufweist. Wenn jemand steht, treten Schwingungen unterschiedlicher Frequenz auf, je nachdem ob er die Augen geöffnet oder geschlossen hält und dies auch, wenn die Fußsohle sensibel intakt ist oder ihre Oberfläche betäubt ist. Die taktilen Informationen der Fußsohle dienen dazu, wie das Sehen Informationen über die Außenwelt zu vermitteln, um zum Beispiel zu erkennen, ob der Boden glatt oder rauh ist, doch sie dienen auch zur Ausrichtung der vertikalen Achse, wenn man steht. Dies stellt ein Problem bei der Programmierung der Übungen dar.

Die Übungen im Stand oder Sitz, die bei geöffneten Augen erfolgen, erfordern eine anders organisierte aufrechte Haltung, als Übungen bei geschlossenen Augen. Die Erforschung der Körperwahrnehmung, ausgehend vom Tastsinn und der Hand, hat zu der Erkenntnis geführt, dass der gesamte Körper eine sehr differenzierte Informationsquelle ist.

Ferner kann der Körper als eine wahrnehmende Oberfläche angesehen werden, die dadurch gekennzeichnet ist, dass sie sich aktiv verändern kann und verändern lässt.

Nachstehend angeführte Teile der Hirnrinde erhalten Informationen, die von drei verschiedenen Rezeptoroberflächen projiziert werden, den visuellen, den auditiven, den vestibulären und den propriozeptiven Rezeptoren; der Parietallappen erhält Informationen von der Körperoberfläche, der Okzipitallappen jene von der Retina, der Temporallappen jene vom Innenohr (*Abb. 2.8*).

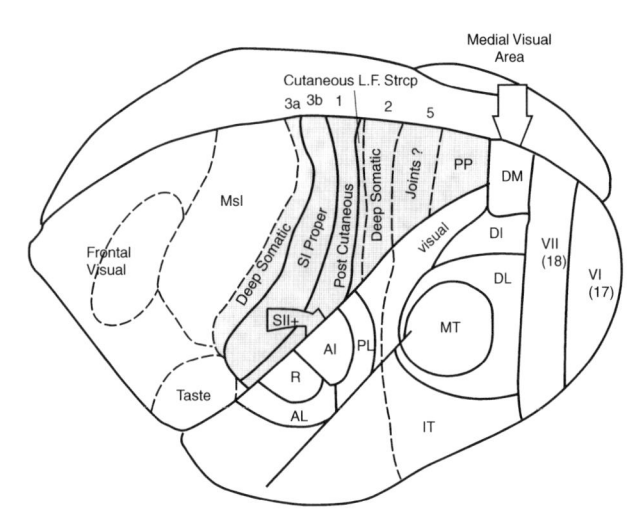

Abb. 2.8
(Merzenich und Kaas 1981) Unterteilung des Kortex in veschiedene Areale entsprechend der Informationssammlung der wichtigsten Rezeptoroberflächen (visuell, akustisch, propriozeptiv [grau markiert]).

2.6.2 Die Fragmentierung[1]

Es ist wichtig, die Eigenschaften des Körpers als wahrnehmende Oberfläche herauszufinden. Eine wichtige Eigenschaft besteht darin, dass sie veränderbar ist. Die Retina ist eine Kugeloberfläche, die sich absolut nicht verändert. Die Eigentümlichkeit der Retina besteht darin, Informationen aufzunehmen ohne ihre Form zu ändern. Sie kann sich bewegen, doch ändert sie sich nicht in ihrer Form. Dasselbe gilt für die Rezeptoren des Gehörs in der Kochlea. Der Körper jedoch kann seine Aufgabe als wahrnehmende Oberfläche umso besser erfüllen, je mehr er in der Lage ist, sich zu verändern, also sich zu fragmentieren.

2.6.3 Aufmerksamkeit und Interaktion

Was das *Bewusstsein* anbelangt, so haben die ersten kognitiven Rehabilitationstherapeuten ihr Augenmerk auf die *Aufmerksamkeit* gerichtet. Die Gegenstände, die bei den Übungen eingesetzt wurden, waren äußerst limitiert. Da man hauptsächlich der taktilen Wahrnehmung und der Aufmerksamkeit Bedeutung beimaß, verwendete man fast ausschließlich verschiedene Oberflächen, die erkannt werden mussten.

In der Folge wurde für den Aufbau der Übung noch ein weiterer Prozess wichtig: die *Interaktion*. Die eingehende Erforschung dieses Begriffes hat den Kontakt mit

---

[1] Fragmentierung ist die Fähigkeit, den Körper aufzuteilen, wobei die verschiedenen Teile gleichzeitig in unterschiedliche Richtungen ziehen können.

2.6 Die Bewegung und die organisatorischen Fähigkeiten

den Pragmatikern belebt. Als Grundlage der Aktion wurde nicht nur die Aufmerksamkeit erkannt, sondern vor allem die Interaktion als Grundvoraussetzung für die Fähigkeiten, mit der Außenwelt in Verbindung zu treten. Aus dieser Sicht kann das ZNS als ein Organ angesehen werden, das ständig Informationen benötigt und das, über die Muskelkontraktion, seine Beziehung zur Welt organisiert, um zu diesen Informationen zu gelangen. Das ZNS setzt den Körper in Beziehung zu einem Gegenstand, um Informationen zu erhalten.

In Anlehnung an die *Pragmatik* wurden die Probleme eingehend untersucht, die mit der Interaktion in Zusammenhang stehen. Als Folge davon wurde eine Reihe von veränderbaren, programmierbaren und variablen Therapiemitteln in die Übungen eingeführt. In dieser zweiten Phase wurden viele Therapiemittel erfunden, um die Zahl der Beziehungsarten, die geübt werden konnten, zu vergrößern. Andererseits haben neurophysiologische Studien über die motorischen Areale dazu angeregt, intensiv in diese Richtung zu forschen. Die Hypothese besteht darin, dass *jedes dieser Areale die Erarbeitung von anders strukturierten Informationen* zu erfüllen hat, je nach den unterschiedlichen Aufgaben und verschieden gearteten Interaktionen mit der Außenwelt. Laut *Kaas* (1980) ist die Hand des Menschen im sensorischen Kortex 12mal repräsentiert, die des Affen nur 7mal, weil die Hand des Menschen 12 verschiedene Interaktionsarten haben kann, während die Hand des Affen nur 7 hat. Gestützt auf diese Erkenntnisse muss man auf eine gewisse Anzahl von Therapiemitteln zurückgreifen können, je nach der Zahl der Interaktionen, die man für möglich erachtet (*Abb. 2.9*).

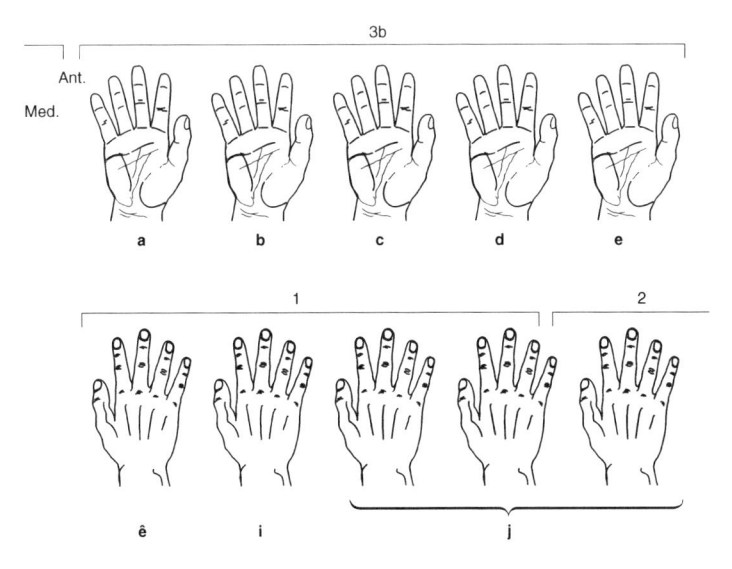

Abb. 2.9
Es gibt verschiedene Repräsentationen des somatotopisch selben Segmentes. Jedes Segment wäre unterschiedlich repräsentiert, je nach den Funktionsmerkmalen der Rezeptoroberfläche. Die Repräsentation der Hand in den Arealen 3b, 1, 2 (Iwamura und Koll 1984).

2.6.4 Der Welt einen Sinn geben

Eine Richtungsänderung in der Forschung ergab sich aus der Beobachtung, dass die Information nicht nur in den Gegenständen und in ihrer Form liegt, und dass das interaktive Verhältnis zu den Gegenständen nicht dazu diente, die in ihnen verborgene Information „zu gewinnen", sondern auch um Informationen zu kreieren, die erforderlich sind, um den Gegenständen einen Sinn zuzuordnen. Es handelte sich weniger um einen Vorgang der „Gewinnung" als um einen *Interpretationsprozess*. Das Bewusstsein wurde daher nicht mehr wie anfänglich nur als Aufmerksamkeit und Interaktion gesehen, sondern als Interpretation. Wenn der Mensch mit der Außenwelt in Verbindung tritt, wählt er die Art der Verbindung, die ihn am meisten interessiert. Unter allen möglichen Informationen sucht er jene aus, die ihm in diesem Augenblick am nützlichsten sind. Er vollführt also eine Interpretationstätigkeit; dabei verwirft er einige mögliche Wege, um andere zu wählen.

Nimmt der Mensch wahr, tritt er mit einem Gegenstand in Verbindung und registriert dabei nicht alle seine möglichen Eigenschaften, sondern nur jene, die in der Situation am bedeutendsten sind. Auch wenn sich der Gegenstand physisch nicht verändert, werden diesem Gegenstand verschiedene Bedeutungen zugeordnet, in Bezug auf das, was der Mensch zu tun beabsichtigt. Dies ist möglich dank der Muskelaktivität, die den Körper in der günstigsten Art verändert und fragmentiert. Es ist etwas anderes, die Türglocke zu betätigen, um das Klingeln der Glocke hervorzurufen, als es zu tun, um den Widerstand der Feder zu prüfen, wieder etwas anderes, um zu sehen, um wie viele Millimeter sich der Knopf bewegt. Durch diese unterschiedlichen Aktionen, die von verschiedenen Muskeln ermöglicht werden, wird demselben Gegenstand ein unterschiedlicher Sinn zugeordnet.

> **Es wird so die folgende Feststellung möglich:**
> Die Fähigkeit des Körpers, sich zu verändern, gibt der Außenwelt einen Sinn.

Zusammenfassend ist festzuhalten, dass der Körper mit einer variablen und komplexen Organisationsfähigkeit ausgestattet ist.

2.7 Räumliche Operationen und therapeutische Übung

Innerhalb der Operationen der Sinnzuweisung in der Welt können auch die räumlichen Operationen enthalten sein. Der Neurophysiologe *Arbib* (1991) sagt, dass der Sinnesraum des täglichen Lebens nicht ein absoluter ist, sondern ein partieller und approximativer. Approximativ ist er dann, wenn er Operationen der Sinnzuweisung und Interpretation der Welt betrifft. Ein entsprechendes Schema kann in vier Punkte eingeteilt werden (*Abb. 2.10*):

2.7	Räumliche Operationen und die therapeutische Übung
	DER RAUM
2.7.1	als hervorstechende Eigenschaft
2.7.2	als Mosaik von Sinnesräumen
2.7.3	als kognitive Strategie
2.7.4	als Inhalt

Abb. 2.10

2.7.1 Der Raum als hervorstechende Eigenschaft

Zur Analyse des ersten Punktes ist zunächst eine Definition des Begriffes „hervorstechende Eigenschaft" erforderlich, und warum man die Fähigkeit zur Durchführung räumlicher Operationen als eine solche bezeichnen kann.

Um diesen Terminus zu erklären, muss man etwas weiter ausholen: Die Rehabiliteure, die mit kognitiv-therapeutischen Übungen arbeiten, haben immer eine systemische Annäherung bevorzugt. Beim Auftreten eines komplexen Problems, wie es die motorische Organisation des Menschen sein kann, stehen dem Forscher zwei Vorgehensweisen zur Verfügung. Ein mechanistisch genanntes Vorgehen besteht darin, das komplexe Phänomen in viele Unterphänomene aufzuteilen in der Hoffnung, dass man, wenn alle diese kleinen Teile einmal erforscht sind, die Natur des Phänomens in seiner Komplexität verstehen kann. Bei diesem Vorgehen stellt man die Eigenschaften der einzelnen Elemente in den Vordergrund, z.B. was die Bewegung betrifft sind dies die Eigenschaften des Muskels und des einzelnen Gelenkes.

Darüber hinaus gibt es noch eine weitere, systemisch bezeichnete Vorgangsweise, welche das komplexe Phänomen als einheitliche Struktur zu erforschen trachtet. Die Eigenschaften, die im obigen Beispiel interessieren, sind nun nicht mehr die Eigenschaften des Muskels, sondern es sind neue Eigenschaften, welche die Eigenschaften des Systems darstellen. Auf die motorische Organisation übertragen bedeutet dies, dass der Körper, der sich bewegt, Eigenschaften aufweist, die anders sind als die des Muskels oder des Gelenkes, d.h. er besitzt Eigenschaften, die aus dem Zusammenwirken der einzelnen Elemente hervorgehen.

Ein banales Beispiel kann diese Überlegungen veranschaulichen: Die Uhr ist ein System, welches dazu dient, die Zeit anzuzeigen. Sie ist ein Gefüge von Übersetzungen und Zahnrädern, das so organisiert ist, dass es die exakte Zeit angeben kann. Würde man nun alle Zahnräder lösen und sie alle wieder anders zusammenbauen, so würde die Uhr nicht mehr ihre Funktion erfüllen können. Die Eigenschaft, die Zeit anzuzeigen, hängt nicht vom Material ab, aus welchem die Rädchen gemacht sind, sondern von der Organisation der einzelnen Elemente zueinander. Daher entsteht die hervorstechende Eigenschaft aus dem Zusammenwirken der einzelnen Elemente. Wenn man die Lage zweier Rädchen austauscht, so bleiben die Elemente, die die Uhr ergeben, dieselben, aber das System zeigt nicht mehr die exakte Uhrzeit an.

Darüber hinaus gibt es andere Merkmale, die als resultierende Eigenschaften bezeichnet werden. Wenn man die Rädchen löst und wieder zufällig zusammensetzt, wird die Uhr nicht mehr die Zeit anzeigen, aber das Gewicht der Uhr wird dasselbe sein, wie vor dem Auseinandernehmen. Das Gewicht ist eine resultierende Eigenschaft, weil sie aus der Summe aller Elemente, die das System ergeben, resultiert.

Das Therapiemittel kann ein anderes noch einfacheres Beispiel darstellen: Unter den verwendeten Therapiemitteln gibt es Kippbrettchen, deren Kennzeichen darin bestehen, dass sie Schwingbewegung zulassen. Diese Fähigkeit besitzt keine der Komponenten des Brettchens, welches aus einer Plattform und einem zylinderförmigen Stab besteht, auf dem die Plattform kippt. Die Eigenschaft des Schwingens ist eine hervorstechende Eigenschaft, weil sie nicht von den einzelnen Elementen abhängt, sondern von der Art, wie diese Elemente zusammengesetzt sind. Wenn man den Stab entfernt und vor die Plattform setzt, so wird sie nicht mehr kippbar sein. Wenn man hingegen das Brettchen wiegt, auch nachdem die Position des Stabes verändert wurde, so wird das Gewicht dasselbe sein wie vorher. Das Gewicht stellt somit eine resultierende Eigenschaft dar.

Da eine systemische Annäherung an den Menschen richtiger erscheint, sollen also nicht mehr die Eigenschaften der einzelnen Elemente in den Mittelpunkt

2.7 Räumliche Operationen und therapeutische Übung

der Aufmerksamkeit gestellt werden, sondern die hervorstechenden Eigenschaften, d.h. jene Eigenschaften, die aus der Organisation des Systems Mensch entspringen.

Bei einem Patienten kann ein mechanistisch denkender Rehabiliteur der Meinung sein, dass es genügt, einen Muskel zu kräftigen. Bei einem Kind mit Plattfuß müsste sich das Leiden durch Kräftigung der für das Fußgewölbe zuständigen Muskeln bessern. Dies trifft in Wirklichkeit aber nicht zu, weil eine Eigenschaft des Muskels gesteigert wurde, die nicht der Eigenschaft des Systems entspricht, das wiederhergestellt hätte werden sollen. Diese Überlegung erscheint rein „philosophisch" zu sein, führt aber in Wirklichkeit zu wichtigen Entscheidungen bei der Planung der Behandlung des Patienten. Wenn der Rehabiliteur eine mechanistische Sichtweise vertritt, wird er sich auf eine gewisse Anzahl von Elementen konzentrieren und dabei jene Eigenschaft auswählen, die ihm innerhalb der Eigenschaften dieser Elemente am wichtigsten erscheint. Der systemisch orientierte Rehabiliteur wird es hingegen für sinnvoller erachten, die Übung auf Eigenschaften des Systems zu richten, also auf hervorstechende Merkmale.

Die Fähigkeit, räumliche Operationen zu erfüllen, kann als eine hervorstechende Eigenschaft betrachtet werden. Analysiert man eine räumliche Operation, wie es z.B. geschieht, wenn man mit geschlossenen Augen den Arm bewegt und dabei einen Gegenstand von einem Meter Höhe auf der linken Seite ertastet, so wirft sich die Frage auf, ob diese Operation ein reiner Bewegungsvorgang oder ein Akt der Sinneswahrnehmung war. Die Entscheidung ist nicht leicht, denn es wird sowohl die Kontraktion der Muskeln als auch die Sensibilität eingesetzt, aber keiner der beiden Vorgänge kann alleine für sich zum Resultat, zur räumlichen Operation führen. Man kann daher annehmen, dass die Fähigkeit zu räumlichen Operationen ein Teil einer Gruppe von Eigenschaften ist, die als hervorstechende Eigenschaften bezeichnet werden, mittels welchen es dem Gehirn gelingt, der Welt einen Sinn zu geben.

Ein anderes Beispiel: Wenn man das Gewicht eines Gegenstandes abschätzt oder das Gewicht zweier Gegenstände miteinander vergleicht, so erhebt sich die Frage, ob dies eine Operation der Sensibilität oder der Muskelkontraktion ist. Es sind beide Operationen, aber doch keine von beiden isoliert. Es ist etwas Neues, das sowohl die Sensibilität als auch die Muskelkontraktion in sich schließt. Es handelt sich daher um eine neue Fähigkeit, die beide Operationen derart miteinander verbindet, dass es zu einem Resultat kommt, welches keine der beiden Operationen für sich alleine hätte erzielen können.

Dasselbe gilt für den Reibungswiderstand. Wenn man mit der Hand über eine Oberfläche fährt, um zu erkennen, ob sie rauh oder glatt ist, so hat man weder eine Operation der Sensibilität noch der Muskelkontraktion durchgeführt. Man hat beide gleichzeitig vorgenommen, weil etwas anderes aktiviert wurde, mit dessen Hilfe man der Welt, die durch diese Oberfläche dargestellt ist, einen Sinn gegeben hat.

Wenn man eine systemische Annäherung an ein Problem als richtig erachtet, die den Körper in seiner Globalität betrachtet, so ist es nur billig, nicht nur die Sensibilität und die Bewegung zu betrachten, sondern vor allem jene Eigenschaften, die als hervorstechende Eigenschaften definiert werden.

Es gibt verschiedene Arten hervorstechender Eigenschaften. Man muss sich daher die Frage stellen, welche hervorstechenden Eigenschaften für den Rehabiliteur von Bedeutung sind. Der Mensch als System kann eine enorme Zahl hervorstechender Eigenschaften aktivieren. Vom sozialen Gesichtspunkt aus, ist die Absicht, eine Gesellschaft oder eine Partei zu gründen, eine hervorstechende Eigenschaft, weil die Gesellschaft nicht von der einzelnen Person abhängt, sondern von den Beziehungen, die zwischen den einzelnen Mitgliedern bestehen. Es müssen jene Eigenschaften definiert werden, deren Wiederherstellung der Rehabiliteur vornehmen muss. Man kann die Hypothese aufstellen, dass die für den Rehabiliteur wichtigen hervorstechenden Eigenschaften jene sind, die es dem Menschen möglich machen, mit Hilfe seines Körpers der Welt einen Sinn zuzuschreiben. Wenn man übereinkommt, eine Gesellschaft zu bilden, so wird dazu nicht die Motorik benutzt, sondern andere Fähigkeiten, die wir haben.

Bei Akzeptanz dieser Sichtweise muss man versuchen, das Vorgehen bei der Beobachtung des Patienten und bei der Organisation der Übungen so zu verändern, dass nicht nur das Wahrnehmen oder die Muskelkontraktion gefordert wird. Es werden hingegen Übungen vorgesehen, bei denen es zu Sinnzuweisungen räumlicher Natur kommt. Die Aufforderung, die Eigenschaften der einzelnen Elemente nicht überzubewerten, bedeutet jedoch nicht, dass das einzelne Element vernachlässigt wird. Vielmehr gewinnen jene Merkmale des einzelnen Elementes an Bedeutung, welche die Eigenschaften, die von Interesse sind, erst ermöglichen.

Wenn also die für die Fußwölbung zuständigen Muskeln eines Patienten mit Plattfuß gestärkt werden, so liegt der Fehler nicht darin, dass man sich mit diesen Muskeln befasst, sondern darin, dass bei allen diesen Muskeln nur eine Eigenschaft aktiviert wird, die mit jener, die verbessert werden soll, nur wenig zu tun hat. Man aktiviert nur die Muskelkraft und nicht die Fähigkeit, dynamischer auf einer bewegten Unterstützungsfläche stehen zu können.

2.7 Räumliche Operationen und therapeutische Übung

Im Wesentlichen existieren zwei Arten von räumlichen Operationen: Operationen der Distanz und der Richtung. Dank dieser Operationen ist der Mensch fähig zu erkennen, wie weit weg und in welcher Richtung sich ein Gegenstand von seinem eigenen Körper oder von einem anderen Objekt befindet. Grob vereinfacht kann man sich vorstellen, dass sich der Körper bei der Durchführung räumlicher Operationen in einen Zirkel verwandelt. Der Mensch ist fähig zu beurteilen, ob ein Gegenstand einen oder eineinhalb Meter entfernt ist, weil er seinen Körper in einen Zirkel verwandelt. Man muss aber bedenken, um wieviel komplexer unser Körper im Vergleich zu einem Zirkel ist. Ein Zirkel hat ein Gelenk, höchstens zwei. Wurden sie einmal festgelegt, bleiben sie fix. Wie viele Gelenke und mit welcher Dynamik setzt hingegen der Körper ein, während er diese Sinnzuweisung vornimmt. Wie viele Gelenke muss das Gehirn also gleichzeitig kontrollieren, um diese Operation der räumlichen Sinnzuweisung durchzuführen?

Diese Überlegungen sind sehr wichtig für den Rehabiliteur. Wenn man den Sinnesraum als hervorstechende Eigenschaft betrachtet, darf man keine Übungen mehr durchführen, die nur die Sensibilität verbessern oder nur den Muskel kräftigen. Es müssen vielmehr Übungen durchgeführt werden, die räumliche Bezüge haben, die also vom Patienten Operationen räumlicher Art verlangen.

2.7.2 Der Raum als Mosaik von Sinnesräumen

Die Abhandlung des zweiten Punktes (der Raum als Mosaik von Sinnesräumen) dient auch zum besseren Verständnis des bisher Gesagten. *Arbib* (1991) sagt, dass der Raum ein „Patchwork" ist, also etwas, das aus vielen kleinen Teilen unterschiedlicher Stoffe zusammengenäht wurde. Er verwendet dieses Bild, um noch verständlicher zu machen, dass es nicht einen einzigen Sinnesraum gibt, sondern viele Räume, die sich miteinander verbinden.

Welche Bedeutung hat für den Rehabiliteur die Feststellung, dass der Raum als ein Mosaik von Sinnesräumen angesehen werden muss? Operationen der räumlichen Sinnzuweisung können z.B. mit dem Arm durchgeführt werden, wenn man aufgefordert wird, mit geschlossenen Augen ein Glas auf dem Tisch zu suchen, um dessen Position und Distanz im Bezug zum eigenen Körper zu erkunden. Dieselbe Operation der räumlichen Sinnzuweisung der Welt kann man mit den Augen durchführen oder, wenn auch schwieriger und langsamer, bei geschlossenen Augen, nur mit einem Teil des Körpers allein.

Dies bedeutet, dass es nicht einen einzigen Sinnesraum gibt, sondern dass viele Räume existieren. Im täglichen Leben bedient sich das ZNS in kombinierter Art aller dieser Sinnesräume. Mehr noch als mit einem Patchwork oder einem Mosaik könnte der Raum mit einem Kaleidoskop verglichen werden, einem jener Dinge, die man auf Jahrmärkten kaufen kann und in dem sich kleine, farbige Glasstückchen zu immer neuen Figuren verbinden, lösen und sich neu zusammensetzten. Es sind aber immer die gleichen Glasteile. Dasselbe gilt für den Raum, der ein Mosaik darstellt, aber ein dynamisches Mosaik.

Das menschliche System ist mit verschiedenen Fähigkeiten der räumlichen Sinnzuweisung ausgestattet. Für diese Fähigkeiten benutzt es eine Serie von Rezeptoroberflächen, die nicht nur zur Wahrnehmung dienen, sondern, dank ihrer Fähigkeiten, auch zur Sinnzuweisung:
▷ die visuelle Rezeptoroberfläche
▷ die akustische Rezeptoroberfläche
▷ die olfaktorische Rezeptoroberfläche
▷ die somästhetische Rezeptoroberfläche, also die Oberfläche des Körpers.

Diese Rezeptoren haben alle ihre Repräsentationen im ZNS; die visuellen projizieren in den Lobus okzipitalis, die akustischen in den Lobus temporalis, die olfaktorischen in den Lobus limbicus und die somato-sensiblen Rezeptoren in den Lobus parietalis.

Alle diese wahrnehmenden Oberflächen sind, wie der französische Physiologe *Paillard* (1991) sagt, dadurch gekennzeichnet, dass sie mit der Außenwelt in Dialog treten können. Welchen Sinn hat aber ein Dialog? Ein Dialog ist kein Monolog, beim Dialog spricht man, um mit einem anderen in Wechselbeziehung zu treten, man erwartet also auch eine Antwort, ein Tun, und man setzt sich in Bereitschaft, um die Antwort auf das Bestmögliche zu verstehen. Wenn man z.B. einen Gegenstand hält, um dessen Gewicht abzuschätzen, nimmt man ihn so in die Hand, dass man erkennen kann, wo sein Schwerpunkt ist, d.h. wo er sich absenkt. Der Körper des Fühlenden ist also nicht nur in der Lage, auf die Außenwelt einzuwirken, sondern er ist auch fähig, mit der Außenwelt einen Dialog zu führen. Dieser Dialog kann nach verschiedenen Modalitäten erfolgen, denn diese verschiedenen Räume sind nur in der Theorie gleichwertig. Für gewöhnlich werden alle aktiviert, und auch wenn Operationen vornehmlich mit der Somästhetik (= Somatosensibilität), mit dem Sehen, mit dem Gehör oder mit dem Geruchsinn vorgenommen werden, setzt das ZNS sie immer alle zusammen ein.

Bei jedem Vorgang gewinnt jedoch eine dieser Rezeptoroberflächen die Oberhand. Zum Beispiel führt man hauptsächlich eine visuelle Operation durch, wenn man angeben soll, wo sich ein bestimmter Gegenstand befindet, der

2.7 Räumliche Operationen und therapeutische Übung

visuelle Informationskanal ergreift hier die Oberhand. Wenn die Leistung bei geschlossenen Augen erbracht werden soll, gewinnt die somästhetische Rezeptoroberfläche die Oberhand, z.B. wenn man sich am Rücken an einem Punkt kratzt, den man nicht sieht.

Daher stehen alle diese „Teilchen" des Mosaiks miteinander fast in Wettstreit. Bei jeder Aktion gewinnt die eine oder die andere die Oberhand. Dies ist für die Rehabilitation sehr wichtig, denn es führt zur Frage, ob es richtig sei, den Patienten, der ein System mit großen Problemen bei der Erfüllung verschiedener Aktivitäten darstellt, gleichzeitig in allen Sinnesräumen arbeiten zu lassen.

Vom rehabilitativen Gesichtspunkt aus muss die Frage also lauten: Wäre es nicht besser, wenn man einen Sinnesraum ermitteln könnte, der wichtiger ist als die anderen und innerhalb dessen der Patient mit besseren Erfolgsausichten arbeiten kann?

Sehr viele Übungen werden mit geschlossenen Augen durchgeführt aus einem sehr einfachen Grund. Wenn man den Patienten aufforderte, die verschiedenen Figuren bei geöffneten Augen zu erkennen, müsste er keinerlei Aufmerksamkeit auf das richten, was er mit seinem eigenen Körper spürt und würde das Problem rasch mit einem Blick lösen. Auch die Frage, ob der Patient bei den Übungen stehen oder sitzen soll, sollte wohl überlegt sein. Wie ja bekannt, haben nicht nur die Augen, sondern auch die Fußsohlen, die Haut, die Oberfläche des gesamten Körpers die Fähigkeit, Informationen über die Außenwelt zu liefern, aber sie besitzen auch die Fähigkeit, Informationen über die Innenwelt einzuholen. Die Schwankungen des Körpers in stehender Position sind ganz unterschiedlich, je nachdem, ob die Augen geöffnet oder geschlossen sind, ob die Fußsohle betäubt ist oder nicht. Man weiß, dass auch die Operationen für die Beibehaltung des aufrechten Standes vom ZNS unterschiedlich durchgeführt werden, je nachdem, ob es einen visuellen Bezugspunkt hat oder nicht.

Man hat sich gefragt, ob die Programmierung der verschiedenen Aufgaben identisch ist, wenn man sie bei geschlossenen oder bei offenen Augen, im Stehen oder Sitzen durchführt. Verschiedene Beobachtungen sprechen dafür, dass es besser ist, den Patienten mit geschlossenen Augen arbeiten zu lassen, dass es also günstiger ist, ihn innerhalb eines einzigen der Sinnesräume arbeiten zu lassen, nämlich innerhalb des somästhetischen Raumes.

Zweifellos beeinflusst das Sehen die Beibehaltung des aufrechten Standes und der sitzenden Position, jedoch sollte man sich bewusst sein, welche Rolle dem Sehen in dieser Situation zukommt. Wenn der Mensch steht, besteht die visuelle Kontrolle hauptsächlich darin, dass der Blick horizontal ist und die Blicklinie zum Boden parallel verläuft. Die Rolle des Sehens bei der Kontrolle des Zusammenspiels zwischen den verschiedenen Körpersegmenten ist wahrscheinlich geringer. Bei geschlossenen Augen im Stand können nicht mehr die Koordinaten der Außenwelt als Bezugspunkte verwendet werden. Jedoch gewinnen andere Elemente an Bedeutung, wie die symmetrische Belastung der Füße und Kniegelenke, die Extensionsstellung der Kniegelenke und die Position des Beckens.

Darüber hinaus gibt es andere bedeutende Beobachtungen. Der Hemiplegiepatient weist eine Läsion der Pyramidenbahn, also eine Beeinträchtigung der Bahnen, die vom primär-motorischen Areal absteigen, auf. Bekanntlich haben Strick und Preston das Wissen über das primär-motorische Areal vertieft, weil sie entdeckt haben, dass es eigentlich zwei Areale gibt, das vordere, das kinästhetische und das hintere Areal, das kutane Informationen enthält.

Das primär-motorische Areal wird auf alle Fälle von der Somästhetik kontrolliert und unterliegt nicht der visuellen Kontrolle. Das prämotorische Areal steht hingegen viel mehr unter visueller Kontrolle. Wenn vor allem das Funktionieren des primär-motorischen Areals wiederhergestellt werden soll, so ist es wahrscheinlich richtiger, somato-sensible Informationen zu verwenden. Der Patient soll also den Dialog mit der Außenwelt eher mit seinem Körper halten, anstatt mit den Augen, dem Geruchssinn oder dem Gehör.

Man muss sich fragen, ob das ZNS des Hemiplegiepatienten nicht in große Schwierigkeiten geraten würde, wenn es mehrere Sinnesräume gleichzeitig kontrollieren müsste. Bestünde nicht die Gefahr, dass das Sehen (das beim Menschen zweifellos das wichtigste Sinnesorgan ist) in einem System, bei dem die Möglichkeiten für den somatosensiblen Dialog gestört ist, die Überhand bei der Organisation der Wiederherstellung des Patienten gewinnt? Wenn man sich mit Kompensationen zufrieden gibt, ist es richtig, den Patienten mit offenen Augen arbeiten zu lassen. Wenn man aber erreichen will, dass der Patient eine bessere Kontrolle über seinen Körper erlangt, muss man vorwiegend den Dialog auf somästhetischer Ebene verstärken.

Es genügt also nicht, lediglich Übungen mit räumlichem Bezug vorzuschlagen, sondern es muss auch spezifiziert werden, auf welchen Raum man sich konzentrieren will.

2.7.3 Der Raum als kognitive Strategie

Die Fähigkeit zu räumlichen Operationen verlangt den Einsatz kognitiver Strategien. Die Autoren (*Paillard*, 1991, *Kosslyn*, 1988 u.a.), die zwischen verschiedenen Sinnesräumen unterscheiden, sprechen in der Tat von verschiedenen kognitiven Strategien. Wenn man einen Gegenstand in der Hand ertastet oder die

2.7 Räumliche Operationen und therapeutische Übung

Richtung eines Objektes anzeigt, entsprechen diese zwei Handlungen unterschiedlichen räumlichen Operationen.

Einige Autoren unterscheiden zwischen zwei Arten von Sinnesräumen: dem Raum des „WAS" und dem Raum des „WO". Der Raum des „WAS" entspricht der ersten Handlung. Wenn man bei geschlossenen Augen einen Gegenstand mit der Hand erkennen soll, so werden räumliche Operationen im Raum des „WAS", also im Objektraum, notwendig. Die räumlichen Operationen, die für das Erkennen erforderlich sind, werden innerhalb des Objektes konstruiert. Dies geschieht, z. B. bei Übungen ersten Grades, wo der Patienten bei geschlossenen Augen erkennen soll, welchen Buchstaben er zu erspüren bekommen hat. Man lässt den Patienten hier im Raum des „WAS" arbeiten. Der Patient muss räumliche Operationen organisieren, die als Bezugspunkt das Objekt haben. Wenn man hingegen den Patienten, unabhängig vom Erkennen des Objektes selbst, fragt, wo sich ein bestimmter Gegenstand befindet, so lässt man den Patienten in einem anderen Sinnesraum arbeiten, nämlich im Raum des „WO". Wenn der Patient also nicht erkennen soll, um welche Figur es sich handelt, sondern wo sich die Figur im Bezug zu seinem eigenem Körper befindet, so vollführt das Gehirn eine vollkommen andere Operation. Sehr häufig ist der Patient fähig, auf eine Frage zu antworten, nicht aber auf die andere.

Diese Überlegungen sind für den Rehabiliteur nicht unbedeutend. Es gibt Patienten, die im Sinnesraum des „WO" sehr viele Fehler machen, aber Gegenstände gut erkennen. Es gibt also Patienten, die im Sinnesraum des „WAS" gut arbeiten. Andere arbeiten besser im Sinnesraum des „WO". Wahrscheinlich haben die Fähigkeiten zur Aktivierung dieser zwei Strategien eine unterschiedliche Lokalisation im ZNS. Sie gründen sich in derart unterschiedlichen Strukturen, dass *Kosslyn* (1988) die Hypothese vertritt, dass die linke Hemisphäre mehr auf die Lösung der räumlichen Probleme des „WAS", während die rechte Hemisphäre mehr auf die Lösung der räumlichen Probleme des „WO" ausgerichtet ist. Es genügt also nicht, sich für Übungen mit räumlichem Bezug zu entscheiden, und es genügt auch nicht, Übungen im somatosensiblen Raum einzusetzen. Man muss die räumlichen Übungen so einrichten, dass der Patient gezwungen wird, entweder im Raum des „WAS" oder im Raum des „WO" zu arbeiten.

Ein anderes strategisches Element ist das, was *Paillard* (1991) „Ausdehnung" nennt. Wenn man die Distanz zwischen zwei Gegenständen beurteilen soll, so kann man das mit den Augen tun, indem man nur die Augen bewegt oder zusammen mit den Augen den Kopf bewegt. Gewöhnlich wird diese zweite, wesentlich komplexere Strategie verwendet.

Wird diese Operation durchgeführt, indem nur die Augen bewegt werden, so verwandelt sich der Körper in einen Zirkel, eine Spitze bleibt fest, die andere wird von ihr fortbewegt. Nun kann man sich vorstellen, was passiert, wenn zu diesem Zirkel, der durch die Augenbewegung dargestellt wird, eine Reihe anderer Zirkel hinzukommen, die durch die Gelenkbewegungen der Halswirbelsäule dargestellt werden. Die Strategie wird weitaus komplexer.

Man muss sich nur vorstellen, wieviele Zirkel das Gehirn gleichzeitig kontrollieren muss, wenn zudem der Rumpf bewegt wird. Wenn man die Entfernung zwischen zwei weiter entfernten Punkten erkennen soll, so ist man sogar gezwungen, den Körper auf den Füßen zu bewegen. Man setzt somit den ganzen Körper für diese räumliche Sinnzuweisung ein. Es ist also eine Vielzahl von Zirkelgelenkbewegungen gleichzeitig erforderlich, die vom Körper vorgenommen werden müssen. Genauso verhält es sich mit der somästhetischen Rezeptoroberfläche. Bei der Ausführung von räumlichen Operationen kann man entweder nur einen Finger verwenden oder gleichzeitig alle Finger, den Ellbogen, die Schulter, den Rumpf oder auch den ganzen Körper.

Es können also bei den räumlichen Übungen stark gegliederte oder sehr einfache Strategien eingesetzt werden. Das ist für das ZNS des Patienten nicht ohne Bedeutung.

2.7.4 Der Raum als Inhalt

Der letzte Punkt betrifft den Raum als „Inhalt". Es gibt eine Reihe von Operationen, die durchgeführt werden, vielleicht auch unbewusst, wenn man einen Patienten behandelt. Alle Rehabilitateure beginnen mit der Beobachtung des Patienten. Es werden also verschiedene Tests durchgeführt, die aufzeigen, welche Veränderungen beim Patienten erreicht werden können. Solche Modifikationen stellen immer Hypothesen dar. Die Behandlung eines Patienten ist in der Tat ein Wagnis; sie ist eine Wette, die man mit der Natur und mit sich selber eingeht. Ist einmal die Hypothese über die voraussichtlich erreichbaren Veränderungen erstellt, so muss die Frage bezüglich der Inhalte geklärt werden, d.h. die Frage nach den Strategien, die der Patient lernen muss, um diese Besserung zu erreichen. Das menschliche Gehirn ist ein System mit autoorganisatorischen und autopoetischen (poesis, gr. = Bildung) Fähigkeiten.

Die Uhr, die ja ein sehr feinabgestimmtes System darstellt, hat eine feste Organisation, sie kann die Stellung der Zeiger und der Rädchen nicht nach Belieben verändern. Das menschliche System verhält sich hingegen, wenn es verschiedene Aufgaben ausführt, wie eine Uhr, die in der Lage wäre, die Wechselbeziehungen

2.7 Räumliche Operationen und therapeutische Übung

zwischen den verschiedenen Rädchen ständig zu verändern. Dasselbe geschieht, wenn man eine komplexe Handlung ausführt und sofort anschließend eine andere. Das ZNS ändert seine Organisation.

Das ZNS hat nicht nur die Fähigkeit der Autoorganisation, es hat auch eine weitere Eigenschaft, die der Autopoesis. Das Gehirn kann nämlich innerhalb gewisser Grenzen seine Elemente neu bilden. Wenn eine Feder der Uhr bricht, so wächst diese nicht mehr von alleine zusammen, man muss sie durch eine neue Feder ersetzen. Das ZNS ist hingegen dank seiner Plastizität innerhalb gewisser Grenzen fähig, beschädigte Elemente neu zusammenzusetzen und auch neue Verbindungen zu schaffen. Es ist, wie wenn die Uhr von alleine in der Lage wäre, die Verteilung ihrer Rädchen neu vorzunehmen und nötigenfalls selber neue Teile zu schaffen.

Der Rehabiliteur sieht sich nun mit einem beeinträchtigten System konfrontiert, das über autopoetische und autoorganisatorische Fähigkeiten verfügt, welches er, so gut es die Natur zulässt, verbessern will. Dieses System hat die Veranlagung, sich auf qualitativ niedrigem Niveau rasch wiederherzustellen. Um vom gestörten System die erwünschten Veränderungen zu erreichen, muss sich der Rehabiliteur immer wieder fragen, welche Inhalte zu erzielen sind, das heißt, welche „Strategien" das ZNS des Patienten erwerben muss. Es genügt also nicht, die erreichbaren Veränderungen zu definieren. Es ist notwendig, die Inhalte oder neuen Strategien, die dem Patienten beigebracht werden müssen, festzulegen, damit es ihm gelingt, sich wirkungsvoller und besser zu organisieren.

Sind die Inhalte festgelegt, so müssen die Modalitäten der Übung ausgearbeitet werden. Damit meinen wir die Art und Weise, wie diese Inhalte vom Gehirn des Patienten angenommen werden. Sobald Inhalte und Modalitäten feststehen, muss die Zielsetzung definiert werden, also die Leistungen, die der Patient vollbringen sollte, um zu beweisen, dass er das, was vorgesehen war, erlernt hat (siehe auch Kapitel 5).

In die Inhalte trachtet man die räumlichen Strategien miteinzubeziehen. Zweifellos hat der Patient, über die spezifische Pathologie hinaus, Schwierigkeiten kognitive Strategien bezüglich des Raumes zu organisieren. Diese Inhalte gibt ihm der Rehabiliteur, und das Gehirn des Patienten sollte sie akzeptieren. Nur so können Verbesserungen erreicht werden.

2.8 Literaturverzeichnis

ARBIB, M. (1991) Interaction of multiple representations of space in brain. In: Paillard, P.: Brain and Space, Oxford

CAMINITI, R., JOHNSON, P.B. and BURNOD, Y. (1992) Control of arm movement in space. Springer, Berlin

FREEMAN, M., WIKE, B. (1967) The innervation of ankle joint. Acta anat. 68: 321

GERTHOFFERT, J. (1979) Cartografie du seuil de perception de la pression de la plante du pied. Ann. Kines. 9, 469

GOULD, H., CUSIK, C., PONS, T., KAAS, J. (1986) The relations of korpus kallosum connections to electrical stimulation map of motor, supplementary motor and the frontal eye field in monkey. J. Comp.: Neurol. 247: 297

IWAMURA, Y., TANAKA, M., SAKAMOTO, M. (1985) Functional surface integration. In: Goodwin, A.W., Dorian Smith, I.: Hand function and neo-cortex, Springer, Berlin

JANKOWSKA, E., PADEL, Y., TANAKA, R. (1975) Projection of pyramidal tract cells to alpha motoneurons innervating hindlimb muscles in the monkeys. J. Physiol. 249: 637

JOHANSON, P.B. (1991) A sensory role for cruciate ligaments. Clin. Orth. 268: 101

KOSSLYN, S.M. (1988) Aspects of cognitive neuroscience of mental imagery. Science 240: 1621

LEE, D., ARONSON, E. (1974) Visual proprioceptive control of standing in human infants. Perc. and Psychoph. 15: 529

MANZONI, T., BARBARESI P., CONTI, F., FABRI, M. (1989) The callosal connection of the primary somatosensory cortex and the basis of midline fusion. Exp: Brain Res. 76: 251

MATURANA, H., VARELA, F. (1980) Autopoiesis and cognition. Reidel D. Dordrecht P.C.

MC PHERSON, J. M. (1991) How flexible are muscle synergies? In Humphrey, D. R.: Motor control: concepts and issues. Wiley and sons, New York

MERZENICH, M.M., KAAS, J. (1980) Principles of organization of sensory - perceptual systems in mammals. Progr. in Psychobiol. and Physiol. Psychol. 9, 1

NASHNER, L. (1982) Adaption of human movement to altered environments, Tins, 10, 358

PAILLARD, J. (1991) Brain and Space. Oxford U.P. Oxford

2.8 Literaturverzeichnis

PENFIELD, W., RASMUSSEN, T. (1952) The cerebral cortex of man. Mc Millan, New York

PURDOM, M.J. (1967) Basal ganglia and posture. Pitman, London

ROBERTS, T.M. (1967) Neurophysiology of postural mechanisms. Butterworths, London

SHERRINGTON, C.S. (1906) The integrative action of the nervous system. Scribners, New York

STRICK, P., PRESTON, J. (1982) Two representations of the hand in area 4 of a primate. Journ. of Neurophys. 48, 139

3 Der Aufbau der Übungen

Jede Übung resultiert aus einer Reihe von Entscheidungen. Für die methodologische Korrektheit des Rehabilitationsplanes ist es von grundlegender Bedeutung, dass die Entscheidungen bewusst und kohärent vorgenommen werden. Der Rehabilitationsfachmann muss sich bewusst sein, dass alle Maßnahmen dadurch entstehen, dass man aus vielen möglichen, eine bestimmte Sichtweise bezüglich der Rehabilitationsprozesse und der Bewegung auswählt. Diese Sichtweise basiert auf der Interpretation der Pathologie. Dies gilt nicht nur für die theoretischen Grundlagen der Rehabilitationsarbeit, sondern auch für die Beurteilung der Ergebnisse und für die Entscheidung, welchen Wert man diesen beimessen soll. Auch die Kräftigung der Muskeln durch Übungen gegen Widerstand oder das Führen beim Gehen am Barren, erfolgt aus einer ganz bestimmten überzeugten Sichtweise und aus der Ablehnung anderer Sichtweisen. Es ist wichtig, dass man sich dessen bewusst ist.

Nur bewusst vorgenommene Entscheidungen sind wirkliche Entscheidungen, weil sie die wohlüberlegte Auswahl aus verschiedenen Möglichkeiten verlangen, während Unkenntnis von alternativen Vorschlägen dazu führt, bestimmte Verhaltensweisen erzwungenerweise annehmen zu müssen. Diese Unbedachtheit lässt diese Verhaltensweisen als Selbstverständlichkeit und nicht als das Ergebnis einer Wahl erscheinen. Da nun innerhalb der *gleichen Übung* und bei der *Verkettung von verschiedenen Übungen* mehr als eine Wahl getroffen werden muss, wäre es sinnvoll, wenn diese nicht nur bewusst, sondern auch *zueinander kohärent* erfolgten. So erscheint es nicht korrekt zu sein, wenn die wiederzuerlangende Fähigkeit einmal als reine Muskelkontraktion, ein anderes mal als Antwort auf äußere Reize oder als Mittel, um die Umwelt zu erkennen, angesehen wird.

Neben dem Zusammenhang zwischen den verschiedenen Entscheidungen, die durch die Übungen und durch die Planung der therapeutischen Behandlung bedingt sind, muss auch die Kohärenz zwischen den verschiedenen Ebenen der

3 Der Aufbau der Übungen

vorgenommenen Analysen gewahrt sein. Man muss sich bewusst sein, welche Konsequenzen jede Entscheidung auf den verschiedenen Wissensebenen nach sich zieht.

Folgende Wissensgebiete können als wesentlich für das Erstellen einer Hypothese erachtet werden:
▷ das Studium des Menschen und der Wirkungen seines ZNS
▷ die Bewegung
▷ die durch die Pathologie bedingten Störungen
▷ die Wiederherstellung
▷ die Übung.

Die Annahme einer bestimmten Theorie erfordert präzise Entscheidungen, die in allen Phasen des Rehabilitationsprogrammes bis in die Planung der Übungen ihren Niederschlag finden müssen. Wenn der Rehabiliteur eine Theorie vertritt, die die Wiederherstellung als einen Lernprozess und die Muskelkontraktion als grundlegendes Element für den Ablauf der Prozesse ansieht, so muss er konsequenterweise diese Ansichten in genau definierten und untereinander zusammenhängenden Entscheidungen umsetzen (*Abb. 3.1*).

Diese betreffen:

3.1. Die Modalitäten der Analyse, die Interpretation der Pathologie des Patienten und vor allem die Interpretation jener Hindernisse, die beim Erlernen neuer Strategien auftreten. Auf letzteren baut die Behandlung auf.

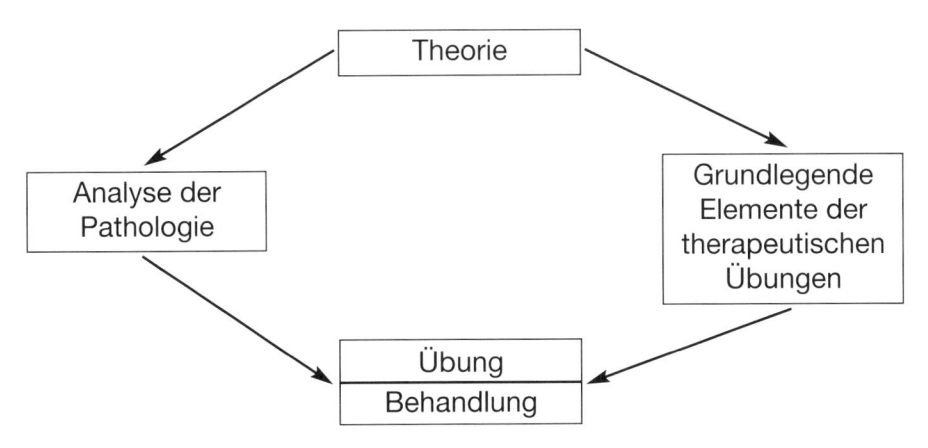

Abb. 3.1 Die Übungen können von der Theorie hervorgehen, indem die Merkmale der zu behandelnden Pathologie und der grundlegenden Elemente der Übung definiert werden.

3.2. Die Durchführungsmodalitäten der Übungen, bzw. die Wahl der Mittel, die angewendet werden können, damit der Patient die wesentlichen Strategien so vollständig als möglich erlernt.

3.3. Den Aufbau der Übung, die Planung von Therapieabläufen, die Fortentwicklung der Behandlung (siehe Kapitel 5).

3.1 Die Interpretation der Pathologie

Auch wenn verschiedene Rehabilitationsmethoden unterschiedliche Zielsetzungen haben, das angestrebte Ergebnis ist auf alle Fälle die Veränderung dessen, was als Organisation der Bewegung definiert wird. Zu diesem Zweck werden verschiedene Übungen geplant, zum Beispiel mit der einfachen Muskelkräftigung, welche die Organisation der Muskelkontraktion zu ändern versucht. Andere Übungen, welche auf neuromotorischen Hypothesen basieren, versuchen durch das Auslösen von Reflexaktivitäten die Organisation der „Basisreflexe", welche durch die Läsion verändert sind, zu beeinflussen.

Es ist also für jede Beurteilung von Bedeutung, wie die Läsion die Organisation des ZNS verändert hat und welche Faktoren eine korrekte spontane Reorganisation verhindern. Die Läsion bewirkt im geschädigten System einen abnormen oder zumindest veränderten Zustand. Unter dem Druck von spontanen oder nicht programmierten Erfahrungen organisiert das System sich derart neu, dass kaum anpassbare, weil wenig fragmentierbare und nur beschränkt veränderbare Bewegungen hervorgebracht werden.

Das Ziel des Rehabiliteurs ist die Verminderung jener Faktoren, die für die ungünstige Reorganisation verantwortlich sind, sowie die Verminderung ihrer Auswirkungen. Für die Planung der Übungen ist es von Bedeutung, nicht nur die Elemente des neuen Verhaltens zu erkennen, sondern auch jene Elemente, die zu diesem neuen Verhalten geführt haben. Um ein Beispiel zu bringen: Es ist weniger notwendig, die „Spastizität" zu studieren, als vielmehr jene Faktoren, die zur „Spastizität" führen.

Jeder Rehabilitationsplan versucht somit jene Elemente zu identifizieren, die eine ungenügende oder unrichtige Reorganisation bewirken, sowie die wichtigsten von ihnen auszuwählen, die durch Übungen etwas verändert werden sollen, um daraus die Behandlung festzulegen. Die verschiedenen Arten der Rehabilitationsansätze spiegeln in dieser Hinsicht die bestehenden Haltungen unter den Neurophysiologen wieder. Unter diesen sind, wie Hultborn und Illert bemerken

3.1 Die Interpretation der Pathologie

(1991), zwei Sichtweisen erkennbar, welche – seltene Versuche zu einer Übereinstimmung ausgenommen – gegensätzlich sind.

Nach diesen Autoren tendiert eine Sichtweise, die als „up stream" bezeichnet und als „Reduktionismus" eingestuft wird, dazu, das Hauptaugenmerk auf die Physiologie des Rückenmarkes zu legen, ohne die Verbindungen mit den höheren Zentren zu berücksichtigen. Die andere, „down stream" genannte Sichtweise, legt den größten Wert auf die Daten, die aus dem Studium der Veränderungen auf höherer Ebene hervorgehen, ohne sich darum zu kümmern, wie sich das Funktionieren derselben auf das Rückenmark auswirkt.

In der Rehabilitation wurden stets die Analysen reduktiver Art bevorzugt, die dazu verwendet wurden, den Rückgriff auf periphere Elemente (Dehnungen, Reflexaktivität) zu rechtfertigen. Dazu zählen die Versuche zur mechanischen Auslösung von mehr oder minder komplexen reflektorischen Kontraktionen, die Betätigung von Muskelsynergien oder auch von Aktivitäten, die aus der vorausgesetzten Summierung von zentralen Impulsen, vom Patienten aktiviert, mit peripheren Impulsen, die vom Therapeuten aktiviert werden, hervorgehen. Diese Vorgangsweisen gewährleisten zweifellos eine unmittelbarere Bestätigung auf phänomenologischer Ebene, doch scheinen sie eher auf das Resultat der schlechten Organisation als auf die sie bewirkenden Faktoren zu zielen.

Man kann die Hypothese aufstellen, dass auf rein motorischer Ebene, die Läsion im Bereich der absteigenden Bahnen eine dynamische und selektive Organisation der motoneuralen Poole, die an der Bewegung beteiligt sind, erschwert und oft sogar verhindert. Es ist in der Tat nicht nur die direkte Erregung der Motoneurone, die mit unterschiedlicher Funktion an den programmierten Kontraktionen beteiligt sind, im variablen Ausmaß verändert, sondern auch die Möglichkeit, durch die Interneurone die Modulation in Gang zu setzen, die für eine hochentwickelte Motorik unerlässlich ist.

Relativ neue Studien haben nachgewiesen, dass sowohl die absteigenden Bahnen, als auch die peripheren Afferenzen, die von Muskel-, Gelenk- und Hautrezeptoren (IA, IB, FRA) kommen, eine sehr weitverzweigte Projektion zu den Motoneuronen der Vorderhörner mittels zahlreicher Interneurone aufweisen (*Abb. 3.2*). Deren Tätigkeit ist Gegenstand sorgfältiger, neurophysiologischer Untersuchungen. Was die absteigenden Bahnen anbelangt, verteilen sich auch die Fasern der kortikospinalen Bahnen zu Motoneuronen verschiedener Muskeln, wie von diversen Autoren (Humphrey 1986, Shinoda 1981) schlüssig bewiesen wurde.

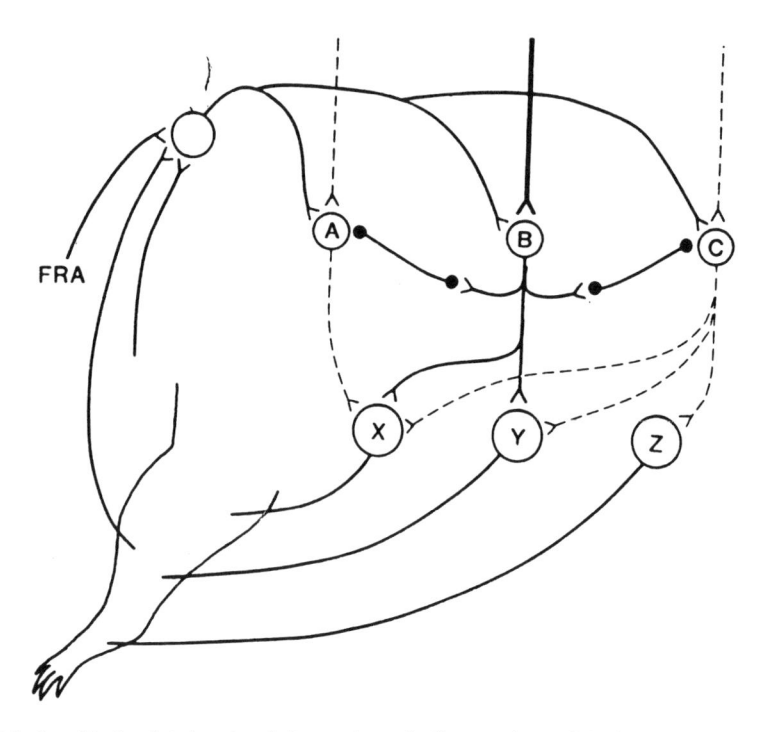

Abb. 3.2 Sowohl die absteigenden Bahnen als auch die von der Peripherie kommenden Bahnen treten mit einer Großzahl nervaler Strukturen in Kontakt, die unterschiedliche Wirkungen haben und an verschiedenen Funktionen teilnehmen. Dieselben nervalen Elemente nehmen daher zu verschiedenen Zeiten an unterschiedlichen Aufgaben teil. Es ist die Organisation all dieser Elemente, welche die Fragmentierung des Körpers je nach der durchzuführenden Aufgabe ermöglicht. In der Abbildung (Hultborn und Illert, 1992) sieht man die Afferenzen der FRA („flexor reflex afferent"), die sowohl die Interneurone a, als auch b und c beeinflussen können, die ihrerseits mit verschiedenen efferenten Elementen in Beziehung stehen. Ihre Wirkung auf die unterschiedlichen Interneurone wird von der Aktion absteigender Bahnen (1, 2, 3) abhängen. Sind diese beschädigt, so wird eine wichtige Komponente der motorischen Organisation ausfallen.

Es ist außerdem bekannt (*Baldissera et Koll.*, 1981), dass auch die von den Muskelspindeln kommenden IA-Afferenzen sich an eine bedeutend größere Zahl von Motoneuronen wenden, als jene Motoneurone des Ursprungsmuskels (homonyme Verbindungen). Die „heteronymen" Verbindungen, also jene, die zu anderen Motoneuronen führen als zu jenen des Herkunftsmuskels, entsprächen laut verschiedener Autoren, funktionellen Erfordernissen. Sie verbinden Motoneurone, die an analogen Aufgaben oder an kinetischen Ketten beteiligt sind.
Auf diese Art können die gleichen Motoneurone an mehr als einer funktionellen Gruppierung beteiligt sein (*Fritz*, 1989). Dieses Phänomen träte öfters bei jenen Muskelgruppen auf, die an einer größeren Anzahl von Bewegungskombinatio-

3.1 Die Interpretation der Pathologie

nen beteiligt sind. Dies könnte erklären, warum beim Hemiplegiker die Gelenke, die an einer größeren Zahl von Bewegungsmustern beteiligt sind, wie das Sprunggelenk und das Handgelenk, mehr in Mitleidenschaft gezogen werden. Es wären daher auf interneuronaler Ebene ständig Neuordnungstätigkeiten erforderlich, um aus weitverzweigten Verbindungen genügend selektive motoneuronale Aktivierungen zu gewinnen, die die Durchführung der hochentwickelten Bewegung gewährleisten würden (*Abb. 3.3*).

Ein korrektes Funktionieren dieser Mechanismen ergibt sich aus dem Gleichgewicht zwischen den absteigenden Bahnen und den peripheren Bahnen, die aus einem oder mehreren Rückenmarkssegmenten kommen. Die von *Hultborn* und *Illert* (1991) vorgeschlagenen *„funktionellen Einheiten"* des Rückenmarks, gesehen als strukturierte Gesamtheit von Motoneuronen und Interneuronen, die für dieselbe Funktion zusammenarbeiten, wären in der Tat „unter der Kontrolle von verschiedenen absteigenden Bahnen und erhielten ein geeignetes multimodales sensoriales feed back". Eine Läsion der ersteren gefährdet, wie es beim Hemiplegiker geschieht, die Aktion der zweiten. Eine Störung dieser Art wurde neuestens in zahlreichen Studien beim Menschen nachgewiesen. Sie sahen die Ursache für die „Spastizität" in der mangelnden gegenseitigen Inhibition zwischen den verschiedenen Muskeln und in der Überlegenheit der Extensoren über die Flexoren bei der unteren Extremität und umgekehrt bei der oberen Extremität.

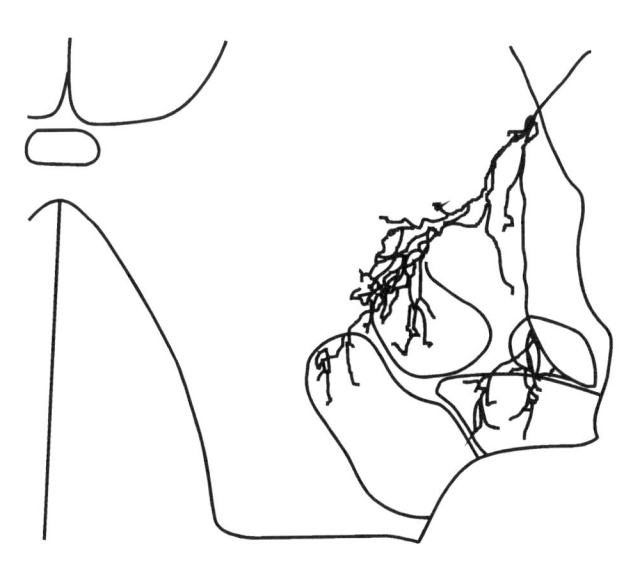

Abb. 3.3 Dieselben absteigenden Bahnen können an unterschiedlichen Motoneuronen (MN) enden. Dieselbe Faser der Pyramidenbahn (F.P.) kann an verschiedenen motoneuronalen Gruppierungen enden, die häufig auch zu antagonistischen Muskeln gehören (Shinoda und Koll. 1985).

Die beschriebenen Störungen bestimmen nicht nur das Auftreten der auffalleneren Komponenten der neurologischen Symptomatologie. Sie sind auch dafür verantwortlich, dass es unmöglich ist, die für die Aktion erforderlichen „funktionellen Einheiten" in geeigneter Weise zu organisieren (*Abb. 3.4*). Dies könnte nicht nur der Grund für die Reduktion von isolierten, distalen Bewegungen sein, sondern auch für die Probleme, fragmentierte Rekrutierungen zu programmieren und schließlich für die Schwierigkeit, durch die Variabilität der Kontraktionen der einzelnen Muskelgruppen, Fehler zu korrigieren. Letztere sind bedingt durch die Unbestimmtheit des motorischen Programmes.

Die Defizite des Patienten bestehen daher eher in der Unfähigkeit, variable und fragmentierte Bewegungen auszuführen, als in der quantitativ ungenügenden muskulären Rekrutierungsfähigkeit, die durch die „Spastizität" verursacht sein soll. Aus neurophysiologischen Erkenntnissen ergibt sich, dass sich die Rehabilitation nicht darauf beschränken kann, die Impulse der intakt gebliebenen efferenten Bahnen oder jener aus der Peripherie kommenden afferenten

Abb. 3.4
Auch die Afferenzen der Ia Gruppe, die von neuromuskulären Fasern kommen, wirken auf eine Großzahl von Neuronen und Interneuronen ein, die nicht nur homologer Art, also vom selben Muskel kommend sind, sondern auch heterogener Art, d.h. sie stammen von verschiedenen Muskeln, Agonisten wie Antagonisten. Laut einiger Autoren würden diese Verbindungen mit den Aufgaben in Zusammenhang stehen, an welchen die verschiedenen Muskelgruppen mitwirken. In der Abbildung (Hultborn und Illert, 1979) teilt sich eine Ia Faser auf und zieht sowohl zum Alpha-Motoneuron als auch zum Gamma-Motoneuron desselben Muskels wie auch, mittels eines Interneurons IaIN, zu Motoneuronen eines anderen Muskels. Zu beachten ist das Verhalten der Renshaw-Zelle (RC).

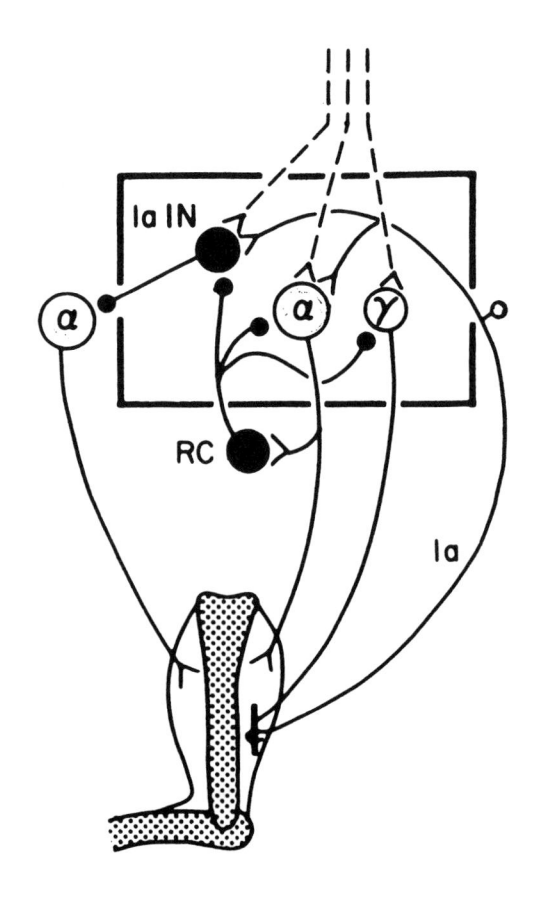

3.1 Die Interpretation der Pathologie

Bahnen allgemein zu verstärken. Dies kann in beiden Fällen zu einer ausgeprägten Unausgeglichenheit in der Reorganisation führen. Es ist daher notwendig, dafür zu sorgen, dass die Relationen zwischen den efferenten und den afferenten Bahnen auf der Grundlage ganz bestimmter Aufgaben rekonstruiert werden.

Man kann sich auch nicht darauf beschränken, der „Spastizität" entgegenzuwirken und zu hoffen, dass mit ihrer Beseitigung die hochdifferenzierte Bewegung spontan wieder auftritt. Es ist zu beachten, dass der Rehabilitateur von der Neurologie den Begriff der Spastizität übernommen hat, ohne sorgfältig zu analysieren, was Spastizität bedeutet. Ferner ist offen, ob dieser Begriff, so wie er vom Neurologen gebraucht wird, auch für den Rehabilitateur eine eindeutige Bedeutung hat. Nach der Festlegung der Spastizität als grundlegendem Wesenszug der Motorik des Hemiplegikers folgte der Versuch, sie als einzige Veränderung zu behandeln und weniger die anderen Komponenten der motorischen Veränderung, wie das Rekrutierungsdefizit zu sehen. Allen ist die große Anzahl der medizinisch-pharmakologischen, chirurgischen und physikalischen Behandlungen bekannt, die zur Behandlung der Spastizität erdacht wurden. Die Resultate sind bescheiden. Probleme sind auch vorhanden, wenn die Spastizität präzise beurteilt werden soll. Das manuelle passive Vorgehen ist nicht genau quantifizierbar, die instrumentellen Verfahren sind nicht präzise genug.

Man kann annehmen, dass unter diesem Terminus ein Symptomenkomplex zu finden ist. Er setzt sich aus verschiedenen Phänomenen bei unterschiedlichen Ursachen zusammen. Daraus ergeben sich unterschiedliche therapeutische Ansätze. Es erscheint daher nützlicher, innerhalb der Motorik des Hemiplegikers eine Anzahl von Elementen zu identifizieren, die Gegenstand therapeutischer Aktivität sein können. Man soll versuchen, die wichtigsten abnormen oder pathologischen Komponenten herauszufinden, die der Hemiplegiker zu kontrollieren lernt, um zu einer höherentwickelten Motorik zurückzukehren.

Diese Suche dient dazu, die Hindernisse zwischen der momentanen motorischen Situation und der Wiederherstellung der hochentwickelten Motorik zu erkennen und zu quantifizieren, und die Gründe festzustellen, die den Hemiplegiker daran hindern, dass die kortikalen Strukturen eine effektive Rolle in der Programmierung der motorischen Antwort übernehmen. Dies soll die Programmierung adäquater Übungen ermöglichen.

Die Definition der spezifischen Defizite kann als korrekt angesehen werden, wenn:
▷ Die elementaren Komponenten bestimmt worden sind, die aufgrund der aktuellen physiopathologischen Erkenntnisse nicht weiter analysierbar sind.
▷ Für jede Komponente – auch unter Berücksichtigung der Einheitlichkeit der Behandlung – eine spezifische Behandlung ausgearbeitet worden ist, die den Patienten die Kontrollmöglichkeit bis hin zur Rückkehr zur Normalität gewährleisten soll.
▷ Das Erlangen der Kontrollfähigkeit aller entdeckten Komponenten den Patienten zu einer normalen Motorik führt.

Beim gegenwärtigen Wissensstand ist es lediglich möglich, eine Hypothese über die elementaren Komponenten des spezifischen Defizites des Hemiplegiepatienten aufzustellen.
Die Komponenten sind:
▷ Abnorme Reaktion auf Dehnung
▷ Abnorme Irradiation
▷ Vorhandensein elementarer Bewegungsschemata
▷ Veränderung der Rekrutierung motorischer Einheiten.

3.1.1 Abnorme Reaktion auf Dehnung

Wenn man bei einem sitzenden Gesunden – Ellbogen gebeugt, Unterarm und Hand auf dem Tisch aufliegend – den Zeigefinger passiv streckt, kann man immer, unabhängig von der Geschwindigkeit dieser Maßnahme, das volle Bewegungsausmaß erreichen. Versucht man nun, denselben Vorgang bei einem Hemiplegiker durchzuführen (*Abb. 3.5*), bemerkt man:
▷ Das Auftreten eines Widerstandes gegen die Extension, der umso intensiver und schneller auftritt, je höher die Geschwindigkeit ist, mit der bewegt wurde.
▷ Auch bei langsamer passiver Extension kann man nie den maximalen Ausschlag ohne größeren oder geringeren Widerstand erreichen.
▷ Wenn man, nachdem der Finger passiv gestreckt wurde, ihn loslässt, wird dieser in eine gebeugte Stellung zurückkehren.
▷ Die Extension des Zeigefingers verursacht sehr häufig Flexion der anderen Finger und manchmal auch des Handgelenkes.

3.1 Die Interpretation der Pathologie

Es handelt sich um eine abnorm betonte Reaktion auf Dehnung. Sie hat eine niedrigere Reizschwelle, was Geschwindigkeit und Ausmaß der Dehnung anbelangt. Ferner dehnt sie sich durch Irradiation von den gedehnten Muskeln auch auf andere Muskeln aus. Ausgehend vom Dehnungsausmaß, hat *Albert* (1973) einen Winkel bestimmt, innerhalb dessen die Reaktion nicht auftritt und hat diesen Alphawinkel genannt. Die Größe des Alphawinkels könnte laut Albert als Richtwert für die Reizschwelle der Dehnreaktion angenommen werden. Diese Größe variiert nach Schwere des Zustandsbildes, sie variiert von Muskel zu Muskel, und bei mehrgelenkigen Muskeln steht sie im Verhältnis zur Position der anderen Gelenke, die vom selben Muskel bewegt werden.

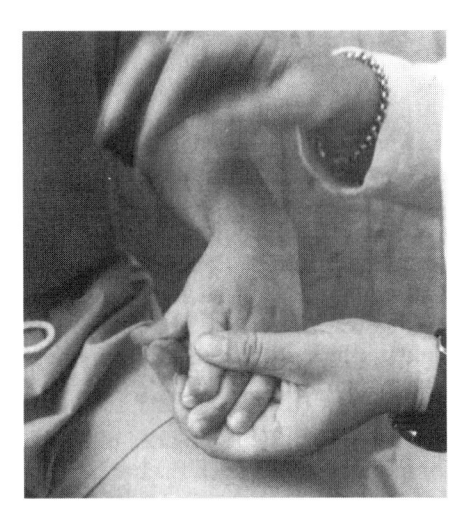

Abb. 3.5 Abnorme Reaktion auf Dehnung

Es erscheint nicht korrekt, nur einen Parameter als Maßstab für das Phänomen der abnormen Reaktion auf Dehnung anzuerkennen. Man muss auch andere bedeutende Daten berücksichtigen, weil sie auf verbliebene Kontrollfähigkeiten auf spinaler Ebene hinweisen. Letzlich haben sie auch prognostische Bedeutung. Einer der Schwierigkeitsfaktoren, das Ausmaß der Reaktion auf die Dehnung genau zu beurteilen, ist die hohe Variabilität. Die Variabilität steht nicht nur im Zusammenhang mit der Ausgangssituation des Gelenkes und mit anderen statisch definierbaren Faktoren, welche von Albert aufgestellt wurden. Die Intensität der Antwort steht vor allem im Verhältnis zu dynamischeren Faktoren, wie die motorische und perzeptive Aufgabe, die dem Patienten gestellt wurde, sowie die Aufmerksamkeit des Patienten.

Diese von der Rehabilitationsliteratur meist vernachlässigten Faktoren sind von Wichtigkeit. Sie zeigen die Fähigkeit der höheren Ebenen des ZNS, die segmentalen Ebenen zu kontrollieren, indem sie sie fazilitieren, inhibieren oder qualitativ abändern (*Lundberg* 1967).

Man wiederholt den Vorgang der passiven Extension beim selben Patienten und fordert ihn auf, motorisch nicht mitzuhelfen. Er soll sich mit geschlossenen Augen auf die Bewegung des Fingers konzentrieren und vor allem auf das Metakarpophalangealgelenk achten, das die Hauptinformationsquelle darstellt. Man stellt ihm die perzeptive Aufgabe, den Winkel, den der Finger passiv erreicht, wiederzuerkennen. Nach wenigen Versuchen zeigt sich, dass die Reizschwelle für die Dehnreaktion beträchtlich erhöht ist. Die Bewegungen des Fingers können mit einer höheren Geschwindigkeit und mit einem beachtlich größeren Gelenkausschlag passiv durchgeführt werden, ohne dass irgendeine Reaktion in die Flexion verursacht wird.

Die Intervention der höheren Ebenen des ZNS bei diesem Vorgang war derart, dass die Intensität der Antwort auf die Dehnung an die Aufgabe, welche der Therapeut vorgab, angepasst wurde, eine Aufgabe, welche in diesem Fall lediglich perzeptiver Art war. Diesbezüglich ist das Experiment von *Nashner* (1982) äußerst interessant: Bei stehenden Personen wurde der Dehnreflex des M. trizeps surae ausgelöst, indem die Plattform, auf der sie standen, entweder nach oben geneigt oder nach hinten gezogen wurde. Im zweiten Fall hat der Reflex dazu beigetragen, das Gleichgewicht wiederzuerlangen. Jedoch im ersten Fall kam es gerade wegen Auslösens des Reflexes zu einem Fallen nach hinten. Nach gewissen Versuchsreihen konnte Nashner beobachten, dass, während der Stretchreflex im zweiten Fall normal erhalten blieb, er sich im ersten Fall langsam reduzierte.

Auch *Spirduso* und *Duncan* (1976) haben gezeigt, dass es möglich ist zu lernen, den Dehnreflex, welcher durch plötzliche Dehnung des Muskels hervorgerufen wurde, zu kontrollieren, indem er manchmal sogar komplett gehemmt wird. Diese Autoren haben mit Hilfe des Elektromyogramms den Reflex gemessen.

Auch wenn die neurophysiologischen Mechanismen der Anpassung noch nicht völlig geklärt sind, verdient diese Tatsache größte Aufmerksamkeit von Seiten des Rehabilitationsmediziners. Es erscheint außer Diskussion, dass für die Rehabilitation der absolute Wert der Reaktion auf Dehnung nicht so sehr von Bedeutung ist, wie die Beurteilung der Fähigkeit des Patienten, bewusst die Modalität der Antwort auf die Dehnung in Bezug auf bestimmte Aufgaben zu kontrollieren und als Folge daraus, die Kontrolle zu automatisieren. Von dieser Beurteilung ausgehend, können sehr wichtige Daten für die Erarbeitung der richtigen Behandlung und der Art der aufzustellenden Übungen abgeleitet werden. Diese Beurteilung kann auch eine prognostische Beurteilung ermöglichen.

3.1.2 Abnorme Irradiation

Die Fasern, die von der Peripherie und von übergeordneten Zentren zum Rückenmark gelangen, weisen eine hohe Anzahl an Verbindungen auf, sowohl direkte Verbindungen als auch Interneurone, sodass jeder Impuls sich über das ganze Rückenmark ausbreiten würde, wenn nicht das, was *Sherrington* (1906)

3.1 Die Interpretation der Pathologie

den „synaptischen Widerstand" genannt hat, vorhanden wäre, der von den Synapsen der Interneurone und der Motoneurone dem Durchgang der Impulse entgegengestellt wird.

Sherrington hat als erster von Irradiation gesprochen und damit die gesteigerte Fähigkeit gemeint, diesen Widerstand zu überwinden. Er bezog sich auf die - Reflexaktivität, die, beim Wirbeltier durch einen Stimulus hervorgerufen, eine Flexion der hinteren Gliedmaße bewirkte. Indem graduell die Intensität des Stimulus gesteigert wurde, konnte er zuerst auch die Extension des kontralateralen, hinteren Gliedes bewirken (transversale Irradiation), in Folge die Extension der homolateralen, vorderen Gliedmaße und schließlich die Flexion des kontralateralen, vorderen Gliedes (longitudinale Irradiation). *Levine* und *Kabat* (1953) haben gezeigt, dass auch bei willkürlicher motorischer Aktivität ein ähnliches Verhalten nachgewiesen werden kann. Die willentlich hervorgerufene Kontraktion einer Muskelgruppe bewirkt eine Kontraktion anderer Muskelgruppen, die mit jener funktionell verbunden sind. Diese Kontraktion ist um so intensiver, je stärker die willentliche Kontraktion ist, also je größer die Anzahl der aktivierten motorischen Einheiten und je höher ihre Entladungsfrequenz ist.

Beim Hemiplegiepatienten erscheint das Phänomen akzentuiert, sowohl als Antwort auf Willkürbewegungen als auch auf motorische Aktivitäten in Folge reflektorischer Stimulation (*Abb. 3.6*).

Dieses Phänomen tritt umso plötzlicher und stärker auf, je größer die zu kontrollierende, motorische „Belastung" ist. Mit diesem Terminus ist sowohl die Intensität der Kraft gemeint, als auch das Verhältnis zwischen der gestellten Aufgabe und der Leistung, zu welcher der Patient fähig ist. Im Vergleich zum Gesunden weist der Hemiplegiepatient folgende Phänomene auf:

▷ Unterschiede aus quantitativer Sicht.
Es ist in der Tat eine niedrigere Reizschwelle für das Auftreten der Irradiation und ein größeres Ausmaß des Phänomens feststellbar.

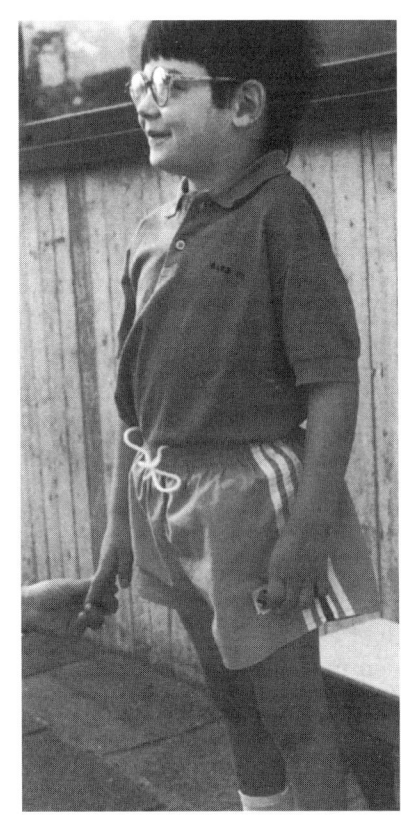

Abb. 3.6
Abnorme Irradiation.

▷ Unterschiede aus qualitativer Sicht.
Die Irradiation aktiviert beim Hemiplegiepatienten immer dieselben Muskelgruppen. Es sind jene, die in den Synergieschemata integriert sind, welche in der Zukunft auftreten werden oder schon vorhanden sind. Sie haben keine funktionellen Eigenschaften hinsichtlich der motorischen Aufgabe.

Beim Hemiplegiepatienten ähnelt die willkürliche Bewegung den Bewegungen, die über den Reflexweg evozierbar sind und zwar umso mehr, je ausgeprägter die pathologischen Symptome sind. Wenn bei einem Hemiplegiker von einer entspannten Stellung ausgehend die Hyperextension des Zeigefingers passiv bewirkt wird, erhält man als Antwort die Flexion der übrigen Finger und des Daumens. Wenn wir denselben Patienten bitten, dieses motorische Schema willkürlich zu aktivieren, wird man, wenn er sachkundig behandelt wurde, sehen, dass der Ansatz zur Extension des Zeigefingers nur von einer Flexion des Daumens begleitet wird. Es ist, als wären dem hemiplegischen Patienten nur bestimmte Schemata zur Verfügung verblieben, sowohl für die willkürliche, als auch für die reflektorische Aktivierung. Welchen Ursprung die Aktivierung auch immer hat, die Antwort kann nicht anders sein als die besagte.

Man muss bemerken, dass beim Gesunden die Irradiation gewöhnlich eine ganz präzise, funktionelle Bedeutung hat. Je nach Handlung werden *verschiedene Schemata* aktiviert. Beim Hemiplegiker sind die *aktivierten Schemata immer identisch*. Wenn man einen Gesundenauffordert, gegen maximalen Widerstand die letzten vier Finger zu strecken, wird er bei Anstrengung auch unwillkürlich den Daumen strecken. Dies gilt auch für die Flexion der vier Finger. Beim Hemiplegiker bewirkt jegliche Anstrengung ausschließlich die Flexion des Daumens.

Die Irradiation muss wegen der qualitativen Unterschiede der aktivierten Schemata im Vergleich zum Normalen als pathologisches Phänomen oder als Erzeuger pathologischer Motorik angesehen werden. In einer bestimmten Situation bewirkt also die Aktivierung der Muskelgruppe „a" beim Gesunden die Aktivierung der Gruppe „e" oder der Gruppe „m" und so weiter, je nach motorischer Aufgabe. Beim Hemiplegiker sind Reihenfolge der Aktivierung und aktivierte Gruppen immer dieselben, unabhängig von der motorischen Aufgabe. Zudem erfolgt ihre Aktivierung, im Vergleich zu normalen Schemata, zeitlich gesehen in einer anderen Weise. Es erscheint daher äußerst ungünstig, beim Hemiplegiker auf die Aktivierung der abnormen Irradiation zurückzugreifen, auch wenn man versucht, das Phänomen durch die Anwendung von propriozeptiven Stimuli zu modifizieren. Man riskiert sonst vor allem die Potenzierung des quantitativ abnormen Phänomens. Darüber hinaus kann die Verwendung von mechanischen oder propriozeptiven Maßnahmen, die die pathologischen motorischen Schemata limitieren sollen, nicht den Patienten dahin führen, neue Schemata zu erlangen. Ihre Verwirklichung kann nur durch selektive Aktivierungen erfolgen.

3.1.3 Elementare Schemata

Der Hemiplegiker zeigt eine außerordentlich „arme" Willkürmotorik, die nichts anderes ermöglicht als eine grobe Beziehung zur Außenwelt mittels Annäherungs- oder Entfernungsbewegungen bezüglich der oberen Extremität und mittels vereinfachter Fortbewegungsschemata für die untere Extremität. Sein motorisches Repertoire wird gewöhnlich von grobmotorischen Schemata mit zeitlich-räumlich festgesetzten Parametern gebildet. Auch wenn er die Möglichkeit hat, andersartige Bewegungen auszuführen, werden die grobmotorischen Schemata bevorzugt, weil sie leichter hervorgerufen werden können (*Abb. 3.7*).

Verschiedene Autoren, die die Bewegung des Hemiplegikers untersuchen, verwenden das Konzept der pathologischen „Synergie", indem sie die

▷ Stereotypie der Bewegungen und die
▷ Einheitlichkeit dieser bei allen Hemiplegikern

hervorheben.

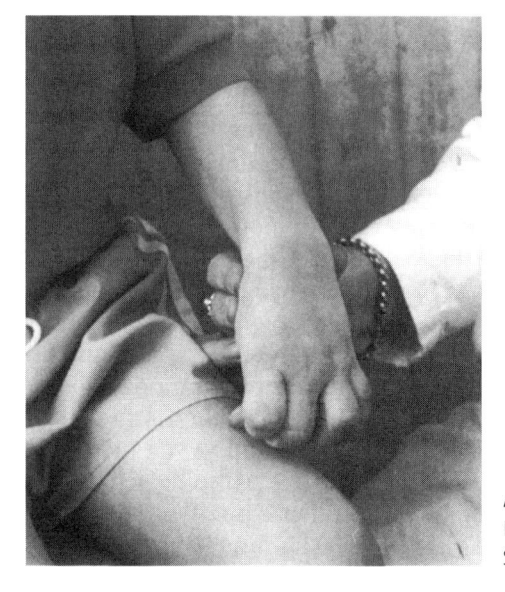

Abb. 3.7 Elementare Schemata.

Brunnstrom (1978) hat vier Synergieschemata ermittelt, je eines für die Flexion und Extension der oberen Extremität und zwei für die untere Extremität. Sie hat die häufigsten Komponenten jeder einzelnen aufgezählt. Die von diesem Autor beschriebenen Bewegungsbahnen haben vor allem „einen statistischen Wert, auch wenn sie allein nicht ausreichen, um alle beobachteten Bewegungen der Patienten zu erklären". *Brunnstroms* Hypothese beruht auf einigen Beobachtungen *Jacksons* (1931), nach denen im ZNS drei Ebenen existieren, durch die die verschiedenen muskulären Zusammensetzungen unterschiedliche Komplexität erwerben sollen. Auf der höchsten Ebene sind die zahlreichsten und die „willkürlichsten" Formen vertreten, während auf der niedrigsten Ebene wenige und ausschließlich automatische Kombinationen vorkommen. Auf der Zwischenebene gibt es eine kleine Anzahl an geringer automatisierten Kombinationen. Der Hemiplegiker hat, nach *Jackson*, die Fähigkeit verloren, ein Zwischenniveau zu verwenden. Somit hat er nur die wenigen Kombinationen der automatischen Ebene zur Verfügung.

Die These einer verhältnismäßig wenig integrierten Bewegung, die kennzeichnend für die Spezies und angeboren ist, wurde anhand von anatomisch-physiologischen Untersuchungen (*Polaikov*, 1972; *Szentagothai*, 1967) aufgestellt. Diese Untersuchungen stimmen darin überein, dass diese Bewegung segmentalen Ebenen zugeschrieben wird.

Als Schlussfolgerung einer Untersuchungsserie über die segmentalen, spinalen Systeme des Embryos zeigt Szentagotai in der Tat auf, dass zwar jedes Segment oder jede Segmentgruppe die Fähigkeit besitzt, Impulse in aufsteigender oder absteigender Richtung zu leiten. Jedoch besitzt jedes Segment eine eigene Individualität, was die Fähigkeit anbelangt, bestimmte Elementarschemata zu verwirklichen. Also ist jedes Segment von den ersten embryonalen Entwicklungsstufen an in der Lage, eigene, spezifische Schemata zu aktivieren. Die Bewegungen, die auf Segmenthöhe evozierbar sind, sowohl die reflektorischen Bewegungen als auch jene „mit einem komplexeren Verhaltenscharakter", brauchen keine spezifischen von der Peripherie kommenden Informationen. Dieser Anhaltspunkt führt den Autor dazu, dass „die basalen Bewegungspattern im lokalen Interneuronennetz programmiert werden".
Die Sichtweise dieses Autors fordert eine Aufteilung des segmentalen Endapparates in drei Sektoren: Ein zentraler Sektor, den der Autor als „zentralen Computer" bezeichnet, der funktionale Programme, „subroutines", für die Motorik der verschiedenen Körpersegmente enthielte; einen vorderen Sektor für die Durchführung der Bewegung und einen hinteren Sektor für den Empfang und die Verarbeitung besonders von kutanen Afferenzen (*Szentagothai*, 1967).
Beim Hemiplegiker erfahren alle drei Sektoren den Verlust der Projektionen von höheren Zentren, sowohl der *dorsale Abschnitt*, auf den die Pyramidenbahn hauptsächlich *inhibitorischen Einfluss* ausübt (*Felix* und *Wiesendanger*, 1971), als auch der *vordere Abschnitt*, der den direkten Einfluss der Pyramidenbahn verliert, als auch besonders der *zentrale Abschnitt*, bei dem absteigende *pyramidale* und *extrapyramidale Bahnen* zusammenlaufen, also praktisch alle absteigenden Projektionen vom Hirnstamm und Kortex. Es ist als Arbeitshypothese nicht auszu-

3.1 Die Interpretation der Pathologie

schließen, dass gerade in diesem zentralen Gebiet des Rückenmarks jene ökonomischen und angeborenen Bewegungskonfigurationen ausgearbeitet werden, die die Basis der elementaren Schemata darstellen könnten. Verschiedene Umstände tragen dazu bei, dass die elementaren Schemata leichter als andere in die Tat umgesetzt werden, unabhängig von den biologischen Beweggründen.

▷ Es sind die ersten Bewegungen, die auftreten. Es wurde gezeigt, dass die neurodynamische Situation des Hemiplegikers bereits in der Anfangsphase die Erwerbung primitiver Schemata sehr begünstigt, weil das Phänomen der Diaschisis[1] der eigenen spontanen Entwicklung folgt. Die Ebene der elementarsten Integration wird als erste wieder aktiviert, während die komplexeren Ebenen noch gehemmt sind. Solche Schemata werden vom Patienten sofort und sehr häufig angewendet, um leichter Bewegungen des ganzen Körpers zu bewältigen. Diese vorzeitige Aktivierung hat zur Folge, dass dem ZNS Informationen zukommen, die von großer Entscheidung für die Restrukturierung des motorischen Raumes sind.
▷ Es sind dies die Bewegungen, die am leichtesten ausführbar sind.
▷ Die Synergieschemata aktivieren öfter und stärker die proximalen Extremitätenabschnitte als die distalen. Der Hand und dem Fuß fehlen sehr oft jegliche wesentliche Bewegung.
▷ Die Dynamik der Synergien ist der Grund dafür, dass diese Schemata funktionell unzureichend sind. Sie gestatten dem Patienten nicht die Aufnahme von wichtigen Informationen aus der Umwelt. Als Beispiel sei die Verwendung der Finger als erkennendes Organ genannt.

Die einzig aktivierbaren Afferenzen sind jene der großen Gelenke und der Haut, die Informationen über die relative Lage der verschiedenen Körperteile im Raum geben. Diese Afferenzen sind in dieser Phase für das Erlangen räumlicher Vorstellungen die wichtigsten. Andere Informationen kommen von Distanzrezeptoren, insbesondere von den visuellen Rezeptoren. Der Patient ist wegen der ungeeigneten Synergieschemata gezwungen, fast gänzlich ohne den eigenen taktilen Raum auszukommen. Dieser Faktor verändert zweifellos radikal das Verhältnis Innenraum-Außenraum.

---

[1] Diaschisis = inhibitorisches Phänomen, welches die erste postläsionale Phase kennzeichnet und die auch jene Strukturen betrifft, die von der Läsion nicht geschädigt wurden (von Monacov, 1924).

3.1.4 Veränderung der Rekrutierung

Das ZNS hat die Fähigkeit, die Kontraktionsintensität der verschiedenen Muskeln zu regulieren, indem es die Anzahl der aktivierten motorischen Einheiten und die Frequenz ihrer Entladung zweckmäßig verändert. Beide Aspekt sind weitgehend von den jweiligen absteigenden Projektionen bestimmt, wie auch von der Beschaffenheit der motorischen Einheiten. Die Gebietsausdehnungen der motorischen Einheiten eines bestimmten Muskels ermöglichen eine unterschiedliche Abstufung der Kontraktionsintensität. Diesbezüglich ist an die Handmuskulatur oder an die äußere Muskulatur des Auges zu denken, wo jedes Motoneuron nicht mehr als acht bis zehn Muskelfasern innerviert und daher eine äußerst feine Abstufung der Kontraktion ermöglicht. Im Gegensatz dazu haben Muskeln wie der M. quadrizeps oder der M. gastrocnemius eine geringere Innervationsdichte, da ihre Funktion nicht so differenziert ist, wie die der Hand- oder Augenmuskulatur.

Was die qualitativen Aspekte der Rekrutierung anbelangt, haben zahlreiche Untersuchungen am Menschen mit Sicherheit bewiesen, dass die Läsion zahlreicher absteigender Systeme, wie es bei vielen Hemiplegikern der Fall ist, nicht nur Veränderungen der Koordination zwischen den verschiedenen Muskelgruppen verursacht, sondern auch qualitative und quantitative Veränderungen bezüglich der Rekrutierung der motorischen Einheiten bewirkt.

Der quantitative Aspekt dieser Veränderung ist jedem Kliniker wohl bekannt. Hierzu hat die traditionelle neurologische Semiotik einige der Symptome ausgearbeitet. Dieser Aspekt stellt das auffälligste Element des pathologischen Bildes dar, sowohl in den Fällen, wo die anfängliche Symptomatik dadurch gekennzeichnet ist, dass jede Bewegung an der gesamten betroffenen Körperseite gänzlich unmöglich ist, als auch in den leichteren Fällen, wo eine mehr oder minder große Schwäche auf der betroffenen Seite vorliegt. In der Folge wird die Fähigkeit zur Kontraktion verschiedener Muskelgruppen nach und nach wiedererlangt. Aber auch im Fall einer zufriedenstellenden Wiederherstellung ist die Möglichkeit, eine passende Anzahl an motorischen Einheiten zu aktivieren, die für die Ausführung hochentwickelter motorischer Aufgaben genügt, nie vollständig und erscheint vor allem für bestimmte Körperabschnitte besonders reduziert.

Einige Autoren beschränken das Phänomen auf wenige Muskeln, die als „paralytische Komponenten" definiert werden. Es handle sich dabei um jene Muskeln, die weder an der Flexionssynergie, noch an der Extensionssynergie beteiligt sind. Für die obere Extremität werden daher folgende Muskeln als

3.1 Die Interpretation der Pathologie

„paralytisch" definiert: M. extensor digitorum communis, Mm. lumbricales, M. infraspinatus, M. teres minor, M. serratus anterior. Für die untere Extremität gelten als „paralytisch": Mm. peronei, M. extensor digitorum longus, die kleinen Glutaeen.

Es ist offensichtlich, dass alle Muskeln, die innerhalb von Synergien aktiviert werden, nicht als normal funktionierend angesehen werden können, was die Rekrutierung anbelangt, sowohl qualitativ als auch quantitativ. Zudem ist offenkundig, dass jene Muskeln, die von Albert (1973) als paralytisch ermittelt wurden, quantitativ die schwächsten Muskeln des Patienten darstellen. Andere Muskeln nehmen zwar an Kontraktionen innerhalb einer Synergie teil, sind aber zu selektiven willkürlichen Kontraktionen oder reflektorischen Aktivitäten unfähig.

Die Hypothese eines quantitativen und qualitativen Rekrutierungsdefizites bedingt nicht notwendigerweise eine Rückkehr zu einer analytischen Beurteilung der Motorik des Hemiplegikers, wie es das Ehepaar *Bobath* zu befürchten schien. Die Noxe, die zur Hemiplegie führt, bewirkt üblicherweise eine Läsion sowohl der Pyramidenbahnen als auch der extrapyramidalen Bahnen. Es ist daher anzunehmen, dass besonders in Folge einer Läsion der ersteren, einige Motoneurone, vorwiegend jene zur Innervation der distalen Körperabschnitte unter einer limitierten höheren Kontrolle verbleiben.

Theoretisch gibt es also keinen Einwand, die Existenz eines Rekrutierungsdefizites einer genügenden Zahl von motorischen Einheiten anzuerkennen und anzunehmen, dass dies bei gewissen Muskelgruppen vorherrscht, die von Systemen innerviert sind, die schwer ersetzbar sind. Verschiedene Arbeiten auf dem Gebiet der klinischen Neurophysiologie haben diese Sichtweise bestätigt, indem sie die quantitativen wie auch qualitativen Veränderungen im Bereich der Rekrutierung motorischer Einheiten bei Muskeln des Hemiplegikers aufzeigen.

Die Folgen dieser Komponente für die Motorik des Hemiplegikers sind sehr wichtig, sowohl beim ersten Auftreten der Läsion, wenn das defizitäre Bild durch die Auswirkungen der Diaschisis verstärkt wird, als auch später, wenn die Unmöglichkeit einer für die motorische Aufgabe angemessenen Rekrutierung die schon vorhandenen Kontrollschwierigkeiten vergrößert und das Auftreten von Irradiationskontraktionen und elementaren Schemata erleichtert.

3.2 Die Merkmale der Übungen

3.2.1 Die Art der Interaktion

Die Art der Interaktion zwischen dem Therapeuten und dem Patienten muss in jedem Fall als Lehrstrategie geeignet sein. Es kann sich daher nicht um eine Interaktion mechanischer Art handeln, wo es z.B. darum geht, einen unbedingten Reflex hervorzurufen oder die Muskeln zu kräftigen. Deshalb ist es notwendig zu definieren, welche Art der Interaktion zwischen Therapeuten und Patienten entsteht. Dann werden ihre wesentlichen Elemente identifiziert, damit die Übung beschrieben und ein Schema für das weitere Arbeiten erstellt werden kann.

Die *rehabilitative Interaktion* wird als eine besondere Art der Interaktion gesehen. Sie stützt sich auf zwei Aktionen, auf zwei Subjekte, den Therapeuten und den Patienten. Beide arbeiten an der Erreichung von zum Teil identischen Zielen zusammen (*Abb. 3.8*). Es handelt sich somit um eine *kooperative Interaktion*, die sich nach *Castelfranchi* (1992) auf einige Voraussetzungen gründet, nämlich auf

▷ Adoption und
▷ Abhängigkeit.

Abb. 3.8
Jede Übung stellt ein Erkenntnisproblem dar, das nur durch die kooperative Interaktion zwischen Therapeut und Patient gelöst werden kann. Der Patient weiß, dass er dasselbe Ziel wie der Therapeut annehmen und seine Zusammenarbeit suchen muss, damit er korrekt auf die vom Therapeuten gestellte Frage antworten kann. Bei dieser Übung besteht das Problem darin, dass der Patient bei geschlossenen Augen die Figur wiedererkennen muss, über welche der Therapeut den Finger des Patienten führt. Der Patient muss dasselbe Ziel erkennen und die Zusammenarbeit mit dem Therapeuten zulassen. Der Therapeut hat aber noch ein weiteres Ziel, das nicht notwendigerweise auch beim Patienten vorhanden sein muss, nämlich die Kontrolle über die abnorme Reaktion auf Dehnung.

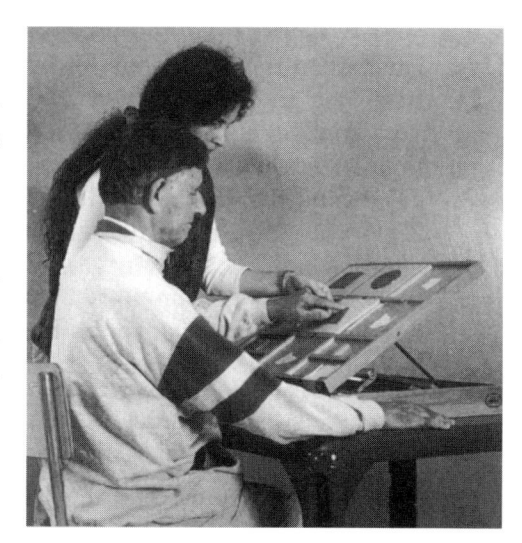

3.2 Die Merkmale der Übungen

> **Merke**
> Die beiden Beteiligten an der Interaktion müssen über die Zweckmäßigkeit, dasselbe Ziel zu erreichen (Adoption), übereinstimmen. Das Ziel oder die Ziele der Interaktion können von keinem der Beteiligten alleine erreicht werden ohne die Aktion des anderen (Abhängigkeit).

So führen bei einer Übung ersten Grades beide Beteiligten eine Aktion aus; sie aktivieren ein zielgerichtetes Verhalten. Die beiden Aktionen überlagern sich zum Teil, damit dem Patienten durch die richtige Wahrnehmung einer bestimmten Figur das Erfüllen der Aufgabe bei geschlossenen Augen ermöglicht wird.

Der Therapeut verfolgt aber auch ein „übergeordnetes Ziel", das beim Patienten nicht notwendigerweise vorhanden ist. Es besteht aus der Zielsetzung, dem Patienten eine bestimmte Strategie beizubringen, z.B. die Kontrolle der abnormen Reaktion auf Dehnung. Diese Kontrolle wird für die Wiedererlangung bestimmter Funktionen als wichtig erachtet. Es ist nicht notwendig, dass auch der Patient hierüber Bescheid weiß. Das Ziel des Rehabiliteurs kann sich zweifellos nicht darin erschöpfen, den Patienten zu einem Wiedererkennen von immer schwierigeren Figuren mit geschlossenen Augen zu lenken.

Die beiden Beteiligten an der Interaktion haben also ein gemeinsames Ziel, das in der richtigen Wahrnehmung einer bestimmten taktil-kinästhetischen Konfiguration durch den Patienten besteht. Einer der Beteiligten hat auch ein übergeordnetes Ziel: den anderen verloren gegangene Strategien wiedererwerben zu lassen. Keines der beiden Ziele wäre ohne die Mitarbeit von beiden erreichbar: der Patient wäre nämlich, auf sich allein gestellt, zu einer korrekten Wahrnehmung nicht in der Lage, genausowenig wie er die Strategie ohne die Aktion des Therapeuten erlangen könnte. So würde es auch dem Therapeuten nicht gelingen, eine Besserung ohne die Aktion des Patienten zu erzielen. Wenn der Patient, wie es oft der Fall ist, das Ziel nicht in korrekter Weise anstrebt, ist die Zusammenarbeit nicht erfolgreich. Die beiden Elemente der *kooperativen Interaktion* (*Wahrnehmung* und *übergeordnetes Ziel* des Therapeuten) müssen in der Beschreibung der Übung genau festgehalten werden, denn davon hängt die Qualität der erreichten Veränderungen ab. Das übergeordnete Ziel des Therapeuten stimmt mit dem überein, was Pädagogen als „*Inhalte*" bezeichnen, also was der Patient lernen muss. Der Erwerb der Inhalte muss von objektivierbaren *Zielen* nachgewiesen werden, d.h. durch die Fähigkeit des Patienten, eine Reihe von Leistungen zu erbringen, die aufzeigen, dass der Patient tatsächlich das, was geplant war, in mehr oder minder vollständiger Weise erlernt hat. Beispiel: Wenn der *Inhalt* der Übung darin besteht, die Irradiation im Bereich der Finger kontrollieren zu lernen, könnte das *Ziel* sein, eine Bewegung des Schultergelenks in die Flexion auszuführen, wobei die Hand dabei offen und die Finger gestreckt bleiben sollen.

Was den Zweck der Interaktion anbelangt, genügt es nicht, dass der Patient seine *perzeptive Hypothese* nachvollzieht. Man muss spezifizieren, in welcher Weise diese Aktion durchgeführt wurde, welche Rolle die Aktion des Therapeuten bei der Entwicklung der Interaktion gehabt hat, wie die Zusammenarbeit vonstatten gegangen ist, z.B. welche Erleichterungen der Therapeut dem Patienten ermöglicht hat, damit dieser die Bewegung korrekt ausführen konnte.

Es ist bekannt, dass der Therapeut nicht nur durch Hilfestellung eingreift, sondern auch dadurch, dass er die Aufgabe des Patienten gezielt erschwert, je nach der zu erlernenden Strategie. Noch öfters greift der Therapeut ein, indem er die Aufgabe differenziert, indem er verlangt, dass der Vorgang des Erkennens anders als unter gewöhnlichen Umständen abläuft. Dadurch wirkt er auf die Wahrnehmungsprozesse des Patienten ein und zwingt ihn zu einer angepassteren Handlung. Dies weniger um die Wahrnehmung zu ermöglichen (das unmittelbare Ziel der Interaktion), als vielmehr um den Lernprozess (das „übergeordnete Ziel" des Therapeuten) zu optimieren.

3.2.2 Perzeptive Hypothese

Wenn man der Meinung ist, dass Erfahrung für die Wiedererlangung der Motorik bedeutsam ist, muss der zentrale Kern jeder Übung darin bestehen, mittels der Aktivierung von kognitiven Prozessen, Erkennen in Gang zu setzen. Das bedeutet, aus der Beziehung zur Umwelt Informationen zu erwerben. Diese Notwendigkeit zieht eine Reihe von Handlungen nach sich. Diese beziehen die motorische Organisation mitein in Form einer Serie von strukturierten Kontraktionen, aber auch in Form von selektiven tonischen Anpassungen. Jeder Wahrnehmungsvorgang muss die Ausarbeitung einer perzeptiven Hypothese durch den Patienten mit sich bringen. Sie wird bestätigt durch selektive Muskelaktivität. Der Patient führt diese mit der vorprogrammierten Hilfe des Therapeuten durch (*Abb. 3.9a, b*).

Die Ausarbeitung einer perzeptiven Hypothese, d.h. das Erwarten einer Reihe von Informationen, die dem ZNS infolge der Aktion zukommen werden, stellt den Wegweiser für die Kontraktionen dar, die wegen ihrer Zielgerichtetheit in einer ganz besonderen Weise durchgeführt werden müssen.

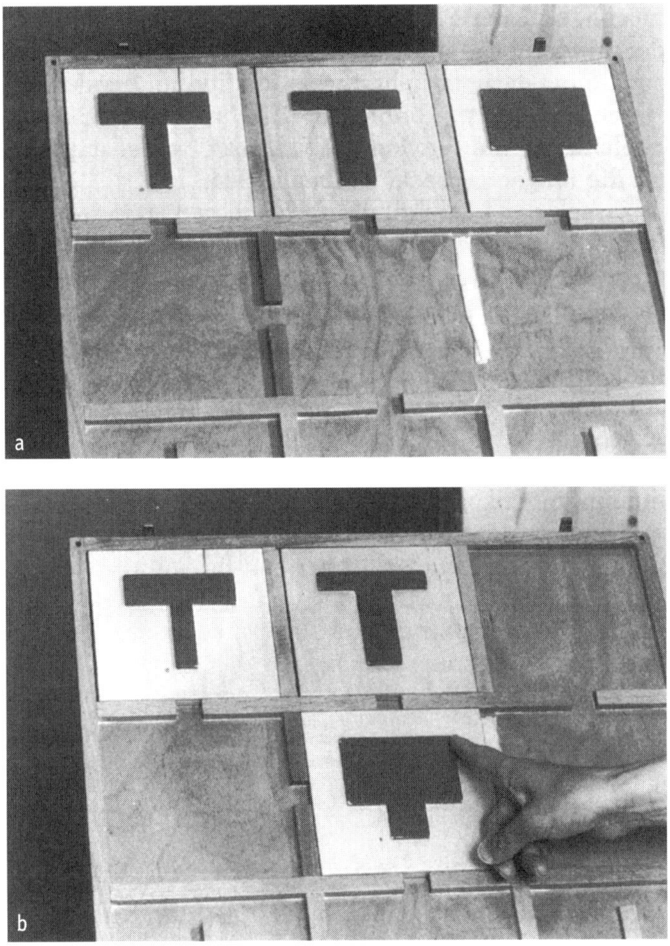

3.2 Die Merkmale der Übungen

Abb. 3.9a, b
Bei jeder Übung wird vom Patienten die Aktivierung einer perzeptiven Hypothese verlangt. In diesem Fall muss der Patient verstehen, dass er nur dann auf die Frage antworten kann, wenn es ihm gelingt, unter allen Merkmalen des Buchstabens jene zu erkennen, die ihm eine Unterscheidung von den anderen gestatten. Er muss also die Länge der Seiten erkennen, die einer mehr oder minder großen vertikalen Bewegung einiger Gelenke entspricht. Durch die Erstellung der perzeptiven Hypothese kann der Rehabiliteur von Patienten die Aktivierung einer Organisation innerhalb seines ZNS verlangen, die ihn in die Lage versetzt, bestimmte Informationen einzuholen. Dasselbe gilt auch für die Erkennung der Intensität des Kontaktes.

Auf diese Art wird das ZNS als aktiver Sucher nach wichtigen Informationen gesehen. Dieser ist gezwungen, um diese Informationen zu erhalten, bestimmte Bewegungssequenzen zu aktivieren, die ihn möglichst angepasst in Beziehung zu Objekten führen wird.

Die grundlegende Aufgabe des Therapeuten besteht darin, eine exakte perzeptive Hypothese festzulegen. Der Patient wird zu Muskelkontraktionen veranlasst, damit jene Strategien erlangt werden, die den Inhalt der Übung darstellen. Um die Bewegungen der Finger wiederherzustellen, ist es notwendig, dass der Patient lernt, bestimmte Muskeln zu rekrutieren. Er muss aber auch die abnorme Reaktion auf Dehnung und die abnorme Irradiation der Muskeln der Hand und des Armes kontrollieren. Der Therapeut kann daher als perzeptive Aufgabe das Wiedererkennen von abstrakten Figuren oder Buchstaben bestimmen, die der

Patient mit seiner Fingerkuppe, mit Hilfe des Therapeuten, entlangfahren muss. Um diese Aufgabe zu erfüllen, also die vorgelegte Figur wiederzuerkennen, muss der Patient eine Serie von Muskelkontraktionen organisieren.

3.2.3 Die Übungsarten

Theorie, folgerichtige Analyse der Pathologie des Patienten und Definition der grundlegenden Merkmale der rehabilitativen Interaktion ermöglichen die Konstruktion der Einzelübung und die Kombination der verschiedenen Übungen. Letztlich wird daraus die Behandlung gebildet. Es kann ein Schema erarbeitet werden, das von den einzelnen Komponenten der spezifischen Motorik ausgeht. Es sieht für jede dieser Komponenten eine Reihe von Übungen mit unterschiedlichen Besonderheiten vor, um verschiedene Strategien wiederzuerlangen.
Es handelt sich um eine didaktische Schematisierung, da in der Praxis die Grenze zwischen den verschiedenen Übungsarten und den verschiedenen pathologischen Elementen nie so deutlich verläuft.

▷ *ÜBUNGEN ERSTEN GRADES* bezeichnen Übungen, bei denen die Aufmerksamkeit des Patienten auf die *Kontrolle der abnormen Reaktion auf Dehnung* eines oder mehrerer Muskeln gelenkt wird. Ziele sind:
  - das taktile und kinästhetische Sensibilitätsdefizit zu verringern
  - die Rekrutierungsfähigkeit einer größeren Anzahl von motorischen Einheiten wiederzuerlangen

▷ *ÜBUNGEN ZWEITEN GRADES* haben zum Ziel, dass der Patient die *Kontrolle über abnorme Irradiationen*, welche durch willentlich ausgeführte Bewegungen hervorgerufen werden, erlangt.

▷ *ÜBUNGEN DRITTEN GRADES* beinhalten jene Gruppe von Therapieübungen, bei denen die beiden vorangegangenen Anhaltspunkte stufenweise an Signalwirkung verlieren. Die Aufmerksamkeit des Patienten ist einzig daraufhin gerichtet, zu überprüfen, ob die Bewegungsergebnisse mit der *perzeptiven Hypothese* übereinstimmen, indem der Patient sowohl die *Intensität, die Räumlichkeit, als auch die Zeitlichkeit der Bewegung* reguliert.

Eine derartige Unterscheidung kann nur schematisch und unvollständig sein. Es ist natürlich zu beachten, dass es in der Praxis nicht möglich ist zu warten, bis der Patient den niedrigeren Grad vollständig automatisiert hat, um zu Übungen höheren Grades überzugehen. Es ist klar, dass bei Übungen dritten Grades zu-

3.2 Die Merkmale der Übungen

Übungsart	zu kontrollierendes Element	Projektionskomponente
ersten Grades	abnorme Reaktion auf Dehnung	Überprüfung der gestellten perzeptiven Hypothese
zweiten Grades	abnorme Irradiation	
dritten Grades	elementare Schemata	

Abb. 3.10 Die Einteilung der Übungen aufgrund der zu kontrollierenden Elemente.

mindest anfänglich die abnormen Irradiationen und die abnormen Reaktionen auf Dehnung noch nicht voll kontrolliert werden, d.h. es ist die *Aufmerksamkeit* des Patienten dringend *notwendig*, um diese Komponenten zu kontrollieren.

Das motorische Defizit des Patienten ist außerdem fast nie homogen, sodass es oft vorkommt, dass verschiedene Untersysteme sich auf verschiedenen Entwicklungsstufen befinden und somit Übungen verschiedenen Grades erfordern. Zum Beispiel beim „Untersystem der Manipulation" kann man annehmen, dass es sich auf einer anderen Entwicklungsstufe befindet als das „Untersystem des Hingreifens". Daher kann man für die Bewegungen der Schulter und des Ellbogens Übungen zweiten oder dritten Grades durchführen, während für die Bewegungen der Hand noch Übungen ersten Grades erforderlich sind.

3.2.3.1 Übungen ersten Grades

Die *Übungen ersten Grades* werden jedesmal dann angewandt, wenn es notwendig ist, dass der Patient lernt, die *abnorme Reaktion auf Dehnung zu kontrollieren* (Abb. 3.11).

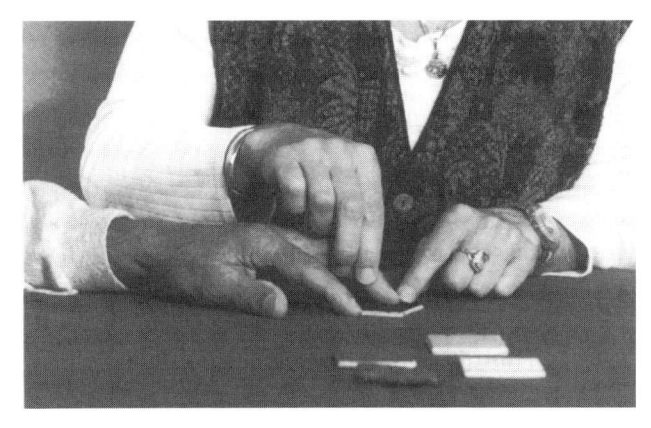

Abb. 3.11 Übung ersten Grades.

Der Hemiplegiker soll lernen, diese elementare Komponente der pathologischen Motorik so vollständig wie möglich zu kontrollieren, bevor ihm irgendwelche willkürlichen motorischen Leistungen erlaubt werden, die nicht anders als unkorrekt ausfallen würden. Das Erlernen dieser Kontrollfähigkeit muss stufenweise erfolgen, das heißt durch immer komplexere Verhaltenssequenzen.

Es ist undenkbar, dass es einem Hemiplegiker gelingen könnte, Intensität, zeitliche Komponente oder räumliche Komponente einer Bewegung zu regulieren, auch wenn sie einfach ist, wie die Flexion/Extension des Zeigefingergrundgelenks, wenn er noch nicht die abnorme Reaktion auf Dehnung des involvierten Muskels kontrollieren kann.

Merke

Bei den Übungen ersten Grades muss der Patienten mit geschlossenen Augen die Eigenschaften von bestimmten Figuren oder Verlagerungen seiner eigenen Körperteile erkennen, die der Therapeut vornimmt.

Es werden vom Patienten keine willkürlichen Kontraktionen gefordert. Im Gegenteil, immer wenn der Patient versucht, die an der Übung beteiligte Muskulatur willkürlich zu betätigen, wird er aufgefordert, dieses zu unterlassen. Der Patient lenkt seine Aufmerksamkeit auf die Ausarbeitung und auf die Überprüfung der perzeptiven Hypothese. Dies wird nur dann möglich sein, wenn er bei diesen Übungen die abnorme Reaktion auf Dehnung kontrollieren kann. Der Therapeut zeigt dem Patienten eine Anzahl von Figuren und fordert ihn auf, diese aufmerksam zu betrachten, weil er sie dann mit geschlossenen Augen wiedererkennen muss. Dann bittet der Therapeut den Patienten, die Augen zu schließen und hält den Arm des Patienten so, dass ihm das größtmögliche Gefühl der Sicherheit vermittelt wird. Mit der gehaltenen Fingerkuppe des Patienten fährt der Therapeut die Umrisse der zu erkennenden Figur entlang. Dies wird so lange fortgesetzt, bis der Patient annimmt, die Figur erkannt zu haben.

Dann kann der Patient die Augen öffnen und dem Therapeuten sagen, welche von den verschiedenen Figuren jene war, die wahrgenommen worden ist. Die Merkmale der Übungen ersten Grades sind also:
▷ Keine Aufforderung zu willkürlicher Bewegung
▷ Wiedererkennung bei geschlossenen Augen
▷ Ausarbeitung von perzeptiven Hypothesen.

3.2 Die Merkmale der Übungen

Mit Hilfe dieser Übungsgruppe werden an den Patienten Kontrollforderungen gestellt, die immer komplexer werden. Man beginnt mit minimalen Anforderungen zu tonischen Anpassungen und bewussten taktil-kinästhetischen Analysen. Die Übungen ersten Grades werden sowohl dann verwendet, wenn jede Möglichkeit zu willentlichen Muskelrekrutierungen fehlt, als auch, wenn die willentlich hervorrufbaren Rekrutierungen einerseits so gering sind, dass nicht einmal der Anfang einer statischen Kontrolle (also z.B. das Halten eines Fingers) möglich ist, andererseits diese Rekrutierungen nur auf einen Abschnitt der kinetischen Kette wirken. Ihre Anwendung ist auch bei Patienten korrekt, die schon kompensatorische Synergien entwickelt haben.

> **Merke**
>
> Man kann zwischen Übungen segmentaler und umfassender Art unterscheiden.

Die segmentalen Übungen verwenden vorwiegend kinästhetische Informationen zum Zwecke des Wiedererkennens. Der Patient muss dabei, so genau wie möglich, die Position wiedererkennen, in welche ein bestimmter Körperabschnitt durch die vom Therapeuten durchgeführte Bewegung gebracht wurde. Wenn noch keine Synergien und Irradiationen auftreten und die abnorme Reaktion auf Dehnung eine verhältnismäßig hohe Reizschwelle aufweist, beschränkt sich der Therapeut darauf, die Aufmerksamkeit des Patienten auf das für die Bewegung relevante Gelenk zu lenken. Mit dem Einsetzen der pathologischen Eigenschaften der Motorik betrifft die Perzeptionsaufgabe auch die kutanen Afferenzen. Sie zeigen den Druck an, der als Reaktion auf die Muskeldehnung entsteht („Achten Sie darauf, wie Ihr Finger auf meine Hand drückt") oder auch auf den Zustand des Muskels, wenn es zu einer abnormen Antwort auf Dehnung gekommen ist („Achten Sie darauf, wie gespannt dieser Muskel ist").

Der Therapeut wird versuchen, dem Patienten verständlich zu machen, dass die Bewegung durchführbar sein muss, ohne dass irgendwelche Hindernisse durch die abnorme Reaktion des Muskels auf Dehnung auftreten. Da dieser Reflex unbewusst abläuft, ist es notwendig, den Patienten jederzeit auf die Auswirkungen seines Auftretens hinzuweisen, damit er versuchen kann, diese entsprechend zu korrigieren. Bei den Übungen segmentaler Art muss aus kinesiologischer Sicht das größte Gewicht auf die Beurteilung des Patienten gelegt werden. Der Patient soll dabei jene Gelenkwinkel beurteilen, die ausschlaggebende Bedeutung für die funktionellen Systeme aufweisen, in die das behandelte Segment einbezogen ist.

An der unteren Extremität muss die Einschätzung der Winkel zwischen Unterschenkel und Fuß, zwischen Fuß und Boden und des Pro- und Supinationswinkels forciert werden. Für die obere Extremität ist es zweckdienlicher, sich auf den Winkel zwischen dem Daumen und dem Zeigefinger zu konzentrieren, auf die, bei gebeugten Ellenbogen erfolgende Rotation des Humerus in der Schultergelenkspfanne und auf die Extension des Handgelenkes.

Andere Übungen für die proximale Muskulatur der oberen Extremität sehen das Wiedererkennen von verschiedenen Formen vor. In diesen letzteren Fällen dient der Tastsinn fast ausschließlich als Führung für eine im Wesentlichen kinästhetische Aufgabe. Es können Serien von Formen benützt werden, die sich untereinander nur in einigen besonderen Abschnitten unterscheiden: Nachdem der Patient die gesamte Serie der Elemente analysiert hat, wird er bei geschlossenen Augen über jene Figur geführt, die vom Therapeuten für das Wiedererkennen ausgesucht wurde. Der Therapeut führt die obere oder untere Extremität des Patienten derart, dass das betroffene Element (Finger oder Zehe, Handgelenk, Ferse, mediale oder laterale Fußkante) eine Strecke entlang der ausgewählten Figur zurücklegt, sodass das Wiedererkennen der Form möglich wird. Dieses Wiedererkennen wird erfolgen, wenn es dem Patienten gelingt, die abnorme Reaktion auf die Dehnung aller involvierten Muskeln zu kontrollieren.

Die Übungen ersten Grades zielen darauf ab, die Zwischenstationen der afferenten Bahnen, die oft genug der Sitz von Inhibitionsphänomenen sind, zu aktivieren, indem eine ständige Informationsaufnahme der Afferenzen von den Gelenken und der Haut verlangt wird. Diese dienen mehr als andere zur Förderung der Wiedererlangung und der Beibehaltung von korrekten motorischen Schemata.

Die Übungen umfassender Art verlangen vom Patienten die Kontrolle über die abnorme Reaktion auf Muskeldehnungen, die durch die Ausführung von komplexeren Verhaltenssequenzen verursacht werden. Bei diesen komplexen Sequenzen wird eine größere Zahl von Gelenken miteinbezogen.

Auch in diesem Fall werden Geschwindigkeit und Räumlichkeit der Bewegungssequenz vom Therapeuten reguliert, während der Patient sich ausschließlich auf die vorgegebene perzeptive Aufgabe konzentrieren muss. Die perzeptive Aufgabe kann im Wiedererkennen von kinästhetischen oder kinästhetisch-taktilen Informationen bestehen. Ihre korrekte Auswertung ist nur dann möglich, wenn es dem Patienten gelingt, das Auftreten der abnormen Reaktion auf Dehnung zu verhindern.

3.2 Die Merkmale der Übungen

▷ Bei der ersten Gruppe umfassender Übungen übernimmt der Therapeut die Bewegung von mehreren Gelenken. Er befragt den Patienten über die exakte Position des Körperteils im Raum, über die Distanz zwischen dem Endglied der kinetischen Kette und einem bestimmten Körperteil oder auch nach einem Gegenstand. Diese Übungsart hat Bedeutung für die Art der Kontrolle, die der Patient ausüben muss. Denn es handelt sich darum, Tastsinn und Kinästhesie so einzusetzen, dass Informationen umfassender Art erhalten werden. Wenn der Patient die Position der Hand bei geschlossenen Augen wiedererkennt, hat er alle Bewegungen in den beteiligten Gelenke erkannt. Dies trifft auch zu, wenn er die Position von mehreren Fingern wiedererkennen soll, die gleichzeitig bewegt wurden. Bei diesen und den vorhergehenden Übungen liegt der Schwerpunkt auf kinästhetischen Afferenzen. Es soll jedoch nicht übersehen werden, dass ein Teil der Informationen über die Stellung der Glieder und des Körpers überhaupt kutaner Herkunft ist. Denn bei jeder Bewegung kommt es zu Dehnungen und Verkürzungen der Haut, durch die zweifellos wichtige Informationen eingehen.
▷ Die zweite Art umfassender Übungen verwendet perzeptive Aufgaben hauptsächlich taktiler Art, auch wenn das „aktive" Tasten nicht getrennt von der Kinästhesie in Aktion treten kann. Natürlich kann auch die Kinästhesie nicht unabhängig vom Tastsinn aktiviert werden.

Zusammenfassung

Zur Wiedererkennung der Eigenschaften verschiedener Formen oder Oberflächen wird der betreffende Körperteil des Patienten vom Therapeuten mit räumlich und zeitlich angepassten Ausmaß so geführt, dass dieser Prozess nur ablaufen kann, wenn der Patient in der Lage ist, die abnorme Reaktion auf Dehnung der verlängerten Muskeln zu kontrollieren.

Die systematische Anwendung dieser Übungen zeigt tatsächlich, dass die Sensibilitätsstörungen der Hemiplegiker sehr oft überwindbar sind. Das Fortbestehen dieser Störungen trägt dazu bei – indem man dem Patient wichtige Kontrollmöglichkeiten vorenthält –, dass jede Möglichkeit zur Ausarbeitung einer korrekten Motorik in Frage gestellt wird. Andererseits scheint das Vorhandensein von Synergieschemata das sensomotorische Defizit zu intensivieren und eine korrekte Informationsaufnahme unmöglich zu machen. Dies geschieht u.a. an der Hand, bei der die Sensibilitätsstörungen dazu führen, dass das Erlangen der Kontrolle über Synergieschemata verhindert wird. Diese Synergien unterbinden ihrerseits die korrekte Aufnahme von taktilen und kinästhetischen Informationen, womit ein endloser Circulus vitiosus eingeleitet wird.

3.2.3.2 Übungen zweiten Grades

Wenn der durchschnittlich betroffene Hemiplegiker die Übungen ersten Grades über eine angemessene Zeit hindurch korrekt durchgeführt hat, lernt er für gewöhnlich, die abnorme Reaktion auf Dehnung in genügend automatisierter Weise zu kontrollieren. Oft beginnt er bereits erste Anzeichen von Einzelbewegungen der Finger zu zeigen.

Ziel der Übungen zweiten Grades ist es, dass der Patienten die Kontrolle über die abnorme Irradiation erlangt. Die abnorme Irradiation wird durch die Kontraktion von Muskelgruppen bewirkt, die mehr oder weniger entfernt von jenem Muskel liegen, über dessen Kontraktion die Kontrolle stattfinden soll. Mit den Übungen zweiten Grades beginnt man in der Therapie, auch willkürlich durchgeführte Bewegungen zu verlangen *(Abb. 3.12)*, weil die Kontrolle über die Irradiation bei willkürlich ausgeführten Kontraktionen stattfinden muss. Verlangt wird die Rekrutierung einer bestimmen Anzahl motorischer Einheiten nicht nur von der gesunden Seite, wie es in den Anfangsphasen des Lernprozesses gefordert werden kann, sondern jetzt auch von der plegischen Seite.

Es handelt sich darum, räumlich abnorme Komponenten zu inhibieren, die durch irradiierte Kontraktionen verursacht sind und im Bewegungsablauf nicht vorgesehen waren. Ferner beginnt nun die Kontrolle über die Art der Rekru-

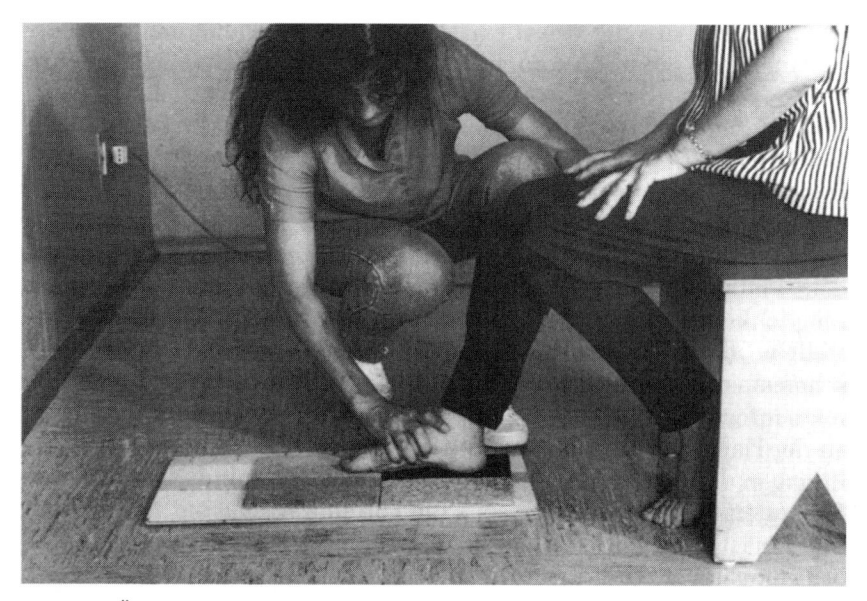

Abb. 3.12 Übung zweiten Grades.

tierung willkürlich aktivierter motorischer Einheiten. Eine Aufgabe, die später, wenn der Patient seine Aufmerksamkeit nur auf diesen Aspekt lenken kann, durch Übungen dritten Grades vervollständigt wird.

In dieser zweiten Phase werden die Kontraktionsintensität, also die maximale Anzahl motorischer Einheiten, die gleichzeitig aktiviert werden können, und die Kontraktionsgeschwindigkeit, also die Anzahl der motorischen Einheiten, die in einer Zeiteinheit aktiviert werden, entsprechend der Kontrollfähigkeit des Patienten über die Irradiation festgelegt. Die vom Patienten durchgeführte Bewegung darf nie mehr motorische Einheiten aktivieren als erforderlich sind, um an die Schwelle des Auftretens irradiierter Kontraktionen zu gelangen. Wenn die Übung korrekt durchgeführt wird, darf sie aber auch nicht weniger motorische Einheiten aktivieren als möglich. Die Schwierigkeit dieser Übungsart liegt in diesem feinen Spiel von Fazilitation seitens des Therapeuten und von *minimalen Aktivierungen, die willkürlich vom Patienten* erfolgen. Denn wenn die Fazilitation übermäßig ist, so aktiviert der Patient eine ungenügende Anzahl motorischer Einheiten und erlangt überhaupt keine Kontrolle. Ist die Fazilitation ungenügend, ist der Patient nicht in der Lage, abnorme Kontraktionen zu inhibieren.

Bei Durchführung der Übungen zweiten Grades kann sich der Therapeut zweier unterschiedlicher Strategien bedienen. Bei der ersten beschränkt er sich auf Fortsetzung der Arbeit, welche mit den Übungen ersten Grades begonnen wurde. Wenn nach mehrmaliger Durchführung der Übungen ersten Grades der Therapeut in einigen Abschnitten der betroffenen Körperhälfte, neben zufriedenstellender und selektiver Verminderung des Muskeltonus, eine aktive Anpassung an die gerade ausgeführte Bewegungsbahn wahrnimmt, kann er den Griff an der Extremität derart abändern, dass bestimmten Gelenken eine größere Bewegungsfreiheit ermöglicht wird. Auch in diesem Fall wird keine aktive Kontraktion ausdrücklich verlangt.

Übungen zweiten Grades können auch daraus bestehen, den Patienten aufzufordern, bei geschlossenen Augen mit Hilfe des Therapeuten einen bestimmten Teil der vorgesehenen Bewegungsbahn auszuführen. In diesem Fall wird der Patient auf das Element aufmerksam gemacht, das er besonders beachten muss, um abnorme Irradiationen zu kontrollieren.

Zusammenfassend ist es notwendig, Folgendes präzise zu programmieren. Ausmaß wie auch Wahrscheinlichkeit abnormer Irradiationen sind ableitbar von:
▷ der Ausgangsposition des Patienten und von den Rekrutierungsanforderungen, die an ihn gestellt werden. Nach diesem Gesichtspunkt stellt der Stand

eine Position dar, bei dem es, verglichen mit dem Sitz oder dem Liegen, leichter zu abnormen Irradiationen kommen kann;
▷ der topographischen Nähe der Muskelgruppen, deren irradiierte Kontraktionen kontrolliert werden müssen, zu jenen Muskeln, die willkürlich rekrutiert werden;
▷ der Zusammensetzung der willkürlich aktivierten Muskelgruppen. Es gibt Muskelgruppen, die leichter als andere zu irradiierten Kontraktionen neigen;
▷ dem Ausmaß der gefragten willkürlichen Kontraktion;
▷ der Komplexität der gefragten Kontraktion.

3.2.3.3 Übungen dritten Grades

Durch die Übungen dritten Grades lernt der Patient, die Bewegung an die gestellte *perzeptive Hypothese* anzupassen. Dabei muss er seine Aufmerksamkeit nicht auf die abnormen Komponenten der Motorik lenken. Er sollte mit Hilfe der Übungen der vorhergehenden Grade die Kontrolle automatisiert haben (*Abb. 3.13*).

Die Aufmerksamkeit des Patienten kann somit ausschließlich auf die Abschätzung der Diskrepanz zwischen dem durchgeführen und dem vorgegebenen Schema gelenkt werden, wie es beim Gesunden geschieht, der eine neue motorische Aufgabe von gewissem Schwierigkeitsgrad erlernen soll. Diese Situation ist zweifellos in der Klinik äußerst selten anzutreffen, da die Automatisierung der

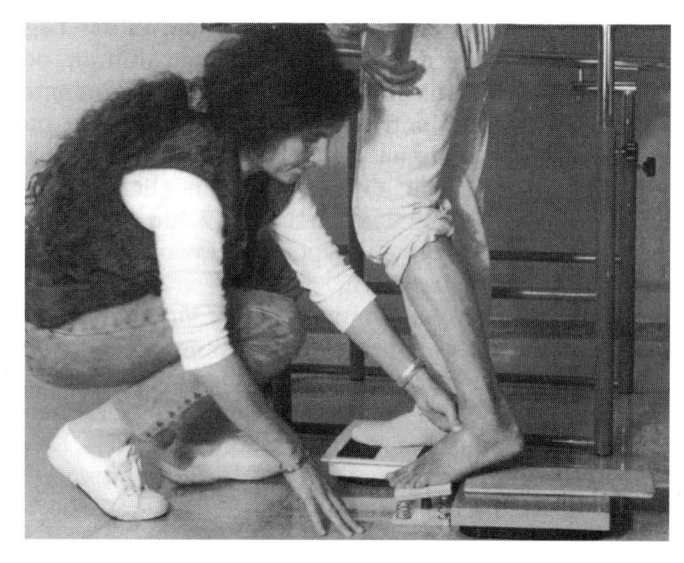

Abb. 3.13
Übung dritten Grades.

3.2 Die Merkmale der Übungen

Kontrolle über die bisher behandelten Parameter selten vollständig erreicht wird (außer bei leichten Fällen), vor allem, wenn auf die gesamte betroffene Körperhälfte Bezug genommen wird. Aus praktischer Sicht wird es daher notwendig, nach Körperabschnitten vorzugehen und weiterhin Fazilitationen für jene Elemente der kinetischen Kette anzuwenden, deren Aktivierung neuerlich das Auftreten von Irradiationen oder auch von abnormen Reaktionen auf zu brüske Dehnung bestimmter Muskeln bewirken könnten.

Ziel dieser Übungseinheit besteht darin, den Patienten in die Lage zu versetzen, Rekrutierungen in räumlich und zeitlich verschiedenen Kombinationen vorzunehmen, so dass wieder jene feinen Bewegungsregulierungen erlangt werden, über die er vorher verfügt hatte. Der Verlust dieser Regulierungsmöglichkeiten wurde einst für unwiederbringlich erachtet, weil er der Integrität der kortiko-spinalen Bahnen zugeordnet wurde, und man für diese keine Ersatzmöglichkeiten für denkbar erachtete.

Nachdem der Patient gelernt hat, die ersten beiden abnormen Komponenten zu kontrollieren, muss auf allen Ebenen eine quantitative und qualitative Arbeit für die Räumlichkeit und die Zeitlichkeit der Bewegung einsetzen. Der Hemiplegiker wird damit in die Lage versetzt, Bewegungsabläufe auszuführen, welche dynamisch und simultan mehrere Gelenke kontrollieren. Ohne diese Fähigkeiten werden Bewegungen nie für expressive oder explorierende Aufgaben brauchbar sein. Die Möglichkeit zielgerichteter Aufgaben wird auf die gröbsten Bewegungen beschränkt bleiben.

Für gewöhnlich ist der Hemiplegiker *nicht in der Lage*, die gesamte verlangte Bewegungsbahn *vollständig* auszuführen, oder er führt sie äußerst *unkorrekt* aus, indem er versucht, die Elementarschemata mit den bescheidenen Kontrollmöglichkeiten, die ihm nach der Läsion der absteigenden Bahnen verblieben sind, zu kombinieren. Die mangelhafte Funktionalität dieser Kontrollmöglichkeiten verhindert die Bewegungsregulierung der kinetischen Kette bei der Überprüfung der vorgegebenen perzeptiven Hypothese sowohl bei einfachen als auch bei komplexen Bewegungen.

Bei dieser Gruppe von Übungen ist es empfehlenswert, neben dem Zurückgreifen auf geeignete Fazilitationen auch das Ausmaß der Gesamtbelastung der verlangten Kontrolle sorgfältig zu programmieren, weil man immer das Wiederauftreten von abnormen Irradiationen und von Synergieschemata befürchten muss. Die Kriterien für eine korrekte Programmierung sind durch die Beschaffenheit der Bewegungsbahnen, die der Patient ausführt, bestimmt.

3.3 Literaturverzeichnis

ALBERT, A. (1973) La rieducazione muscolare dell'emiplegico adulto. Il pensiero scientifico, Roma

BALDISSERA, F., HULTBORN, H., ILLERT, M. (1981) Integration in spinal neuronal systems. In: The nervous system Sect.1, vol. 2 of handbook of physiology Am. Phys. Soc. Bethesda

BOBATH, B. (1974) Adult hemiplegia: evaluation and treatment. Heinemann, London

BRUNNSTROM, S. (1970) Movement therapy in hemiplegia. Harper and Row, New York

CASTELFRANCHI, C. (1992) Competitività e cooperazione. In: Veronese, M.A. (ed.) Neuropsicologia clinica ed esercizio terapeutico. Idelson Liviana. Napoli

FELIX, D., WIESENDANGER, M. (1971) Pyramidal and non pyramidal motor cortical effects on distal forelimbs muscles on monkeys. Exp. Brain Res., 12, 81

FRITZ, C. (1989) Zit. von Hultborn, H. and Illert, M.

HULTBORN, H., ILLERT, M. (1991) How is motor behavior reflected in the organisation of spinal systems. In: Humphrey, D. R. Ed, Motor control: concepts and issues. Wiley & sons

HUMPHREY, D.R. (1986) Representation of movement and muscles within the primate precentral motor cortex: historical and current perspectives. Fed Proc. 45: 2687

JACKSON, J.H. (1931) In: Taylor, J.: Selected writings of J.H. Jackson Hodder and Stoughton, London

LEVINE, M.G., KABAT, H. (1953) Proprioceptive facilitation of voluntary motion in man. J. Nerv. Ment. Dis., 117, 119

LUNDBERG, A. (1967) The supraspinal control of transmission in spinal reflex pathways. E.E.G. Clin. Neurophys., 25, 35

MONAKOW, C. (1914) Die Lokalisation im Großhirn und der Abbau der Funktionen durch corticale Herde. Wiesbaden, Bergman

NASHNER, L. (1982) Adaptation of human movement to altered environments. Tins, 10, 358

POLIAKOV, G.I. (1972) Neuron structure of the brain. Harvard Univ. Press, Cambridge, Mass.

SHINODA, Y., YOKOTA, J. (1981) Divergent projections of individual corticospinal axon to motorneurons of multiple muscles in the monkey. Neuroscien. Lett. 25: 7

SPIRDUSO, W., DUNCAN, A. (1976) Voluntary inhibition of the myostatic reflex and premotor response to joint angle displacement. Am. J. of Phy. Med., 55, 165

SZENTAGOTHAI, J. (1967) Synaptic architecture of the spinal motoneuron pool. In: Recent advances in clinical neurophysiology. EEG and Clin. Neurophys. Suppl., 25, 4. Elsevier, Amsterdam

4 Die Übungen

4.1 Die Schwierigkeit einer Übungsgliederung

Eine Gliederung der Übungen ist äußerst schwierig, weil gegenwärtig kein einheitliches Kriterium erkennbar ist, nach welchem die Organisation der therapeutischen Behandlung vorgenommen werden könnte. Ausgeschlossen werden können sicherlich Konzepte, die sich auf die Kontraktionsanforderung bestimmter Muskeln gründen, auf die Art der bewirkten Kontraktion oder auf das Auftreten oder Nichtauftreten einer Muskelkontraktion (aktive Übungen oder passive Bewegungen). Im Sinn der in den vorhergehenden Kapiteln dargelegten Vorbemerkungen erscheint auch die Unterteilung nach segmentalen und globalen Übungen, je nach Kontraktion einer größeren oder kleineren Muskeleinheit, als nicht sinnvoll.

Sicherlich ist auch eine *Unterteilung der Übungen* auf Grundlage der vom Rehabiliteur angestrebten Ziele einer Verhaltensänderung nicht zuverlässig, wie zum Beispiel Übungen für das Gehen bzw. Übungen für die Verbesserung des Greifens. Die Veränderungen auf sehr komplexer Organisationsebene werden für gewöhnlich nicht durch eine einzige Übung erreicht, sondern durch *strukturierte Übungsserien* (therapeutisches Verhalten).

Auch eine Gliederung der Übungen nach dem Ausmaß der Schwierigkeiten, auf welche der Patient bei ihrer Ausführung trifft, erscheint wenig überzeugend, denn nicht alle Patienten haben die gleichen Schwierigkeiten bei der Erfüllung derselben Anforderung.

4.2 Problem – Hypothese – Lösung

Kognitiv-therapeutische Übungen stellen den Patienten vor die Aufgabe, ein Erkenntnisproblem zu lösen, das mittels einer Bewegung oder der Fragmentierung einiger Körpersegmente (u.U. mit Hilfe des Therapeuten) gelöst werden kann. Man spricht von einem Problem, weil es sich um eine Situation handelt, bei der sich der Patient bewusst ist, auf eine Frage keine Antwort geben zu können,

4.2 Problem – Hypothese – Lösung

wenn er die zum aktuellen Zeitpunkt vorhandenen Fähigkeiten benutzt. Die Aufarbeitung des Problems stellt das ZNS des Patienten vor die Notwendigkeit, sich nach ganz bestimmten Vorgangsweisen zu organisieren. Diese Vorgangsweisen gestatten die Durchführung bestimmter Abläufe, zum Beispiel räumlicher Art, die für das Bewusstsein unentbehrlich sind und die der Rehabiliteur für eine zufriedenstellendere Wiederherstellung als nützlich erachtet.

Die Lösung des Problems muss daher Anforderungen an organisatorische Fähigkeiten beinhalten, die zum gegebenen Zeitpunkt nicht vorhanden sind, jedoch durch die Anwendung der vorgesehenen Erleichterungen als möglich erachtet werden.

Der Patient fühlt von sich aus nämlich nicht die Notwendigkeit, sich für diese Ziele zu organisieren, weil sein ZNS eher dazu tendiert, auf automatische Aktivierungsvorgänge zurückzugreifen. Diese Aktivierungsvorgänge richten sich an Fähigkeiten, welche von der Läsion verschont geblieben sind und zu einer spontanen Wiederherstellung durch Interaktionen elementarster Art führen können.

Das Problem muss kognitiver und nicht nur rein motorischer Art sein. Es darf also nicht ausschließlich motorische Fähigkeiten betreffen (indem man die langsame Durchführung von komplexen Kombinationen raffinierter Kontraktionen fordert). Es darf auch nicht nur rein denkerischer Art sein, wie „wieviel ist 3 geteilt durch 11".

Das kognitive Problem muss dazu führen, eine Lösung lediglich durch die *Bewegung* einer größeren oder kleineren Zahl von Körpersegmenten zu erreichen, die der Patient alleine nicht korrekt ausführen kann, sodass sie mit Hilfe des Therapeuten durchgeführt werden muss. Dem Patienten wird die Organisation der mit der Bewegung verbundenen Informationen überlassen, wie auch seine motorische Mitarbeit in Form einer tonischen Anpassung. Diese bietet dem Therapeuten die Möglichkeit, jene Bewegungen korrekt auszuführen, die für eine Verifizierung der Antworthypothese erforderlich sind.

Wenn ein Finger des Patienten entlang einer Kreislinie geführt wird und er diese aus drei Kreisen mit unterschiedlichen Durchmessern erkennen soll, besteht das Problem darin, bei geschlossenen Augen den Durchmesser des Kreises wiederzuerkennen. Um eine Lösung für dieses Problem zu finden, stellt der Patient eine *perzeptive Hypothese* auf. Diese bezieht sich auf die Möglichkeit, bestimmte Elemente wahrzunehmen. Möglich wird dies durch die Aktivierung kognitiver Operationen, welche mit der Bewegung verbunden sind. Diese Operationen beinhalten jene Informationsmerkmale, die für die Unterscheidung der drei Durchmesser untereinander erforderlich sind. Der Patient muss also im Voraus erkennen, welche Informationen, die aus der Interaktion mit dem Objekt hervorgehen, bevorzugt behandelt werden müssen und welche er dagegen vernachlässigen kann. Gleichzeitig muss er auch Elemente der spezifischen Motorik kontrollieren, die es dem Therapeuten erlauben, jene Bewegungen vorzunehmen, die für die korrekte Wahrnehmung des Verlangten dienlich sind.

In dem angeführten Beispiel können sowohl die mehr oder minder ausgeprägte Unebenheit der Umrisskanten der erhabenen Kreise, als auch der dem Fingerdruck entgegengesetzte Widerstand vernachlässigt werden. Sie werden keine Bedeutung bei der Ausarbeitung der perzeptiven Hypothese haben. Diese wird vielmehr auf die Möglichkeit gerichtet sein, die Entfernung zwischen zwei einander diametral gegenüberliegenden Punkten der Umlaufbahn zu erkennen, wodurch auf den Durchmesser geschlossen werden kann. Dessen Abschätzung wird dann die Lösung des kognitiven Problems gestatten. Bei derselben Übungsart hat die Neigung des Umkreises zur Frontalebene keine Bedeutung, sodass die damit verbundenen Informationen bei der Ausarbeitung der perzeptiven Hypothese vernachlässigt werden. Dies gilt auch für die stärkere oder geringere Neigung des Rumpfes oder Streckung des Ellenbogens.

Ganz anders muss der Aufbau der perzeptiven Hypothese sein, wenn das zu lösende Problem gerade darin besteht, die Neigung des Umkreises zur Frontalebene zu erkennen. In diesem Fall werden die Informationen bezüglich des Durchmessers der Kreisfiguren vernachlässigt. Beachtet werden jene Informationen, welche die Distanz der Kreiskanten zu einem Punkt des eigenen Körpers betreffen. Es ist klar, dass man in den zwei Fällen völlig unterschiedliche Operationen vom Patienten verlangt, die unterschiedliche Bedeutung für die Entwicklung der Regenerationsprozesse haben können. In jedem Fall wird bei der kognitivtherapeutischen Übung das Problem gestellt, der Welt und seinen Objekten einen Sinn zuzuweisen. Diese Sinnzuweisung entsteht durch das Erkennen verschiedener Relationen, gewöhnlich räumlicher oder kontaktbedingter Art, zwischen verschiedenen Teilen der Welt selbst oder zwischen diesen und Körperteilen des Patienten.

Sich für eine Übung zu entscheiden, bedeutet daher die Wahl eines kognitiven Problems, das zur Ausarbeitung einer adäquaten und folgerichtigen Hypothese führen soll. Die Bedeutung dieser Hypothese für die Wiederherstellung folgt direkt aus den organisatorischen Prozessen. Diese werden vom Patienten mit dem Ziel aktiviert, die Elemente wahrnehmen zu können, welche unerlässlich für die Beantwortung der Frage sind, die durch das Problem selbst gestellt wurde. Es ist einleuchtend, dass eine Organisation für die Wahrnehmung eines Kreisdurchmessers verschieden sein wird von der für die Erkennung seiner Neigung zur Frontalebene oder der Beschaffenheit seiner Oberfläche. Ebenso wird sich das

System unterschiedlich organisieren, je nachdem, ob die gesamte Bewegungsbahn alleine beschrieben wird oder lediglich die proximalen Komponenten der Bewegung kontrolliert werden müssen.
Die Struktur der perzeptiven Hypothese hängt daher mit der motorischen Organisation zusammen, die für die Konstruktion der Relationen erforderlich ist. Von diesen Relationen ist jene Interaktion abhängig, die zur Erlangung der Informationen programmiert wurde. Die Informationen werden nun mit dem verglichen, was in der perzeptiven Hypothese angenommen wurde.

4.3 Klassifizierung der Übungen

Nachdem die Bedeutung der kognitiv-therapeutischen Übung mit der Ausarbeitung und Verifizierung einer perzeptiven Hypothese verbunden und daraufhin ausgerichtet ist, ein kognitives Problem zu lösen, gründet sich die sinnvollste Unterteilung der Übungen auf die Charakteristik dieser zwei Elemente. Es ist in der Tat die Erstellung der Hypothese in Abhängigkeit vom Problem, und der Versuch, die Hypothese einer Kontrolle zu unterziehen, welche die Aktivierung jener Prozesse bewirkt, durch welche sich das Erreichen der erwarteten Veränderungen ergibt. Dem Therapeuten obliegt es, die Übung und somit das Problem derart auszuwählen, dass die vom Patienten erarbeitete Hypothese die Wiederherstellung der Strategien ermöglicht.
Durch das kognitive Problem (und für die perzeptive Hypothese) werden die angemessensten Merkmale ausgewählt. Noch bevor die Bewegung beginnt, wird der Patient gebeten, eine Reihe von grundlegenden Operationen für die Planung und die Programmierung der Bewegung selbst zu aktivieren. Diese müssen äußerst präzise programmiert werden und eng mit der motorischen Durchführung verbunden sein, denn das Vorausgesehene muss mit den Resultaten der – wenn auch mit der teilweisen Hilfe des Therapeuten – ausgeführten Aktion verglichen werden. Es erscheint also folgerichtig, dass eine Unterteilung der Übungen auf alle Fälle die Erarbeitung des Problems, der Übung und der daraus folgenden perzeptiven Hypothese berücksichtigen muss. Eine Klassifizierung der Übungen nach dieser Sichtweise muss somit die Menge der Merkmale berücksichtigen, für welche eine Übung ausgewählt werden kann, um bestimmte Veränderungen zu erreichen.

4.3.1 Das Körpersegment

Ein erstes Element ist durch das Körpersegment gegeben, dessen Bewegungen die Verifizierung der Hypothese ermöglichen. Es ist für gewöhnlich jenes, welches die korrekte Verschiebung der wahrnehmenden Oberfläche gewährleistet, von deren Beziehung zur Außenwelt oder durch deren räumliche Konfiguration zumindest zum Teil die Verifizierung der perzeptiven Hypothese hervorgehen kann. Bei der Wahl des Problems und der Voraussage des Resultates muss sich der Therapeut immer fragen, wie sich das übrige System verhält, wenn ein bestimmtes Segment in eine bestimmte Übung einbezogen wird. Diese Analyse erfolgt nicht nur vom biomechanischen, sondern auch vom informativen und kognitiven Standpunkt aus.

Der Therapeut überlegt bei einer Übungsserie, die sich auf eine bestimmte Extremität konzentriert, wie das Verhalten der anderen Extremitäten und insbesondere des Rumpfes sein wird, damit der Arm oder das Bein in die Lage versetzt werden, bestimmte Erkenntnisaufgaben zu erfüllen. Es ist feststellbar, dass häufig das Verhalten des Rumpfes, welcher scheinbar in die Übung nicht mit einbezogen ist, ausschlaggebend bestimmt, was der Patient lernt.

4.3.2 Die spezifische Motorik

Ein zweites, wichtiges Merkmal kann vom Element der spezifischen Motorik abgeleitet werden (siehe Kapitel 3).
Auf der Grundlage dieses Kriteriums können die Übungen in Übungen ersten, zweiten und dritten Grades eingeordnet werden.

4.3.3 Die Sinnesmodalitäten

Eine andere Modalität ist durch die Wahl des informativen Bereiches gegeben, weil durch die Strukturierung des Problems der Patient aufgefordert wird, seine Aufmerksamkeit auf die Erarbeitung und die Verifizierung der perzeptiven Hypothese zu lenken. Man muss also herausfinden, welches die geeignetsten informativen Bereiche sind, ob somato-sensible oder der visuelle Bereich (siehe Kapitel 2). Bezüglich des somato-sensiblen Bereiches muss man sich fragen, ob die Übung mehr Bedeutung bekommt, wenn sie die *Aufmerksamkeit des Patienten auf kinästhetische, Berührungs- oder Druckinformationen lenkt.*

In diesem Abschnitt wird man sich auch die Notwendigkeit der Transformationsprozesse vor Augen halten, die für die Lösung des Problems aktiviert werden müssen. Wenn eine Übung darin besteht, dass der Patient, bei geschlossenen Augen erkennen soll, über welches von drei Dreiecken unterschiedlicher Größe sein Finger geführt wurde, und wenn vor der Verifizierung die Figuren dem Patienten gezeigt werden, muss dieser, nachdem er eine visuelle Analyse der Figuren vorgenommen hat, eine visuell-kinästhetische Transformation vornehmen. Er vergleicht also die kinästhetischen Informationen, die während dem Entlangfahren dem ZNS zukommen mit den visuellen Informationen. Solch eine Transformation ist hingegen nicht notwendig, wenn die zu erkennenden Figuren nicht gezeigt, sondern nur über die Bewegung wahrgenommen werden.

4.3.4 Die kognitiven Operationen

Ein anderes Merkmal betrifft die Aufgliederung der Übungen in kognitive Operationen, die vom Patienten für die Lösung des Problems verlangt werden. Die Berücksichtigung dieser kognitiven Prozesse hat wahrscheinlich die größte Bedeutung. Sie kann in engstem Zusammenhang mit der Fähigkeit des Systems gesehen werden, sich in Abhängigkeit von der Erkenntnis der Welt zu organisieren, also mit verschiedenen Fähigkeiten, die wahrnehmenden Oberflächen des Körpers zu benutzen, um mit der Außenwelt einen Dialog einzugehen (*Paillard*, 1992). So kann Wahrgenommenem ein Sinn zugeordnet werden (siehe Kapitel 2).

Die Übungen können auch eingeteilt werden, je nachdem ob sie Operationen räumlicher oder kontaktbezogener Art verlangen. Erstere können bezogen sein auf das Erkennen von:
▷ Richtung
▷ Distanz
▷ Formen.

Kontaktbezogene Operationen beziehen sich auf das Erkennen von Merkmalen, die aus der Art des Kontaktes mit dem Objekt abgeleitet werden. In diesen Fällen kann das Problem nur dann gelöst werden, wenn man die Art und die Intensität sowie die Eigenschaften des stattgefundenen Kontaktes erkennt. Die Übungen können daher unterteilt werden, je nachdem was erkannt werden soll:
▷ Oberfläche
▷ Druck
▷ Reibungswiderstand
▷ Gewicht.

Auch in diesem Fall handelt es sich um eine schematische und vorwiegend arbeitstechnische Einteilung, weil die Kenntnis der Objekte, mit welchen der Patient in Beziehung tritt, sich für gewöhnlich nicht nur auf eine einzige Modalität beschränkt. Die ausschließliche Beschränkung auf räumliche oder kontaktbezogene Modalitäten muss daher als eine Vereinfachung angesehen werden, die nur vorübergehend anwendbar ist. Die Verifizierung der perzeptiven Hypothese gründet sich nämlich auf das Erkennen von Unterschieden in den Merkmalen. Vom Patienten wird die Aktivierung jener Prozesse verlangt, die der Rehabiliteur für die Reorganisation *der Elemente der geschädigten Funktion* als wichtig erachtet.

Es kann daher in den Anfangsphasen der Behandlung als eine Erleichterung angesehen werden, anstatt die Aktivierung von Operationen zu verlangen, die auf verschiedenen kognitiven Modalitäten beruhen, lediglich eine einzige dieser Modalitäten auszuwählen. Ihr kommt dann bei dem Erkennungsvorgang entscheidende Bedeutung zu. Man sollte bedenken, wie neuere Studien festgestellt haben, dass die Aktivierung der verschiedenen Modalitäten, zumindest in einer anfänglichen Programmierungsphase, verschiedene Areale des ZNS anspricht (wie zum Beispiel bei der kognitiven Verarbeitung von Distanz und Richtung, *Ghez* und *Favilla* 1989).

Bei beiden dargelegten Modalitäten – Raum und Kontakt – ist es besonders wichtig, den Unterschied in der Organisation der Informationsaufnahme hervorzuheben, je nachdem, ob der eigene Körper oder die Außenwelt als Bezugspunkte genommen werden. Dies gilt sowohl für die Erkennung von Gewichten (es ist ein Unterschied, ob die Programmierung einer perzeptiven Hypothese das eigene Körpergewicht betrifft oder ob es das Gewicht eines Gegenstandes ist, das durch die Veränderung des eigenen Körpers wahrgenommen werden soll), als auch für die Erkennung von räumlichen Parametern (es ist etwas anderes, den Abstand zwischen zwei Punkten der Außenwelt zu erkennen, als den Abstand oder die Richtung eines Punktes der Außenwelt zu einem Segment des eigenen Körpers).

1. KÖRPERSEGMENT
   A) EIN GELENK
   B) MEHRERE GELENKE
   C) DIE GLEICHEN / VERSCHIEDENE

4.3 Klassifizierung der Übungen

2. SPEZIFISCHE MOTORIK
   A) ABNORME REAKTION AUF DEHNUNG
   B) ABNORME IRRADIATION
   C) ELEMENTARE SCHEMATA

3. MODALITÄTEN
   A) VISUELL / SOMATO-SENSIBLE
   B) TAKTIL, KINÄSTHETISCH etc.
   C) TRANSFORMATIONEN
      visuell > kinästhetisch
      taktil > kinästhetisch

4. KOGNITIVE OPERATIONEN
   A) RÄUMLICHE
      DISTANZ
      RICHTUNG
      BEWEGUNGSBAHNEN = FORMEN

   B) KONTAKT
      REIBUNG
      OBERFLÄCHE
      WIDERSTAND
      GEWICHT

   C) BEZUGSPUNKT

Die Lösung des Problems verlangt:

▷ GEWISSE RÄUMLICHEN OPERATIONEN
▷ IM SOMATO-SENSIBLEN BEREICH
▷ DEREN AKTIVIERUNG ZUR KONTROLLE DER ABNORMEN REAKTION AUF DEHNUNG FÜHRT
▷ IM SEGMENT X.

4.4 Die Wiederherstellung der Handfunktion

Die Programmierung jeder Übung sieht grundsätzlich drei Komponenten vor: Nachdem beschrieben wurde, was bzw. welche Strategie der Patient zu lernen hat (= *Inhalte* der Übungen) und wie man vorgehen soll, damit er sie erlernt (= *Modalitäten*), muss der Rehabiliteur auch die Art und Weise herausfinden, die beweisen soll, dass die Inhalte auch tatsächlich erreicht wurden (= *Ziele*). Als Ziel versteht man eine Leistung oder eine Reihe von Leistungen, die der Patient zu erbringen in der Lage sein muss, um zu beweisen, dass er das, was vorgesehen war, erlernt hat.

1. ÜBUNG

Übungsinhalt

Der Patient lernt Informationen aufzunehmen, die entweder isoliert von einzelnen Gelenken oder gleichzeitig von allen Gelenken der oberen Extremität eingeholt werden. Je nach Ausrichtung des Therapiemittels und je nach der Hilfestellung des Therapeuten können alle Gelenke der oberen Extremität bewegt werden, vom Gleno-Humeral-Gelenk bis zu den Metakarpophalangealgelenken.
Intensive Muskeldehnung ist zu vermeiden.

Therapiemittel

Das Therapiematerial besteht aus einer Anzahl von zwei- oder dreidimensionalen Figuren, die sich untereinander durch mehr oder weniger markante Einzelheiten unterscheiden. Zur Fixierung der Figuren wird eine spezielle Arbeitstafel verwendet, die mit Hilfe passender Umrandungen in 9 Abschnitte unterteilt ist, um die quadratischen Formen dort einlegen zu können (*Abb. 4.1*).

Es stehen verschiedene Therapiemittel zur Verfügung

▷ Bekannte *sprachlich kodifizierbare* Figuren wie Buchstaben oder geometrische Figuren (*Abb. 4.2*) und Zahlen. Von einer bestimmten Form ausgehend, kann man nun eine Reihe von vier oder fünf Figuren kreieren, die sich voneinander mehr oder weniger unterscheiden.

4.4 Die Wiederherstellung der Handfunktion

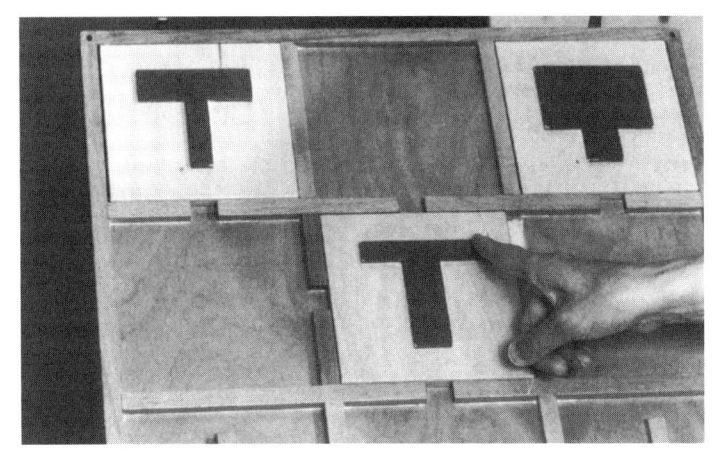

Abb. 4.1

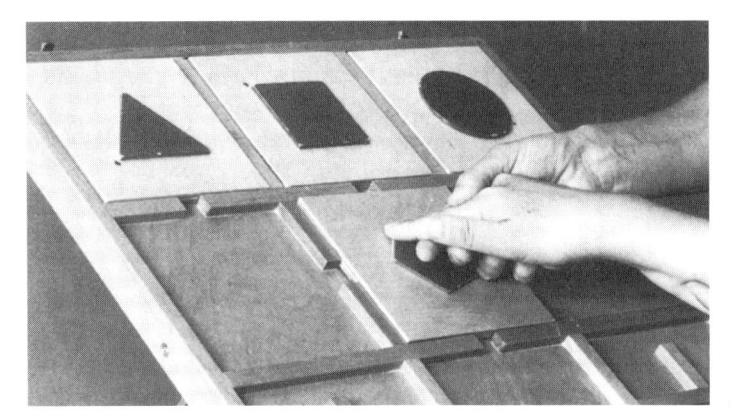

Abb. 4.2

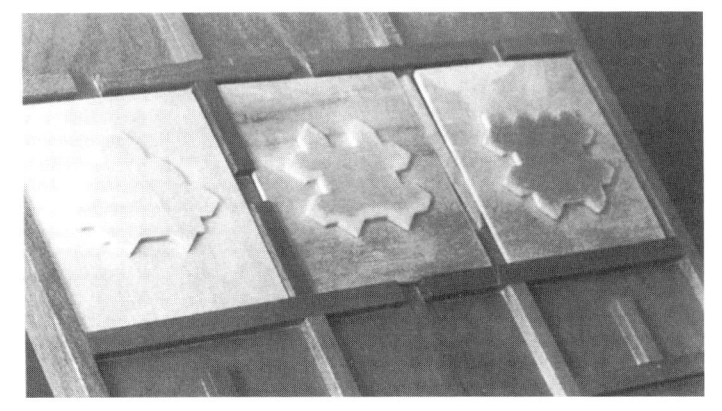

Abb. 4.3

▷ Figuren, die keine spezielle Bedeutung haben, deren Erkennung aber einen höheren Schwierigkeitsgrad aufweisen. Bevorzugt werden daher fremdanmutende Formen mit extrem geringen Unterschieden verwendet (*Abb. 4.3*).

▷ Künstlich kreierte Formen, um die verschiedenen Gelenke und vor allem die Kombination ihrer Bewegungen bewusst zu machen. Auf diese Art wird dem vorgegriffen, was dann später bei den Übungen dritten Grades durchgeführt wird *(Abb. 4.4)*.
▷ Neben den zweidimensionalen Figuren kann man auch dreidimensionale Formen aus Plastikmaterial verwenden, die Bewegungen ermöglichen, die sonst unter der Führung des Therapeuten nicht oder nur schwierig durchführbar wären, z.B. die Rotationsbewegungen im Schultergelenk und die Pronation-Supination des Unterarmes *(Abb. 4.5)*.

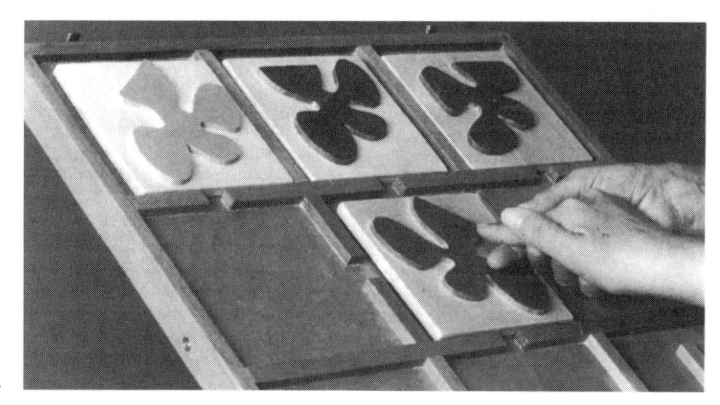

Abb. 4.4

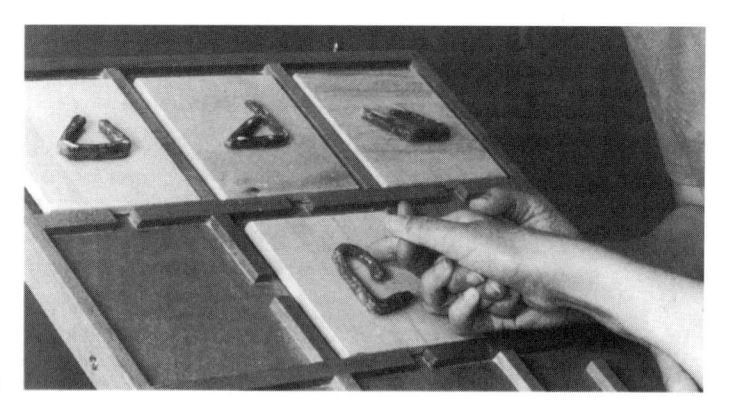

Abb. 4.5

Wahl und Einsatz der Arbeitstafel sind von Bedeutung. Es wird zweckmäßig sein, eine vielseitig anpassbare Arbeitstafel zu wählen, welche auf jeden Fall einen leichten Kontakt zwischen der Fingerkuppe jeden Fingers, außer des Daumens, und den maßgeblichen Abschnitten der Figur gestattet, ohne dass die Armstellung des Patienten in eine unnatürliche Position und der Therapeut zu akro-

4.4 Die Wiederherstellung der Handfunktion

batischen Verrenkungen gezwungen werden (*Abb. 4.6*). Die Arbeitstafel muss darüberhinaus auch leicht neigbar sein, um das freie Spiel der Armgelenke des Patienten bis zu den Metakarpophalangealgelenken ohne Schwierigkeit zu gestatten (*Abb. 4.7*).

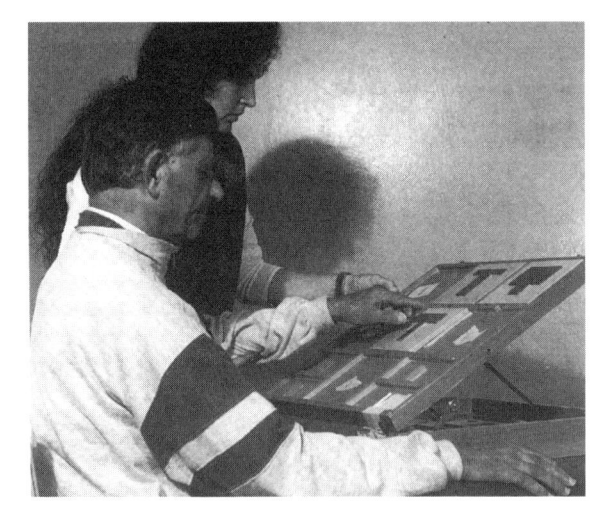

Abb. 4.6

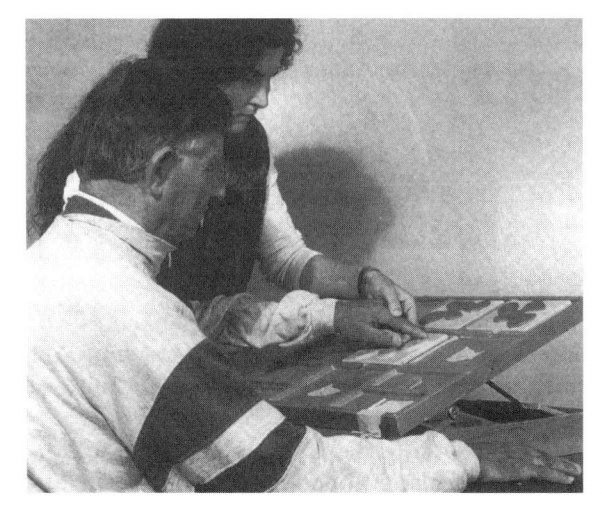

Abb. 4.7

Ausgangsstellung

Der Patient sitzt mit geschlossenen Augen vor einer Arbeitstafel und überlässt seinen plegischen Arm den Händen des Therapeuten, der die Bewegungen des Armes übernimmt. Gleichzeitig unterstützt der Therapeut den gesamten Arm so, dass er dem Patienten das Gefühl der Sicherheit vermittelt (*Abb. 4.8*).

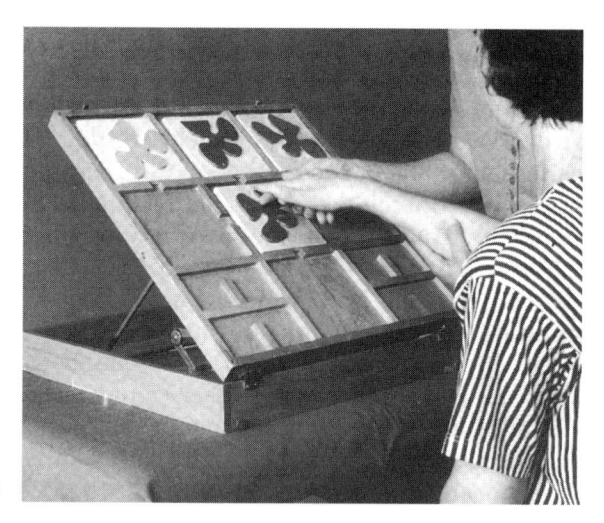

Abb. 4.8

Übungsablauf

Der Therapeut führt die gewählte Fingerkuppe des Patienten in einer gleichmäßigen, flüssigen Bewegung entlang der Umrisskante der ausgewählten Figur (*Abb. 4.9*). Die Übung kann mit allen Fingern, außer dem Daumen, durchgeführt werden. Der Patient soll die ausgewählte Figur bei geschlossenen Augen wiedererkennen.

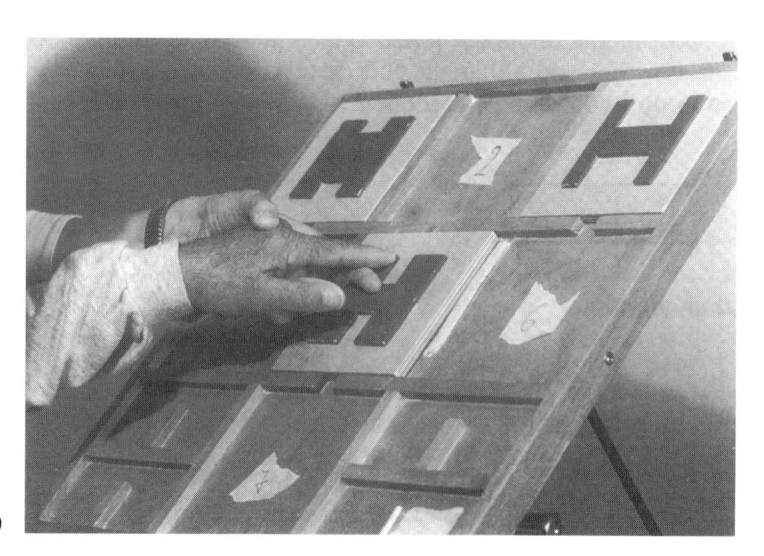

Abb. 4.9

4.4 Die Wiederherstellung der Handfunktion

Bemerkungen

Besondere Bedeutung gewinnen die Figuren, die vom Therapeuten für das Wiedererkennen ausgesucht werden. Die speziellen Formen bestimmen nicht nur das Ausmaß der Dehnung verschiedener Muskeln, sondern auch den durch sie bedingten Schwierigkeitsgrad des Erkennens. Auch die spezielle Anordnung von Ecken und Kurven kann für das Hervorrufen von aktiver Bewegung eine gewisse Bedeutung erlangen. Der Therapeut muss seine Aufmerksamkeit besonders auf den Griff und die Führung des Patientenarmes lenken, da die gleiche Strecke durch verschiedene Gelenkbewegungen erreicht werden kann. Es kann mit Hilfe dieser Übung fast immer eine zufriedenstellende Lockerung der gesamten oberen Extremität erreicht werden. Ein gewissenhafter Therapeut sollte sich nicht nur mit diesem Resultat begnügen.
Sowohl die Art der Führung als auch die zu erkennenden Figuren müssen daher für jeden einzelnen Patienten individuell ausgesucht werden. Sie sind abhängig von dem motorischen Zustand des Patienten und von dem gewählten Ziel.

VARIATION A

Übungsinhalt

Es können alle Übungen ersten Grades, sowohl für die obere, als auch für die untere Extremität so abgewandelt werden, dass der Patient minimale willkürliche Muskelkontraktionen aktivieren muss, um die perzeptive Hypothese zu lösen.

Therapiemittel

Analog zur vorhergehenden Übung kann man auch hier eine Serie von *zwei- und dreidimensionalen Formen* als Therapiemittel verwenden, die in die hierfür vorgesehene Arbeitstafel eingesetzt werden.

Ausgangsstellung

Wie bei der vorhergehenden Übung.

Übungsablauf

Der Therapeut führt den Finger des Patienten über die Kante der jeweiligen Figur. Der Patient soll bei geschlossenen Augen die Figur identifizieren. Während der Therapeut weiterhin mit der einen Hand den Ellenbogen, mit der ande-

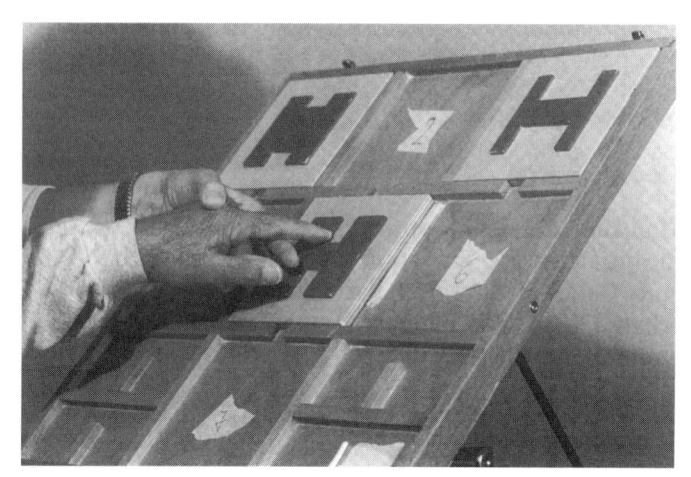

Abb. 4.10

ren das Handgelenk und die Finger des Patienten unterstützt, kann er nun seinen distalen Griff etwas verändern, um so dem Finger des Patienten eine gewisse Bewegungsfreiheit zu gewähren. Auf diese Art und Weise erkennt der Therapeut, ob der Patient fähig ist, statische Muskelkontraktionen auszuführen, wie z.B. eine gewisse Extension des ausgewählten Fingers beizubehalten, um so den Kontakt zum Objekt nicht zu verlieren (*Abb. 4.10*).

Abänderungen

Dasselbe Vorgehen kann man auch für das Handgelenk und andere proximale Gelenke anwenden, wenn der Therapeut merkt, dass die vom Patienten spontan gebotene Mitarbeit nicht mehr auf tonische Anpassung beschränkt bleibt, sondern auch schon minimale aktive Bewegungen vorhanden sind, ohne dass abnorme Irradiationsphänomene in anderen distalen oder proximalen Segmenten auftreten.

Bemerkungen

Nach den Übungen ersten Grades ist das die schonungsvollste Art und Weise, Muskelrekrutierung neu anzuregen, weil die direkte verbale Aufforderung mit der von ihr ausgelösten Gefühlsbelastung bereits an sich abnorme Irradiationen auslösen kann. Dieses therapeutische Verhalten stellt nicht nur eine Übung dar, sondern ermöglicht es dem Therapeuten festzustellen, wann und inwieweit man zu Übungen höheren Grades übergehen kann.

4.4 Die Wiederherstellung der Handfunktion

VARIATION B

Übungsinhalt

Diese Übung dient dazu, willkürliche Bewegungen der Finger oder anderer Körperabschnitte hervorzurufen und zu perfektionieren.

Therapiemittel

Man kann bereits bekannte Figuren verwenden oder auch eigens hierfür erdachte. Sie weisen ein besonders markantes Teilstück auf (z.B. eine Gerade), das vom Patienten mit geschlossenen Augen leicht erkannt wird. Die Figuren können auf der Arbeitstafel so eingesetzt werden, dass sie jeweils nach der gewünschten Bewegung ausgerichtet sind.

Ausgangsstellung

gleiche Ausgangsstellung wie bei Übung 1.

Übungsablauf

Diese Übung wird nach dem Vorgehen ersten Grades durchgeführt. Der Patient wird nun dazu aufgefordert, bei Erreichen einer signifikanten Stelle (z.B. einer Ecke) zu beginnen, den Finger alleine bis zur Erreichung der nächsten Ecke weiterzuführen. Auf diese Art und je nach Ausrichtung der Arbeitstafel, der Stellung der Figur, der Haltung des Patienten und der Handführung des Therapeuten ist es möglich, die Kontrolle über die abnorme Irradiation zu erlangen, da minimale aktive Bewegungen verlangt werden. Nach dieser Vorgehensweise kann dies in allen Gelenken und in alle Richtungen durchgeführt werden.

Abänderungen

Die Fazilitationen durch den Therapeuten bestehen in der Beschränkung der Unterstützung auf das unbedingt erforderliche Maß. Der Patient rekrutiert soviele motorische Einheiten, wie er erbringen kann, ohne dass distal oder proximal abnorme Irradiationen auftreten, die durch den Einsatz von bewusst auslösbaren Kontrollprozessen noch nicht beherrschbar sind.

Wenn nach den ersten Versuchen die Irradiation weiterhin unkontrollierbar bleibt, soll die Übung nach den Modalitäten ersten Grades fortgesetzt werden. Wie die vorherige, kann auch diese Übung andererseits zunehmend komplexer gestaltet werden, indem der Therapeut die Handführung und das Ausmaß der Unterstützung verändert, sodass entweder größere Rekrutierungen von denselben Muskelgruppen oder gleichzeitige Rekrutierungen von anderen Muskeln gefordert werden.

2. ÜBUNG

Übungsinhalt
Diese Übung dient der Wiedererlangung selektiver Fingerbewegungen.

Therapiemittel

Das Therapiematerial besteht aus einer Serie von mehr oder weniger ähnlichen Formen aus unterschiedlichen Materialien. Ihre Ausmaße betragen zirka zwei bis drei Zentimeter. Die Fingerkuppe der einzelnen Finger wird über die Umrisskante dieser Formen geführt, mit dem Ziel, die ertastete Form identifizieren zu können (*Abb. 4.11*).

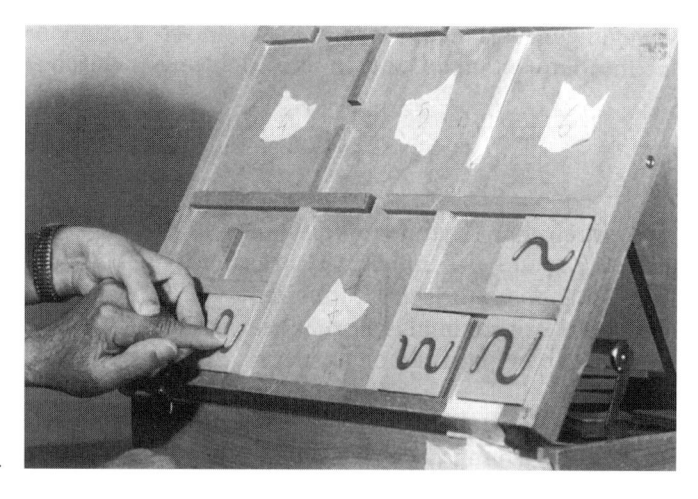

Abb. 4.11

Es ist wichtig, dass die relative Neigung des Objektes die Informationsaufnahme exakt über die Fingerkuppe ermöglicht. Die verwendeten Therapiemittel können aus verschiedenen Materialien gefertigt werden, wie Holz, Karton, Plastilin oder Sperrholz; sie müssen einen für die Fingerkuppe des Patienten wahrnehmbaren Umriss besitzen.

Man kann sich bekannter Formen bedienen: Zahlen, Buchstaben, geometrische Figuren, in einer Serie von drei bis vier Elementen, die sich mehr oder weniger voneinander unterscheiden. Ferner können Formen verwendet werden, deren

4.4 Die Wiederherstellung der Handfunktion

Linienführungen eigens so entwickelt wurden, dass sich spezielle Bewegungskombinationen der verschiedenen Gelenke vollziehen, wie es innerhalb der Übungen dritten Grades systematisch gehandhabt wird.

Ausgangsstellung

Der Patient sitzt, die betroffene Hand liegt proniert auf dem Tisch.

Übungsablauf

Wenn keine adäquate Halterung vorhanden ist, hält der Therapeut mit der einen Hand das Therapiemittel und führt mit der anderen Hand eine Fingerkuppe des Patienten über die Umrisskante einer Figur aus einer bestimmten Serie (*Abb. 4.12*). Der Patient soll die Figur wiedererkennen.

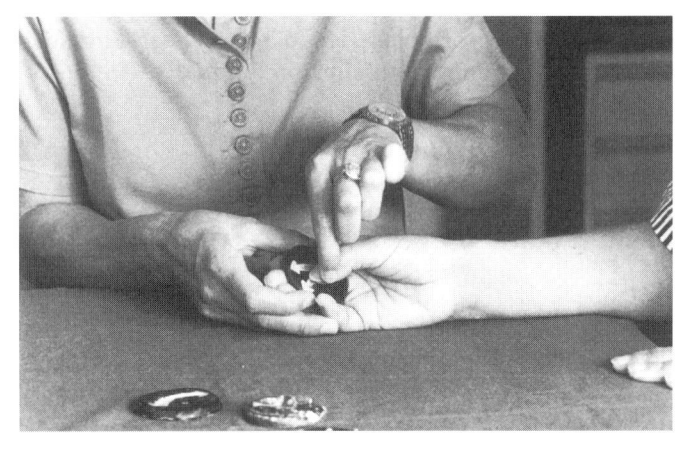

Abb. 4.12

Abänderungen

Treten Schwierigkeiten bei der *Unterscheidung der Figuren* auf, kann man die dargebotene Serie auf zwei Figuren reduzieren. Diese sollen sich deutlich voneinander unterscheiden und werden daher leichter erkannt. Bemerkt man das Auftreten einer abnormen Antwort auf Dehnung oder auch abnorme Irradiationen im bewegten Finger oder auch in nicht direkt in die Übung involvierten Körperabschnitten, so sind weitere Fazilitationen anzuwenden. Dazu zählen die Verminderung der Geschwindigkeit in der Ausführung oder die Beschränkung der Linienführung auf solche, die eine geringere Dehnung mit sich bringen.
Die gleichen Therapiemittel können auch bei komplexeren Übungen verwendet werden, in welchen Bewegungen des Handgelenkes – entweder isoliert oder kombiniert mit Fingerbewegungen – durchgeführt werden.

In diesem Fall müssen jedoch die Figuren in einer geeigneten Halterung fixiert sein, da der Therapeut beide Hände braucht, um den Finger des Patienten korrekt über die Umrisse der Figur führen zu können.

Bemerkungen

Diese Übung kann als Prototyp all jener Übungen angesehen werden, die ausschließlich das Schlusselement des funktionellen Systems der Manipulation ansprechen und das selektive Üben aller Finger sowie des Handgelenks erlauben, wobei einige charakteristische Daumenbewegungen ausgenommen sind.

VARIATION A

Sollte der Therapeut der Meinung sein, dass eine komplettere Wiederherstellung der Fingerbewegungen erreicht werden kann durch Aufgaben, die die Aktivierung von räumlichen Operationen bezüglich des Distanzempfindens notwendig machen, so kann man folgende Variante der Übung ausführen.

Übungsinhalt

- ▷ Kontrolle der abnormen Reaktion auf Dehnung im Bereich der Fingerflexoren
- ▷ Rekrutierung der motorischen Einheiten für eine isolierte Extension der Finger
- ▷ Organisation der kinästhetischen Informationen, die von den Metakarpophalangealgelenken kommen.

Therapiemittel

Das Therapiemittel besteht aus farbigen Stäbchen unterschiedlicher Höhe. Jedes Stäbchen (von einem Zentimeter bis zu 5–6 Zentimeter) hat eine bestimmte Farbe.

Ausgangsstellung

Der Patient sitzt, plegischer Unterarm und Hand liegen auf dem Tisch auf, bei symmetrischer Schultergürtel- und Schultergelenkstellung sowie aufrechter Rumpfhaltung.

4.4 Die Wiederherstellung der Handfunktion

Übungsablauf

Der Therapeut führt einen Finger des Patienten entlang der Kante eines Stäbchens bis zur Spitze. Der Therapeut lässt so den Patienten alle Höhen erspüren. Dann soll er sie bei geschlossenen Augen wiedererkennen (*Abb. 4.13*).

Damit der Patient die Höhe korrekt wahrnehmen kann, muss er die abnorme Reaktion auf Dehnung der entsprechenden Muskeln kontrollieren. Er richtet seine Aufmerksamkeit auf die Informationen, die vom Metakarpophalangealgelenk und von einer eventuellen Dehnung kommen. Wenn der Therapeut einen Widerstand bei der Fingerextension spürt, kann man durch kleinere Stäbchen die Übung erleichtern, sodass die involvierten Muskeln nicht so stark gedehnt werden, oder man vermindert die Geschwindigkeit der Ausführung. In jedem Fall lenkt der Therapeut die Aufmerksamkeit des Patienten auf den vermehrten Widerstand gegen die Bewegung in die Extension und fordert ihn auf, diesen mit Hilfe seiner kognitiven Kontrollmöglichkeiten zu kontrollieren.

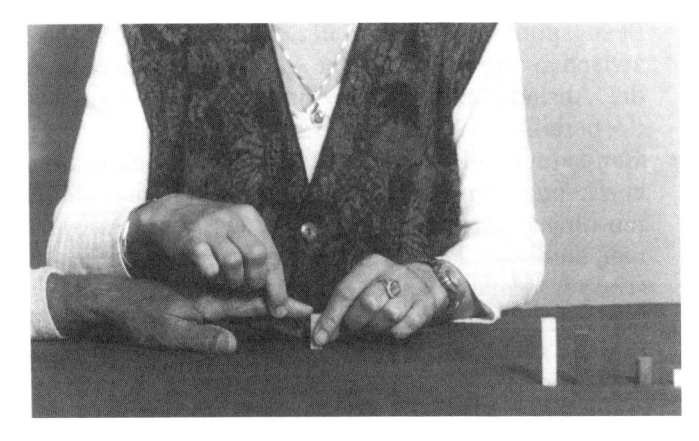

Abb. 4.13

Abänderungen

▷ Man kann die Übung so gestalten, dass der Patient unterschiedliche Stäbchenlängen gleichzeitig durch verschiedene Finger wiedererkennen muss. Auf diese Weise erkennt der Patient verschiedene räumliche Relationen innerhalb der Finger, indem er kinästhetische Informationen von mehreren Informationsquellen einholt. Er achtet immer darauf, dass dabei keine pathologischen Komponenten auftreten, wie die abnorme Reaktion auf Dehnung oder die abnorme Irradiation.

▷ Die Übung kann so dargeboten werden, dass der Patient die Länge des Stäbchens mit Hilfe einer Abduktions- bzw. Adduktionsbewegung des Fingers wiedererkennen muss. In diesem Fall ist der Bezugspunkt ein Element der

Außenwelt, es wird also der Abstand zwischen zwei Punkten der Außenwelt wahrgenommen und nicht der Abstand zwischen einem Punkt der Außenwelt und einem Körperteil.
▷ Man kann den Patienten bitten, die Länge eines Stäbchens wiederzuerkennen, indem es zwischen den Daumen und einen der anderen Finger gelegt wird (*Abb. 4.14*). Um diese Aufgabe lösen zu können, muss der Patient seine Aufmerksamkeit auf die kinästhetischen Informationen lenken, die von den verschiedenen Gelenken der zwei Finger kommen. Der Patient muss also Relationen der Distanz zwischen diesen identifizieren, um die perzeptive Hypothese verifizieren zu können. In diesem Fall werden Teile des eigenen Körpers als Bezugspunkte genommen.

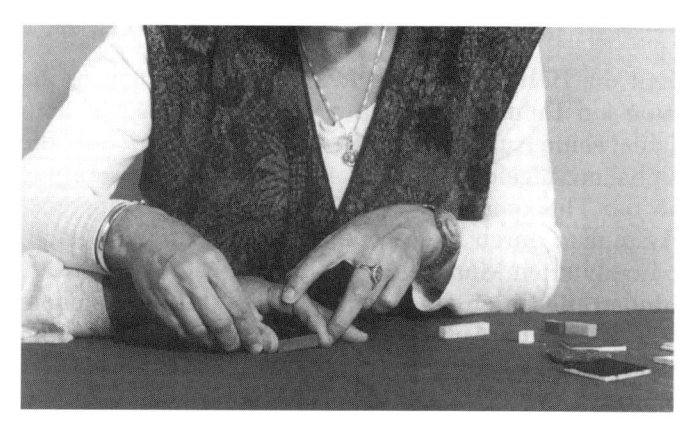

Abb. 4.14

VARIATION B

Übungsinhalt

Der Patient lernt das taktile Erkennen von Oberflächen unterschiedlicher Art:
▷ Um eine bessere Kontrolle über die abnorme Reaktion auf Dehnung der Hand- und Fingermuskeln zu erzielen.
▷ Um die Rekrutierung von motorischen Einheiten hervorzurufen.
▷ Um die Organisation der taktilen Informationen wieder herzustellen.

Therapiemittel

Kleine Holzbrettchen, auf denen verschiedene Materialien aufgeklebt sind (Stoffe, Teppiche und andere Materialien).

4.4 Die Wiederherstellung der Handfunktion

Ausgangsstellung

Der Patient sitzt, Unterarme und Hände liegen in Pronationsstellung auf dem Tisch.

Übungsablauf

Der Therapeut bewegt einen Finger oder die ganze Hand des Patienten über die zu erkennende Oberfläche (*Abb. 4.15a, b*). Der Patient muss mit geschlossenen Augen aus einer Serie von zwei, drei oder mehr Oberflächen unterschiedlicher Art die tatsächlich dargebotene wiedererkennen. Der Therapeut kann den Patienten fragen, ob die Oberfläche, die er wahrgenommen hat, dieselbe ist wie die vorhergehende oder nicht.

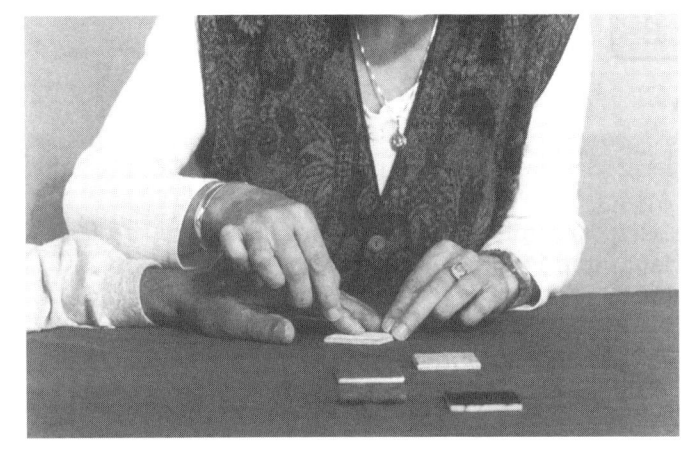

Abb. 4.15a

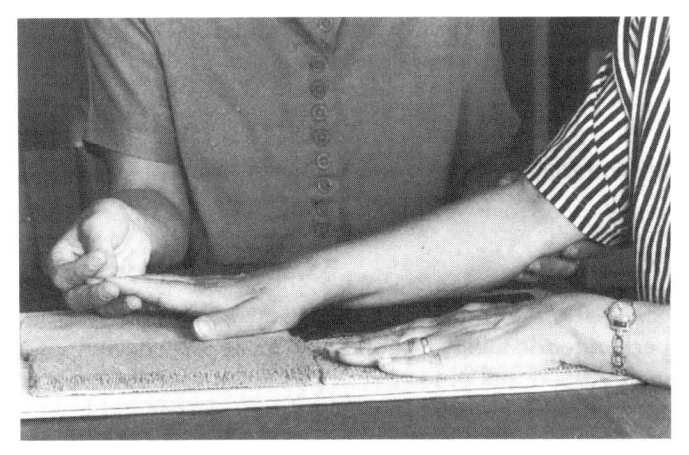

Abb. 4.15b

Bemerkungen

Das taktile Wiedererkennen von Oberflächen unterschiedlicher Beschaffenheit wird für die bessere Kontrolle der abnormen Reaktion auf Dehnung der Finger- und Handgelenkmuskeln eingesetzt. Bei der Durchführung dieser Aufgabe kann die Beurteilung der Unterschiede zwischen den verschiedenen Stoffarten mit den Mikrovibrationen in Verbindung gebracht werden, denen die Finger beim Dahingleiten über die wiederzuerkennende Oberfläche ausgesetzt werden. Damit diese Vibrationen, die als Mikrobewegungen der Metakarpophalangeal- und Interphalangealgelenke aufzufassen sind, stattfinden können, ist es notwendig, dass sich die Fingerflexoren und -extensoren in einem entspanntem Zustand befinden.

3. ÜBUNG

Übungsinhalt

Der Patient lernt, kinästhetische Informationen dem Handgelenk zu entnehmen. Dabei soll er pathologische Elemente kontrollieren.

Therapiemittel

Kleine Stäbchen, die ein festgelegte Strecke in gleich große Abschnitte einteilen.

Ausgangsstellung

Der Patient sitzt vor einem Tisch. Der Unterarm liegt in Pronationsstellung auf.

Übungsablauf

Die Bewegung der Hand vom Handgelenk aus kann für den Patienten mit jener des Uhrzeigers verglichen werden. Auf diese Art und Weise wird die gesamte Aufmerksamkeit des Patienten auf die Position seines Handgelenks gelenkt. Der Therapeut hält alle ausgestreckten Finger der plegischen Hand, wobei die Finger auf die Verlängerung einer imaginären Achse längs dem Unterarm ausgerichtet sind, deren Spitze der Mittelfinger darstellt. Es können nun verschiedene Bewegungen durchgeführt werden, die eine Ulnarabduktion oder eine Radialabduktion des Handgelenkes bewirken. Der Patient soll lernen, die Winkelausschnitte, die durch verschiedene Stäbchen gekennzeichnet werden, zu identifizieren (*Abb. 4.16*).

4.4 Die Wiederherstellung der Handfunktion

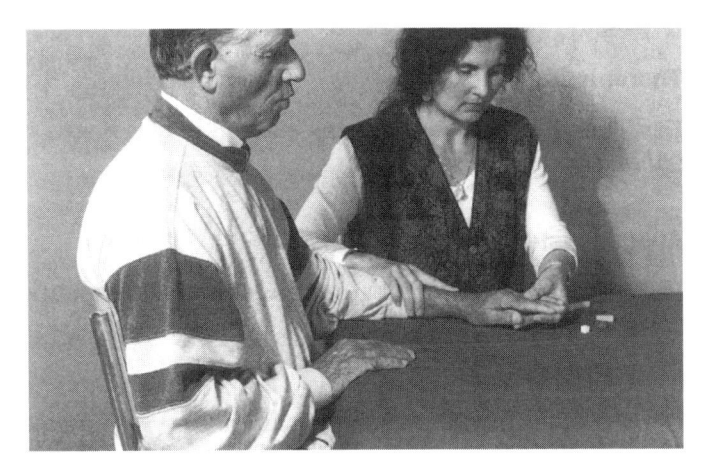

Abb. 4.16

Abänderungen

Das Auftreten von abnormen Irradiationen oder reflektorischen Kontraktionen ist leicht zu erkennen. Der Therapeut soll den Patienten darauf aufmerksam machen. Andere Fehler können durch ein Wahrnehmungsdefizit, taktiler wie kinästhetischer Art, begründet sein, was häufig im Bereich des Handgelenks vorkommt. In diesem Fall kann man die Übung erleichtern, indem die Erkennung auf die Anfangs- und Endpunkte der Bahn beschränkt wird.

4. ÜBUNG

Übungsinhalt

Die Handgelenkextensions/flexionsbewegung wird erarbeitet.

Therapiemittel

Das Therapiemittel besteht aus einem kleinen Bogen mit einer Skala *(Abb. 4.17)*.

Ausgangsstellung

Patient sitzt, Unterarm liegt in Pronationsstellung auf dem Tisch.

Übungsablauf

Der Patient soll die verschiedenen Höhen erkennen, zu denen der Therapeut die Spitze seines Mittelfingers führt *(Abb. 4.18)*.

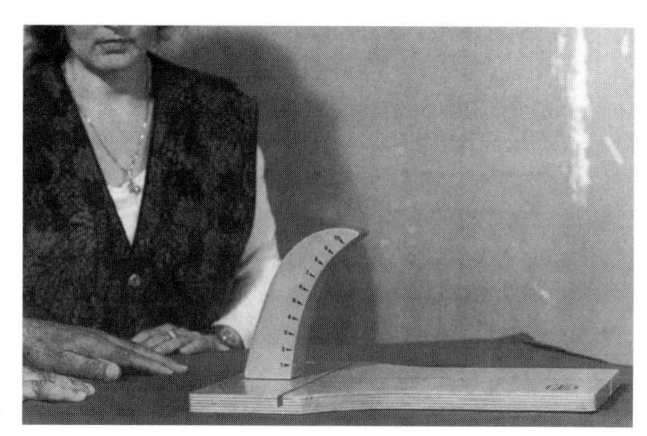

Abb. 4.17

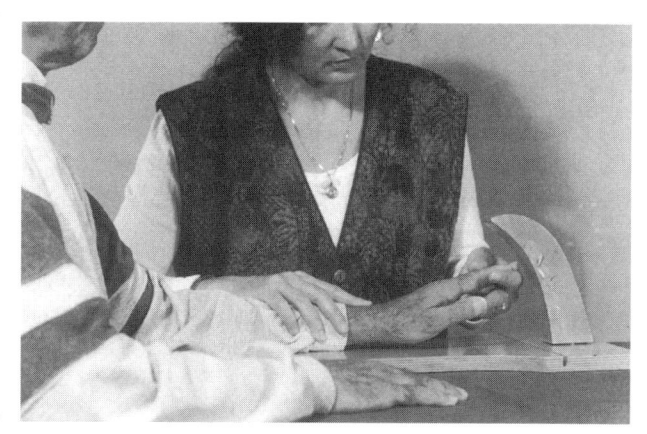

Abb. 4.18

Abänderungen

Die Hand wird kontinuierlich auf und ab bewegt. Der Patient wird dann gefragt, an welchem Punkt der Skala sich die Hand befindet. Wenn man etwas anders gestaltete Therapiemittel verwendet, wie verschiedene Kreise oder Linien (*Abb. 4.19*), die erkannt werden müssen, können Radial-Ulnarabduktion mit der Dorsal-Volarflexion kombiniert werden. Dies setzt natürlich schon eine höhere Perzeptionsfähigkeit voraus (*Abb. 4.20*).

Bemerkung

Die Bewegung aller Finger der Hand gleichzeitig mit dem Handgelenk ist nicht als ganz korrekt anzusehen, außer in einer sehr frühen Phase der Rehabilitation, in welcher noch beachtliche Probleme bezüglich der Dehnreaktion vorhanden sind. Es ist zweckmäßig, die vier Finger zu bewegen. Dabei fordert man den Patienten auf, seinen Daumen vollkommen entspannt zu lassen (*Abb. 4.21*).

4.4 Die Wiederherstellung der Handfunktion

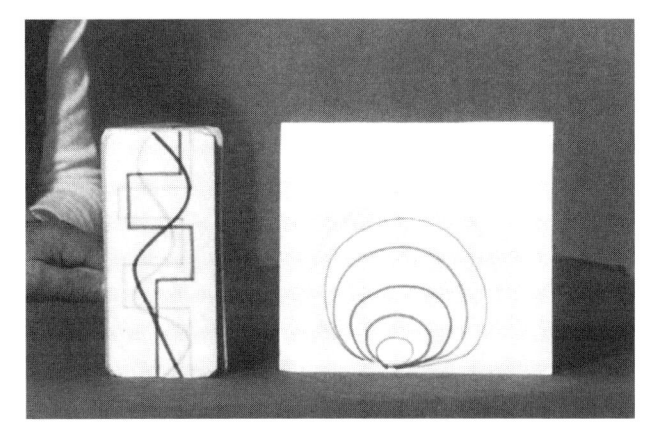

Abb. 4.19

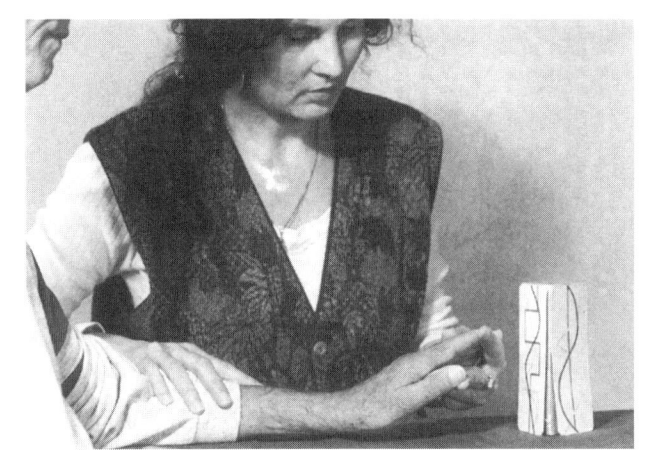

Abb. 4.20

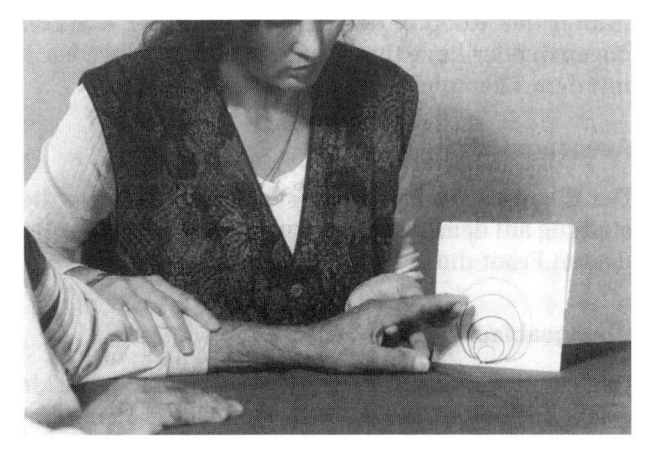

Abb. 4.21

Diese Art der Übung erweist sich als leichter ausführbar, wenn Übungen vorausgehen, die selektive Bewegungen des Daumens zum Ziel haben.

5. ÜBUNG

Übungsinhalt

Diese Übung ist für die Pronations- und Supinationsbewegung gedacht. Bei dieser Bewegung ist der Daumen der Indikator für die Orientierung der Hand in die Supination.

Therapiemittel

Die Überprüfung der perzeptiven Hypothese wird dem Patienten ermöglicht durch ein *Therapiemittel* in Form eines *hölzernen Brückenbogens*. Auf ihm sind verschiedene Markierungen eingezeichnet (*Abb. 4.22*). Man kann diese benutzen, um verschiedene Informationen anzubieten. Sie können taktiler Art (durch den Kontakt des Daumens mit der Konkavität des Brückenbogens) oder kinästhetischer Art (ohne jedweden Kontakt der Hand mit dem Therapiemittel) sein.

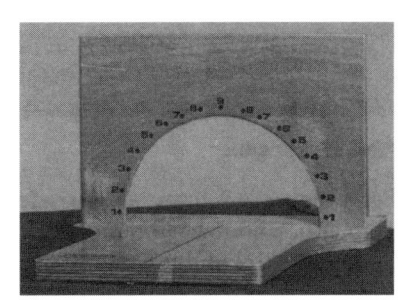

Abb. 4.22

Ausgangsstellung

Der Ellenbogen des Patienten ist gebeugt, die Hand liegt in Pronationsstellung auf dem Tisch und zwar im Zentrum des Brückenbogens, auf dessen Front die erwähnten Markierungen eingezeichnet sind.

Übungsablauf

Der Therapeut hält mit einer Hand die vier gestreckten Finger der plegischen Hand und bringt mit der anderen Hand die Fingerkuppe des Daumens in Kontakt mit dem Therapiemittel. Nun wird die vorgesehene Strecke durch Drehung von der Pronation in die Supination „abgefahren". Der Patient soll während der Übung die verschiedenen Zwischenpositionen erkennen (*Abb. 4.23*).

Abänderungen

Falls sich die Übung als zu schwer herausstellen sollte, wenn z.B. eine abnorme Reaktion auf Dehnung der Pronatoren auftritt, so kann man den Winkel des Gelenkausschlages reduzieren. Bei Sensibilitätsstörungen wird die Anzahl der zu erkennenden Positionen vermindert.

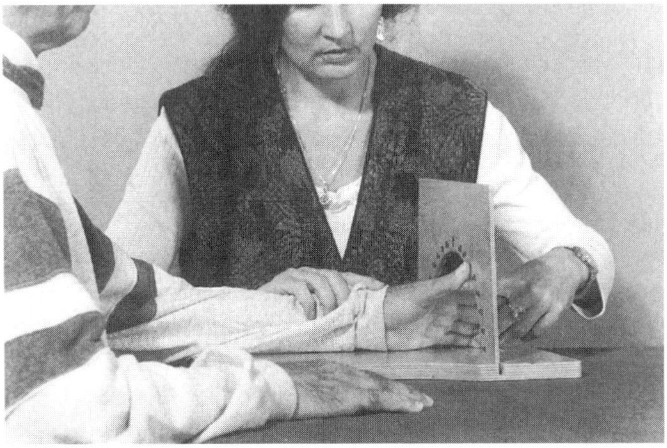

4.4 Die Wiederherstellung der Handfunktion

Abb. 4.23

6. ÜBUNG

Übungsinhalt

Mit Hilfe dieser Übung sollen getrennte Bewegungen im Handgelenk und in den Metakarpophalangealgelenken geschult werden. Der Patient lernt, fragmentierte Bewegungen dieser zwei Gelenkeinheiten auszuführen.

Therapiemittel

Es wird ein zweiteiliges Therapiemittel verwendet. Die beiden Teile stehen im rechten Winkel zueinander (*Abb. 4.24*).

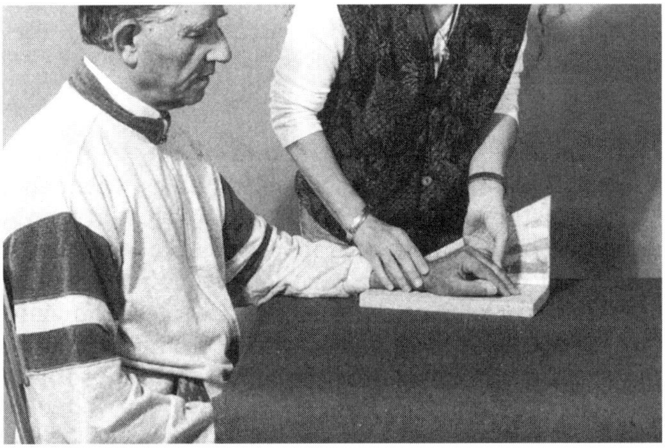

Abb. 4.24

Ausgangsstellung

Der Patient sitzt. Arm und Hand liegen auf dem Tisch auf, der Ellenbogen ist leicht gebeugt. Der vertikale Teil besteht aus einem Kreisbogenausschnitt. Er ist in verschiedene Abschnitte unterteilt. Diese markieren verschiedene Höhen. Mittelhand sowie die Finger sollen diese Höhenabschnitte erreichen können. Das horizontale, rechteckige Teil ist mit Hilfe senkrechter Linien, die in Richtung der Finger zeigen, in nummerierte Felder unterteilt. Die Felder dienen dem Patienten als Bezugspunkte, um die Position der vier Finger, die gleichzeitig bewegt werden, feststellen zu können.

Übungsablauf

Der Daumen beteiligt sich nicht direkt an der Übung. Er wird aber als Indikator für das eventuelle Auftreten abnormer Irradiationsphänomene angesehen. Wird diese Übung nach der Modalität ersten Grades durchgeführt, bewegt der Therapeut mit einer Hand das Handgelenk in die Dorsalextension, mit der anderen Hand die vier Finger des Patienten, die im Bereich der Metakarpophalangealgelenke in Flexion gehalten werden können, mit den Interphalangealgelenken in Extension. Zu Beginn der Übung bleiben die Fingerkuppen des Patienten in Kontakt mit der Stützfläche, wo sie auch während der Ausführung des ersten Teiles der Übung gehalten werden. Während des zweiten Teils der Übung bewegen sich die Metakarpophalangealgelenke in Extension. Die Aufgabe des Patienten besteht darin, die verschiedenen Positionen wahrzunehmen.

Abänderungen

Die Übung kann abhängig davon, wie gut der Patient abnorme irradiierte Kontraktionen kontrollieren kann, erleichtert werden. Es ist oft günstig, in der zweiten Übungsphase die Dorsalextension des Handgelenks und die Extension der Metakarpophalangealgelenke einzuschränken. Man kann auch die Anzahl der zu erkennenden Abschnitte reduzieren, sowohl im vertikalen wie im horizontalen Teil, besonders wenn Sensibilitätsstörungen vorhanden sein sollten.

4.4 Die Wiederherstellung der Handfunktion

7. ÜBUNG

Übungsinhalt

Diese Übung ist für die Extension/Flexion des Ellenbogens bestimmt. Die Bewegung ist notwendig, um verschiedene Orientierungen der Hand im Raum zu ermöglichen.

Therapiemittel

Auf dem Tisch werden farbige Signalzeichen aufgelegt. Jedes von ihnen begrenzt einen Bogenabschnitt, wobei alle Bogenabschnitte die gleiche Größe haben. Die Anzahl der Bogenabschnitte kann je nach Fähigkeit des Patienten variiert werden.

Ausgangsstellung

Der Unterarm des sitzenden Patienten liegt in Pronationsstellung auf dem Tisch.

Übungsablauf

Der Therapeut unterstützt mit einer Hand vier Finger des Patienten und hält das Daumensattelgelenk in Nullstellung. Mit dem Ellenbogen als Drehpunkt bewegt der Therapeut nun die Hand zu den vorgesehenen Signalzeichen, wobei das Handgelenk seine Stellung nicht verändert (*Abb. 4.25*). Die gleiche Übung kann mit gestreckten Ellenbogen durchgeführt werden. Auch in diesem Fall wird die Hand in einem Halbbogen bewegt. Der Patient soll die Abschnitte des Halbbogens erkennen.

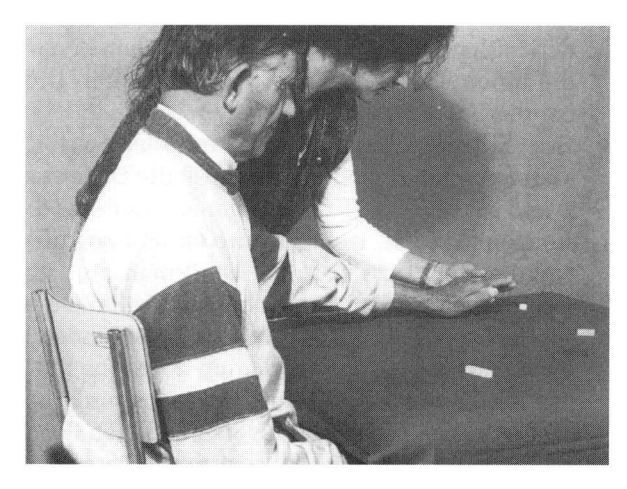

Abb. 4.25

Bemerkungen

Bei dieser Übung kommt es zu Dehnungen von Muskelgruppen, die unmittelbar und mit beachtlicher Intensität eine abnorme Reaktion auf Dehnung aufweisen können. Daher ist es häufig notwendig, intensiv zu fazilitieren, um das Auftreten von reflektorischen Kontraktionen proximal als auch distal zu verhindern. Der Patient kontrolliert die abnorme Reaktion auf Dehnung der langen Flexoren. Bei der Durchführung der Übung bleibt die Hand immer in ihrer Gelenkstellung unverändert, so dass der Patient keine perzeptiven Aufgaben bezüglich der Orientierung der Hand zum Objekt hin zu lösen hat. Um die Übung zu erleichtern, werden Aufgaben gestellt, die einzig und allein die Regulierung der Distanz der Hand zur Schulter beinhalten. Sobald der Patient eine exakte Kontrolle erlangt hat, wird zu einer bestimmten Übung ersten Grades übergegangen. Der Patient verarbeitet dabei gleichzeitig Informationen, die sowohl aus dem Ellenbogengelenk, als auch aus dem Handgelenk eingehen. Diese Übungen erfordern spezielle Therapiemittel.

Abänderungen

Bei der eben beschriebenen Übung muss der Patient räumliche Operationen leisten, wobei beim Erkennen von Distanzen *verschiedene Bezugspunkte* verwendet werden können.

▷ Das Erkennen einer Distanz im Bereich der *Außenwelt*. Man fragt den Patienten, welche Distanz zwischen den Punkten 1 – 2 – 3 liegt, die einen Teil der Außenwelt darstellen. Diese Modalität wurde bei der beschriebenen Übung gewählt.

▷ Das Erkennen einer Distanz im Bezug auf den *eigenen Körper*. Man fragt den Patienten, wie groß die Distanz zwischen dem Punkt x und einem Segment des eigenen Körpers ist. Um auch dieses Distanzempfinden, welches eine andere kognitive Verarbeitung notwendig macht, zu schulen, kann man die Übung folgendermaßen abändern. Man lässt den Ellenbogen des Patienten nicht mehr liegen, sondern wählt einen immer gleichbleibenden Ausgangspunkt, z.B. den Oberschenkel des Patienten oder eine Position nahe am Bauch des Patienten. Von diesem Ausgangspunkt bewegt der Therapeut die Hand des Patienten zu verschiedenen Positionen, wobei er den Ellenbogen des Patienten streckt und entsprechend der Position den Arm abduziert oder adduziert. Die Aufgabe des Patienten ist es, die Position wiederzuerkennen. Danach führt der Therapeut die Hand wieder zum Ausgangspunkt zurück. Dann führt er sie zu einer anderen Position. Der Patient kann die Aufgabe also nur dann lösen, wenn er die Distanz zwischen einem Teil seines eigenen Körpers und einer Position der Außenwelt wahrnimmt.

4.4 Die Wiederherstellung der Handfunktion

8. ÜBUNG

Übungsinhalt

Diese Übung dient dazu, dass der Patient den Komplex Oberarm-Unterarm wieder verwendet, indem er lernt die Distanz, innerhalb welcher die Hand eingesetzt wird, abzuschätzen. Dabei dient das Handgelenk als Anhaltspunkt. Man muss bedenken, dass meistens die Entfernung eines Gegenstandes nicht auf die Fingerspitzen bezogen beurteilt wird. Wenn sich die Hand auf das Greifen vorbereitet, wird die Entfernung üblicherweise im Bezug auf die Handgelenkposition eingeschätzt. Daher ist es nützlich, Übungen durchzuführen, bei denen der Patient die Handwurzel als Bezugspunkt einsetzt.

Therapiemittel

Bei dieser Übung benützt man als Therapiematerial eine auf den Tisch gestellte Tafel. Auf ihr sind Linien mit unterschiedlicher Linienführung aufgezeichnet (siehe hierzu die *Abb. 4.26*).
Die einfachsten sind radial, divergent bezogen auf das Schultergelenk des Patienten.

Ausgangsstellung

Der Patient sitzt vor dem Tisch.

Übungsablauf

Der Therapeut unterstützt mit einer Hand den Ellenbogen und mit der anderen die leicht dorsalflektierte Hand des Patienten selbst, sodass die volare Fläche des Handgelenks über die Tafel gleiten kann. Auf diese Art kann der Therapeut die Hand des Patienten entlang der gezeichneten Linien führen. Der Patient hat die Aufgabe, diese richtig zu erkennen.

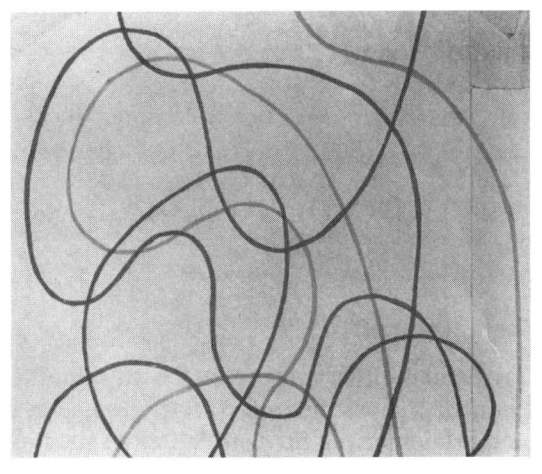

Abb. 4.26

Kapitel 4 Die Übungen

Abänderungen

Diese Übung kann insofern abgewandelt werden, als ein Schwamm unter das Handgelenk des Patienten gelegt wird, um die Bewegung bei der Annäherung zum Objekt hin sehr fein zu dosieren. Der Therapeut führt den Arm des Patienten über die verschiedenen Linien. Der Patient muss vom Handgelenk aus adäquaten Druck ausüben, um den Schwamm mitbewegen zu können.

VARIATION A

Übungsinhalt

Bei dieser Übung steht besonders die Bewegung des Schultergelenkes im Vordergrund. Das Schultergelenk erlaubt eine besondere Vielfalt an Positionsveränderungen, da drei Freiheitsgrade gegeben sind. Die Übung kann daher in einer oder mehreren Ebenen durchgeführt werde *(Abb. 4.27)*.

Therapiemittel

Das Fehlen eines geeigneten Therapiemittels bedingt, dass bei dieser Übung keine besonderen Anforderungen gestellt werden können, was eine Erleichterung für den Patienten darstellt.

Es können also Linienführungen durchgeführt werden, die Armbewegungen in alle Richtungen beinhalten. Besonders schwierig sind Figuren, die auch Bewegungen in die Abduktion und in die Außenrotation notwendig machen, welche mit Vorsicht durchgeführt werden müssen, da die Bewegung überwiegend im Gleno-Humeralgelenk erfolgen soll.

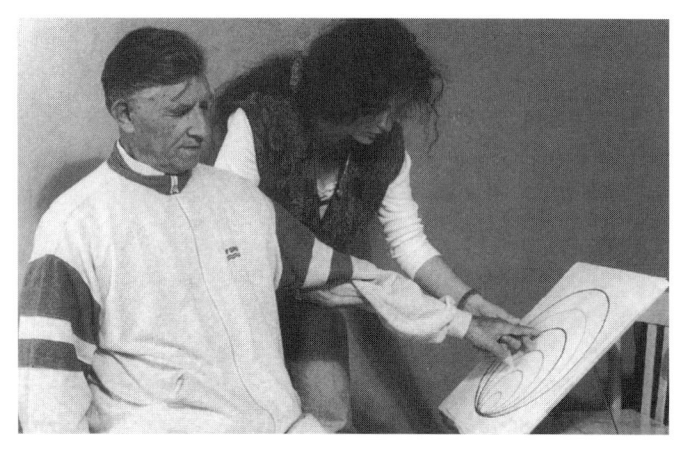

Abb. 4.27

4.4 Die Wiederherstellung der Handfunktion

Ausgangsstellung

Der Patient sitzt, wobei der Stuhltyp je nach Fähigkeiten des Patienten variiert werden kann. Man kann z.B. einen Hocker oder einen Stuhl mit hoher Rückenlehne wählen.

Übungsablauf

Die einfachste Form der perzeptiven Hypothese besteht darin, bekannte Figuren wiederzuerkennen wie Buchstaben oder Zahlen, die der Therapeut mit dem gestreckten Arm des Patienten in den Raum zeichnet (*Abb. 4.28*). Der Therapeut lässt den Patienten eine Reihe von Figuren anschauen, aus denen er dann jene auswählt, die zu erkennen ist.

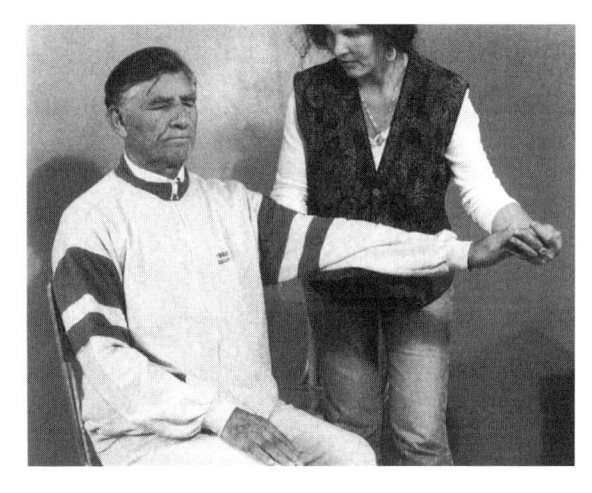

Abb. 4.28

Abänderungen

Es ist oft angebracht, nicht die Hand als Bezugspunkt zu nehmen, sondern den gebeugt gehaltenen Ellenbogen. Der Patient soll Figuren erkennen, die mit der Ellenbogenspitze in die Luft gezeichnet werden (*Abb. 4.29*). Dieses Vorgehen bewährt sich besonders bei Patienten, die unter dem Algodystrophie-Syndrom (= Schulter-Arm-Syndrom) leiden, da dieses sehr häufig mit starken Schmerzen einhergeht. Will man etwas anspruchsvollere und somit auch schwieriger erkennbare Figuren durchführen, die aber nicht möglich sind, wenn sich der Patient auf verbale Beschreibungen beschränken muss, so kann der Patienten, die vorgemachten Bewegungen zunächst mit der gesunden Extremität nachmachen (*Abb. 4.30*).

Das Erkennen verschiedener Bewegungsbahnen, das bei dieser Variante notwendig ist, enthält sowohl Relationen der Distanz wie der Richtung.

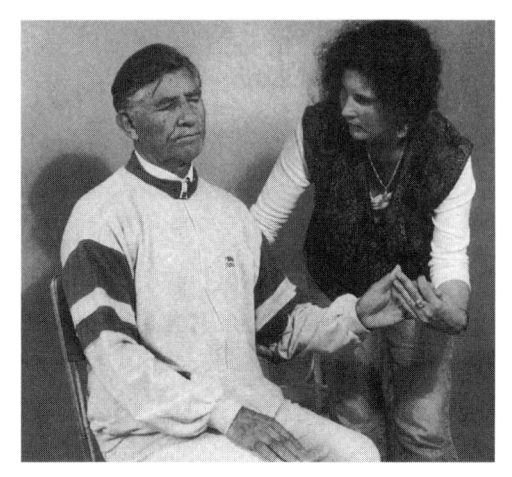

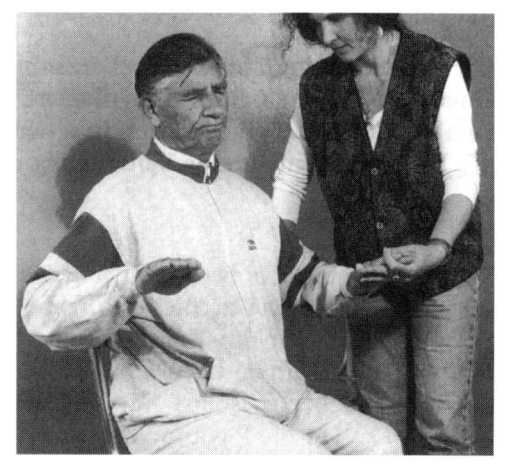

Abb. 4.29   Abb. 4.30

9. ÜBUNG

Übungsinhalt

Die Wahrnehmung unterschiedlicher Kontakte soll geschult werden und zwar nicht nur in Bezug auf den eigenen Körper, sondern auch auf einen Gegenstand. Um dies zu erreichen, muss der Patient sich so organisieren, dass er den Körper in eine Art „Waage" verwandelt, bei der es einen Drehpunkt und einen Ausgleichsarm gibt, der es ermöglicht, das Gewichtsausmaß des Objektes zu messen. Diese Übung ist für Patienten gedacht, die eine gute Kontrolle über die abnorme Reaktion auf Dehnung und über die abnorme Irradiation erlangt und begonnen haben, genügend Rekrutierungen im Bereich der ganzen Extremität zu aktivieren.

Therapiemittel

Das Therapiemittel besteht aus einem rechteckigen Brettchen, welches durch einen zentralen Tragzapfen beweglich ist. Auf dieses Brettchen werden ein oder mehrere Gewichte von unterschiedlichem Ausmaß gelegt (von 50 bis zu 300 Gramm).

Ausgangsstellung

Der Patient sitzt auf einem Hocker, sein paretischer Unterarm ist auf einem beweglichen Brettchen plaziert. Das Brettchen liegt seitlich vom Patienten auf

4.4 Die Wiederherstellung der Handfunktion

einem Tisch in einer Höhe, sodass das Aufstützen des Unterarmes nicht eine Seitneigung des Rumpfes verursacht.

Übungsablauf

Der Patient muss das Brettchen horizontal halten und erkennen, wo das Gewicht liegt. Um diese Aufgabe zu erfüllen, muss er leichte Schwingungen auf das Brettchen übertragen. Er nimmt die Druckrichtung unter seinem Unterarm und seiner Hand wahr, wobei er das Gewicht des Armes selbst miteinbeziehen muss. Aus diesen Informationen soll er die Position des Gewichtes selbst ableiten (*Abb. 4.31*).

Der Therapeut legt den Arm des Patienten so auf das Brettchen, dass für den Patienten geringste Rekrutierungsanforderungen genügen, um das Brettchen horizontal zu halten. Der Therapeut fordert den Patienten auf, die Horizontalität des Brettchens beizubehalten. Daraufhin legt er mit ihm einige Punkte fest, wo er das Gewicht hinlegen kann. Üblicherweise werden zwei, vier oder sechs Punkte am Rand des Brettchens gewählt (zum Beispiel die Ecken vorne links – vorne rechts – hinten links – hinten rechts). Das Ausmaß des Gewichtes kann unterschiedlich sein und wird je nach Diskriminationsfähigkeit und nach der Rekrutierungsfähigkeit des Patienten ausgewählt.

Der Therapeut erwartet, dass der Patient eine komplexe motorische Aktivität organisiert und zwar sowohl im skapulo-thorakalen Bereich als auch in den Bereichen Schultergelenk, Ellenbogen und Unterarm. So kann er die Schwingungen hervorrufen, die notwendig sind, um die Informationen der Druckrichtung bezüglich des Gewichtes zu erhalten. Damit dies dem Patienten gelingt, muss er sowohl das Gewichtsausmaß des eigenen Armes als auch das Gewicht des Gegenstandes berücksichtigen.

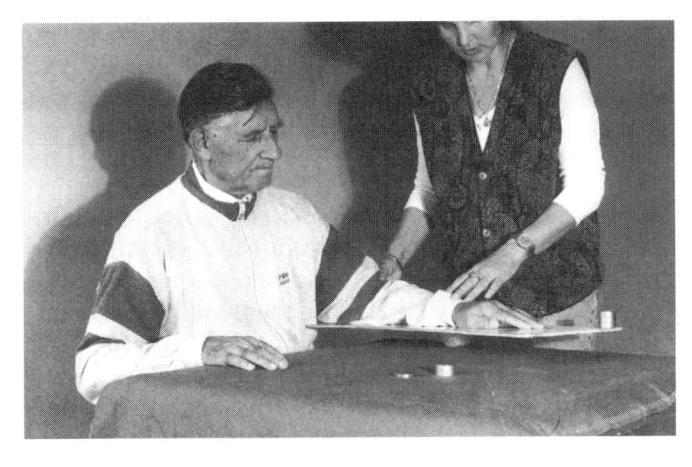

Abb. 4.31

4.5 Die Wiederherstellung der Fortbewegung

4.5.1 Übungen im Liegen

1. ÜBUNG

Übungsinhalt

Der Patient lernt, pathologische Elemente, wie die abnorme Reaktion auf Dehnung und abnorme Irradiation im Bereich der Muskelgruppen der unteren Extremität zu kontrollieren. Die Übung gilt als Prototyp aller Übungen in Rückenlage für die Verbesserung der kinästhetischen Informationsaufnahme vom Knie- und Hüftgelenk und der taktilen Informationsaufnahme vom Fuß durch den Kontakt der Ferse mit dem Therapiemittel.

Therapiemittel

Ein in mehrere, gleichgroße und nummerierte Segmente eingeteilter Streifen aus rauhem Material wird entlang der Körperlängsachse des Patienten, entweder auf dem Bett selbst oder auf der Behandlungsliege aufgeklebt.

Ausgangsstellung

Der Patient befindet sich in Rückenlage, die gestreckten Arme seitlich am Körper.

Übungsablauf

Der Therapeut hält das Hüftgelenk des Patienten in Rotationsnullstellung wie auch in Abd/Add-Nullstellung. Die eine Hand des Therapeuten befindet sich unter der Kniekehle und die andere Hand hält den Fuß in den Sprunggelenken in Nullstellung. Der Therapeut hält den Fuß des Patienten so, dass die Ferse immer Kontakt mit der Auflagefläche hat, wobei der Therapeut eine Extension/Flexion des Knie- und des Hüftgelenkes ausführt (*Abb. 4.32*). Der Patient gibt nun die Position der Ferse an, nachdem das Bein vom Therapeuten zu einer Markierung geführt wurde.

Abänderungen

Wenn die Übung in einem sehr frühen Stadium durchgeführt wird, können beim Patienten Perzeptionsschwierigkeiten auftreten. Ist dies der Fall, wird die

4.5 Die Wiederherstellung der Fortbewegung

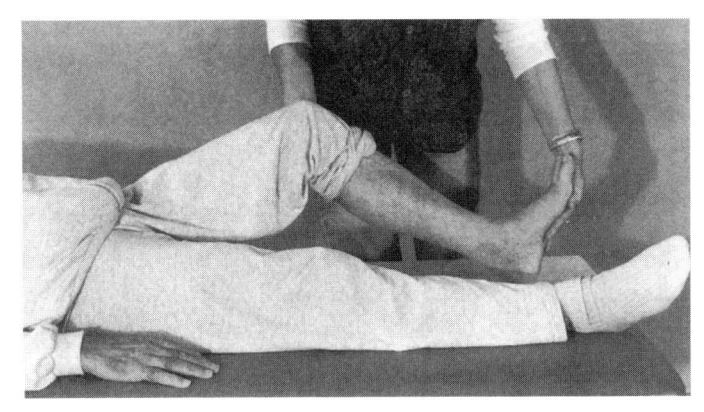

Abb. 4.32

Frage nach der Position ausschließlich auf extreme Stellungen limitiert, das heißt auf die maximale Flexion und die maximale Extension beider Gelenke. Bestehen bereits pathologische Komponenten, liegt die Hauptschwierigkeit im Auftreten von abnormen Reaktionen auf Dehnung und abnormen Irradiationen. In diesem Fall ist es angebracht, die Geschwindigkeit, mit der die Übung durchgeführt wird, auf das Maß zu reduzieren, das mit der Reizschwelle dieser Phänomene vereinbar ist.

Bemerkungen

Die Bedeutung dieser Übung liegt darin, dass sie in der Frührehabilitation bei dem noch bettlägerigen Patienten durchgeführt werden kann. Die Rückenlage, wie auch der Sitz, sind anfänglich notwendig, weil der Patient die aufrechte Haltung noch nicht beibehalten kann. Wenn der Patient zu dieser fähig ist, muss sie mit höchster Vorsicht gehandhabt werden, weil es in ihr leichter zu abnormen Irradiationserscheinungen kommt. Die Rückenlage erlaubt, im Unterschied zum Sitzen, die Durchführung von Bewegungen, die zu einer kompletteren Kontrolle anregen sollen, sowohl über gewisse segmentiert durchgeführte Bewegungen, als auch über Gesamtbewegung der ganzen unteren Extremität.
Der Kontakt mit dem Endelement der kinematischen Kette – dem Fuß – dient dazu, den Patienten die geeignete Informationsaufnahme zu ermöglichen, um die gestellte perzeptive Aufgabe erfüllen zu können.

VARIATION A

Sollte es der Therapeut für zweckmäßig erachten, Aufgaben zu stellen, die räumliche Operationen der Distanz notwendig machen, kann man folgende Variante der Übung ausführen.

> **Übungsinhalt**
>
> Diese Übung vermittelt dem Patienten die Bedeutung der Rumpfbewegungen und der Bewegungen der unteren Extremität. Er lernt, ihr Zusammenspiel zu kontrollieren. Diese Kontrolle soll durch die Analyse von kinästhetischen Informationen und durch die mit der Bewegung des Hüftgelenkes verbundene Hautdehnung ermöglicht werden.

Therapiemittel

Die Übung kann mit kinästhetisch-räumlichen Bezügen ohne Therapiemittel durchgeführt werden. Man kann aber auch ein mit Gradeinteilung versehenes Therapiematerial benützen, entlang diesem der Fußrand bewegt wird. Somit erhält der Patient nicht nur vom Hüftgelenk kommende kinästhetische, sondern auch vom Fuß aufgenomme taktile Informationen.

Ausgangsstellung

Der Patient ist in Rückenlage. Die Beine sind gestreckt und leicht abduziert.

Übungsablauf

Der Patient soll die verschiedenen Flexionsgrade des Hüftgelenkes erkennen, der Fuß wird als Bezugspunkt genommen. Der Therapeut führt das betroffene Bein mit einer Hand unter der Fußsohle und mit der anderen unter der Kniekehle. Das Knie bleibt in Extension.

Abänderung

Mit gleicher Ausgangsstellung und gleichem Griff können Übungen in die Abduktion und Adduktion durchgeführt werden. Dabei soll der Patient das Ausmaß der Bewegung erkennen.

Bemerkungen

Bewegungen erfolgen hierbei mit kinästhetisch-räumlichem Bezug. Die höhere Anforderung an die Aufmerksamkeit wird in den lateralen Abschnitten der Abduktion gestellt, die den schwierigsten Teil der Übung darstellen. Die Ausgangsstellung mit gestrecktem Knie ist bei dieser Übung nur dann möglich, wenn vorher schon eine zufriedenstellende Kontrolle über die abnorme Dehnreaktion der Hüftflexoren erreicht worden ist. In diesem Fall wird einerseits auf größere Fazilitationen zurückgegriffen, indem die Ausführungsgeschwindigkeit reduziert

4.5 Die Wiederherstellung der Fortbewegung

wird. Andererseits wird der Patienten aufgefordert, auf das Ausmaß der Kontraktion der in der Übung betroffenen Muskeln zu achten, um ihm ihre Entspannung beizubringen. Oft wirkt es sich günstig aus, die Randzonen des Therapiematerials, die aus einem kreisbogenförmigen Streifen bestehen, mit Besonderheiten zu bereichern, wie verschiedenartigen Oberflächen. Dies kann z.B. darin bestehen, dass *taktile Erkennungselemente* eingefügt werden, die für den Patienten die Notwendigkeit einer größeren Entspannung der Adduktoren bedeuten.

VARIATION B

Für eine komplettere Wiederherstellung des funktionellen Systems der unteren Extremität muss der Patient auch Aufgaben lösen, die die gleichzeitige Verarbeitung der Relationen bezüglich *Distanz und Richtung* verlangen. Um dies zu erzielen, kann man die folgende Variante wählen.

Übungsinhalt

Diese Übung erfordert die Analyse der Informationen, die von allen großen Gelenken der unteren Extremität eingehen. Sie ist somit grundlegend für die Erlangung einer *simultanen Kontrolle,* welche für die Fortbewegung unerlässlich ist.

Therapiemittel

Das Therapiemittel besteht aus sinnvollen Figuren (Buchstaben, Zahlen, elementaren geometrischen Figuren) oder auch solchen, die bestimmte Bewegungskombinationen von den verschiedenen Gelenken verlangen (*Abb. 4.33*). Für die

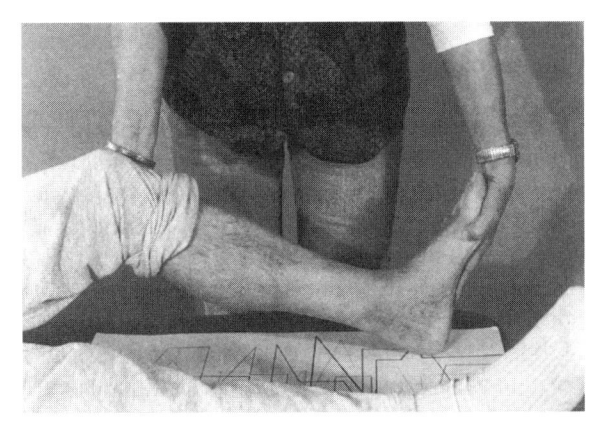

Abb. 4.33

Überprüfung der gestellten perzeptiven Hypothese ist nicht nur die Analyse einer einzigen Informationsquelle notwendig, sondern die Analyse der Beziehungen zwischen den Informationen aus verschiedenen Gelenken.

Ausgangsstellung

Der Patient liegt in Rückenlage, die Beine sind gestreckt.

Übungsablauf

Der Therapeut führt die Ferse, welche mit der Auflagefläche in Kontakt bleibt, um mit der gesamten Extremität die ausgewählte Bahn zu beschreiben. Die Griffe sind wie vorher beschrieben.

Bemerkungen

Falls pathologische Elemente „hintergründig" auftauchen, wendet der Therapeut die üblichen Fazilitationen an (Verminderung der Geschwindigkeit, Vereinfachung der Erkennungsaufgabe).

4.5.2 Übungen im Sitzen

2. ÜBUNG

Übungsinhalt

Der Patient soll als perzeptive Aufgabe die zurückgelegte Strecke erkennen können. Dabei sind abnorme Irradiationen zu vermeiden, die sich üblicherweise während der Extension des Kniegelenks in der Tendenz zur Supination und Plantarflexion des Fußes bemerkbar machen. Sie können, sobald das Kniegelenk in die Flexion bewegt wird, mit der Abhebung der Ferse von der Auflagefläche einhergehen.

Oft treten abnorme Irradiationen im rumpfnahen Bereich der Extremität auf, die abhängig von den Kniebewegungen – in einer zusätzlichen Außenrotation des gesamten Beines und in der Extension oder Flexion des Rumpfes bestehen. Dem Patienten wird klar gemacht, dass die Unterschenkel- und Fußmuskulatur während der Bewegung ganz entspannt sein muss. Der Fuß des Patienten soll Informationen über den Kontakt mit dem Boden liefern.

4.5 Die Wiederherstellung der Fortbewegung

Therapiemittel

Das Therapiemittel besteht aus einem *Streifen mit rauher Oberfläche*, der in verschiedene Sektoren gleicher Länge unterteilt ist. Er ist auf dem Boden aufgeklebt oder auf einem Brett befestigt. Dieses liegt in Längsrichtung unter dem paretischen Fuß des Patienten. Das Therapiemittel selbst kann durch das Einfügen von taktilen Signalen und einer seitlichen Führungsschiene so abgeändert werden, dass eine Informationsaufnahme auch vom medialen oder lateralen Fußrand möglich wird.

Ausgangsstellung

Dies ist die erste Übung, die im Sitzen durchgeführt wird. Der Patient sitzt aufrecht. Eine Rückenlehne kann verwendet werden. Hüft-, Knie- und Sprunggelenk bilden jeweils einen rechten Winkel. In dieser Haltung werden verschiedene Übungen vorgenommen, die bereits in den ersten Tagen gemacht werden können. Allerdings dürfen keine Störungen der Rumpfkontrolle vorhanden sein.

Übungsablauf

Wenn die Übung nach der Modalität ersten Grades vorgenommen wird, führt der Therapeut den Fuß des Patienten entlang der gesamten Strecke. Es wird so eine Extension des Knies, gefolgt von einer Flexion, die über 90° hinausgehen kann, erreicht (*Abb. 4.34*). Bei der Übung zweiten Grades bittet man den Patienten mit geschlossenen Augen mitzuhelfen, den Fuß so weit als möglich, zuerst nach vorne und dann nach hinten, zu bewegen, indem man der längsgerichteten Bahn folgt. Der Fuß bleibt immer in Kontakt mit der Auflagefläche. Jede Bewegung des Hüftgelenkes soll vermieden werden.

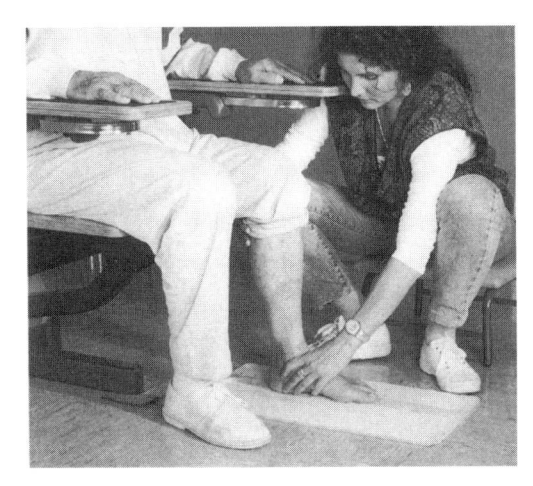

Abb. 4.34

Kapitel 4 Die Übungen

Abänderungen

▷ Es ist empfehlenswert Fazilitationen anzuwenden, z.B. die größtmögliche Verminderung der Geschwindigkeit oder die Verkürzung des zurückzulegenden Weges. Man kann bei den Zwischensektoren beginnen, die ein leichteres Ausführen möglich machen, ohne dass dabei pathologische Komponenten auftreten. Allmählich kann dann die Wegstrecke verlängert werden.
▷ Eine analoge Übung ersten Grades kann durchgeführt werden, indem der Fuß, anstatt vor und zurück, in seitlicher Richtung bewegt wird. Dies erfordert im Sitz eine Adduktion-Abduktion des Oberschenkels. Dabei müssen Knie und Fuß senkrecht übereinander bleiben.
▷ Eine andere Übungsvariante beinhaltet die Bewältigung der Strecke von vorne nach hinten entlang derselben Bahn mit variabler Neigung von vorne oben nach hinten unten (*Abb. 4.35*).
▷ Auch bei Durchführung der Übung zweiten Grades sind zahlreiche Varianten möglich:
  • durch die Änderung der Bewegungsbahn, die der Fuß auf der horizontal bleibenden Stützfläche zurückzulegen hat,
  • durch Neigen der Fläche selbst.
  Im ersten Fall verlangt man vom Patienten eine Adduktion-Abduktionsbewegung im Hüftgelenk, die den Fuß eine mehr oder minder weite kreisförmige Bahn beschreiben lässt.
  Im zweiten Fall wird die Flexions- und Extensionsbewegung des Knies über die von unten-hinten nach oben-vorne geneigte Auflagefläche durchgeführt. In diesem Fall sind die zu kontrollierenden Komponenten dieselben

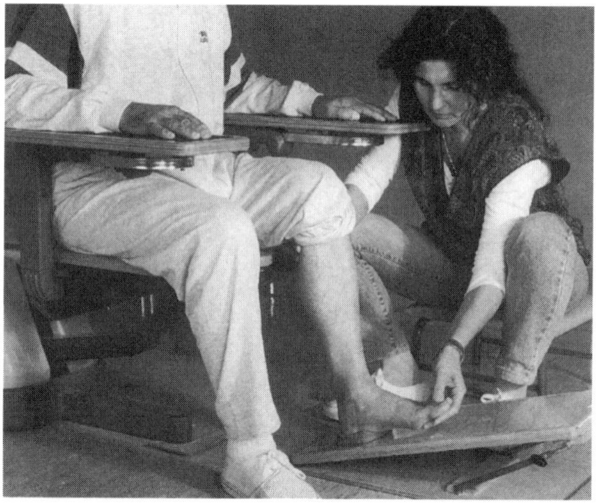

Abb. 4.35

4.5 Die Wiederherstellung der Fortbewegung

wie bei der Grundübung, aber der Patient wird durch die intensivere Dehnung des M. trizeps surae einer größeren Schwierigkeit ausgesetzt. Man kann die Übung, ähnlich wie bei der oberen Extremität, so abändern, dass man nicht mehr von Position zu Position geht, ob ersten oder zweiten Grades, sondern dass man einen bestimmten Ausgangspunkt wählt, von wo man zu verschiedenen Zielpunkten fährt (*Abb. 4.36*). Nachdem die angepeilte Position unabhängig davon, ob aktiv, mit Hilfe oder geführt erreicht wurde, kehrt man wieder zum Ausgangspunkt zurück.

Die räumliche Orientierung gewinnt hier besondere Bedeutung. Der Patient muss also sowohl Distanz wie Richtung kognitiv verarbeiten. Diese Variante kann sowohl im Sitzen als auch im Stehen durchgeführt werden.

▷ Natürlich kann man auch taktile Informationsquellen verwenden, die eine anders gestaltete kognitive Verarbeitung notwendig machen (*Abb. 4.37a, b*).

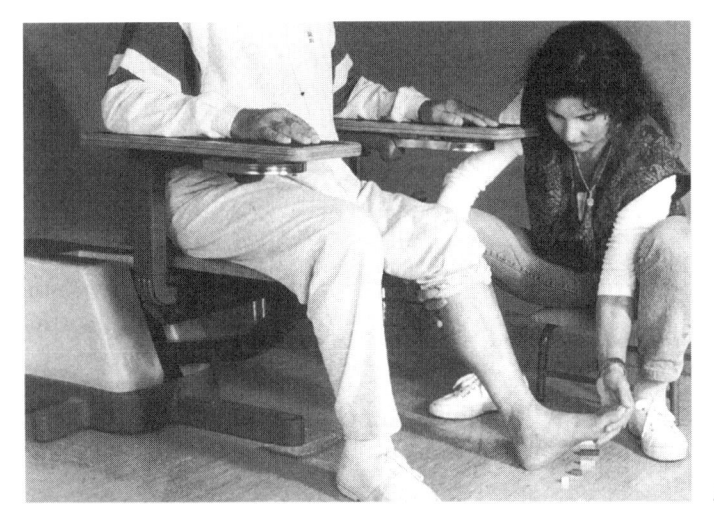

Abb. 4.36

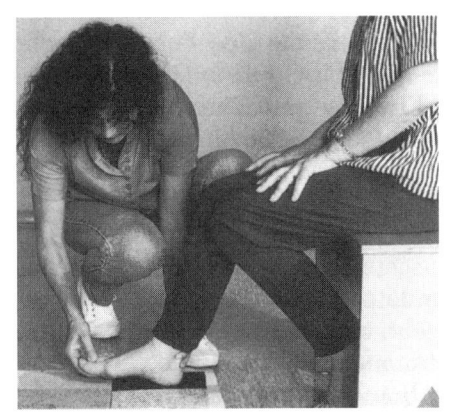

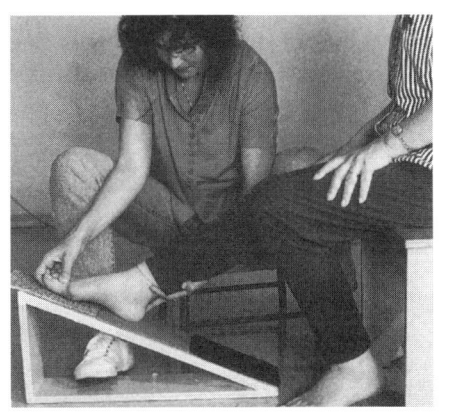

Abb. 4.37a **Abb. 4.37b**

Bemerkungen

Diese Übung ist besonders bei solchen Patienten schwierig, die eine deutliche abnorme Reaktion auf Dehnung des M. trizeps surae aufweisen, vor allem bei der Flexion. Die Bedeutung der Übungen besteht darin, die stärkste Komponente für bestimmte Aktionswinkel der Extensionssynergie der unteren Extremität unter Kontrolle zu bringen.

Zugleich werden Muskelgruppen, die besonders einer abnormen Dehnreaktion unterliegen, wie der M. trizeps surae und die Supinatoren einer wichtigen dynamischen Kontrolle unterzogen. Die Steigerung gegenüber der gleichen *Übung ersten Grades* ist offensichtlich, da in diesem Fall der Ansatz zur Dehnreaktion durch die willkürliche Kontraktion vom Patient selbst ausgeht. Das Auftreten von abnormer Irradiation kann die Muskelaktivität begleiten.

Der Bedeutungsunterschied zwischen dieser Übung und jener scheinbar analogen, die von Brunnstrom vorgeschlagen wird, erscheint klar. Die vom Patienten verlangten Informationsaufnahmen, wie auch die Art der verlangten Kontrolle sind andere.

In der Übung nach Brunnstrom wird ja ausschließlich dem Erreichen der maximalen Knieflexion Bedeutung beigemessen, ohne dass irgendwelches Interesse daran besteht, wie dieses erreicht wird. Hier stellt die Gelenksexkursion lediglich ein Element der Übung dar. Die Fähigkeit des Patienten hingegen, bestimmte pathologische Komponenten zu kontrollieren, ist der wesentliche Aspekt.

VARIATION A

Man kann die Übung insofern abändern, dass nicht mehr so sehr räumliche Operationen zur Lösung der Aufgabe notwendig werden, sondern viel mehr die *Informationsverarbeitung* bezüglich verschiedener *Reibungswiderstände*.

Übungsinhalt

Diese Übung ist für Patienten geeignet, die gelernt haben, die abnorme Reaktion auf Dehnung und die abnorme Irradiation im Bereich der Beinmuskulatur zu kontrollieren, und die bereits erste Rekrutierungsfähigkeiten aufweisen. Nun lernt der Patient den Druck des Fußes zum Boden hin, je nach Widerstand der dargebotenen Oberfläche, zu regulieren.

4.5 Die Wiederherstellung der Fortbewegung

Therapiemittel

Das Therapiemittel besteht aus einer schiefen Ebene aus Holz mit variabler Neigung. Über diesen Keil lässt man verschiedene Oberflächen rutschen.

Ausgangsstellung

Der Patient sitzt auf einem Stuhl oder Hocker, Knie- und Hüftgelenke sind 90° gebeugt. Arme und Rumpf haben je nach den Kontrollfähigkeiten des Patienten eine größere oder kleinere Unterstützungsfläche. Der paretische Fuß steht auf einem Stück Stoff (z.B. ein umgedrehtes Teppichstück). Dieses liegt auf der schiefen Ebene. Materialbedingt wird der Bewegung des Fußes ein Widerstand entgegengesetzt.

Übungsablauf

Der Therapeut führt den Fuß des Patienten, indem er das Bein mit einer Hand an der Kniekehle und der anderen am Sprunggelenk hält. Der Patient soll den Reibungswiderstand erkennen, der dadurch entsteht, dass der Fuß den Stoff auf dem hölzernen Keil entlangschiebt. Die Oberfläche, die Kontakt zum Fuß hat, ist immer dieselbe. Dies kann dadurch erreicht werden, dass man zwischen Fuß und umgedrehtem Teppichstück ein Gazetuch legt. Der Patient soll die Übung also nicht über die taktile Wahrnehmung lösen können.

Damit der Patient den Reibungswiderstand der dargebotenen Oberfläche wiedererkennen kann, muss er den Druck unter der Fußsohle regulieren. Der Druck muss auf die Art der Oberfläche abgestimmt sein. Wenn also der Druck zu hoch ist, wird es dem Patienten nicht gelingen, den Stoff (Teppich o. ä.) entlang des Keiles zu schieben. Wenn der Druck zu gering ist, wird er den Kontakt verlieren. Der Schwierigkeitsgrad der Übung kann an die Fähigkeiten des Patienten angepasst werden, indem Materialien ausgewählt werden, die unterschiedliche Widerstände bieten.

Abänderungen

▷ Falls Schwierigkeiten bei der Unterscheidung der verschiedenen Oberflächen auftreten, kann man dem Patienten eine Oberfläche als Bezugspunkt anbieten, die er sich merken muss. Im Anschluss daran fragt man den Patienten, ob die folgende Oberfläche diejenige des Bezugspunktes ist oder nicht.

▷ Die Übung kann auch nach der Modalität zweiten Grades durchgeführt werden, indem man den Patienten auffordert, nicht nur die Anpassung des Druckes unter der Fußsohle zu übernehmen, sondern auch, zumindest zum Teil, die Flexion und Extension des Kniegelenkes und das „Leichtmachen" des

Oberschenkels, um dadurch der wahrnehmenden Oberfläche die Möglichkeit zu geben, den Keil entlangzufahren.

3. ÜBUNG

Übungsinhalt

Diese Übung bezweckt die Dorsalextension des Fußes. Diese Bewegung ist für die Funktion der unteren Extremität beim Gehen von grundlegender Bedeutung. Der Patient soll die pathologischen Komponenten (Dehnreaktion des M. trizeps surae und des M. tibialis posterior) selbst kontrollieren. Er analysiert die Informationen bezüglich der wichtigsten Gelenkwinkel des oberen Sprunggelenkes.

Therapiemittel

Abhängig von der perzeptiven Aufgabe wird die Übung nach verschiedenen Modalitäten durchgeführt.

▷ Man kann ein bogenförmiges, mit einer Gradeinteilung versehenes Therapiemittel verwenden. Der Fuß des Patienten wird vom Therapeuten entlang dieser Gradeinteilung in eine Dorsalextension bewegt. Der Patient gibt die verschiedenen von der Fußspitze erreichten Stellungen an (*Abb. 4.38*).

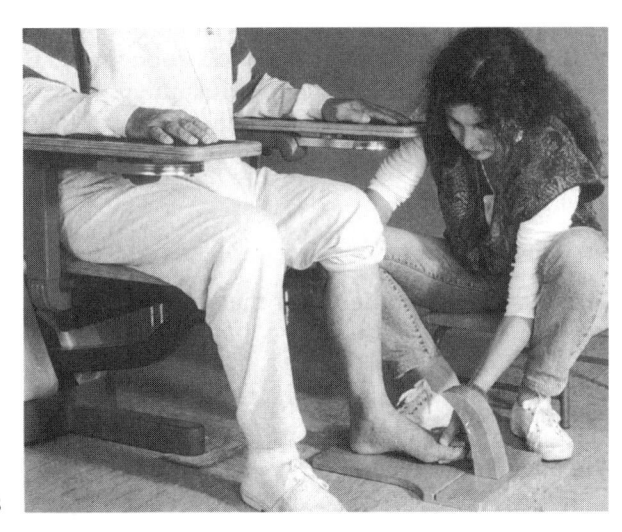

Abb. 4.38

▷ Ein Bogenausschnitt, unterteilt in verschiedene Zonen, kann als Therapiemittel benutzt werden. Ausgehend von der 0-Grad-Stellung des Fußes zum Unterschenkel hin, kann der Therapeut den Fuß über eine Serie von Zwischenpositionen bis zur maximalen Außenrotation bewegen. Aufgabe des Patienten ist es, die verschiedenen Zwischenpositionen zu erkennen (*Abb. 4.39*).
▷ Man kann geometrische Figuren verschiedener Größe verwenden. Der Therapeut bewegt den Fuß entlang der Umrisskanten der Figuren. Diese soll der Patient erkennen. Durch Anwendung geeigneter Linienführungen ist es möglich, die Bewegungen der ersten Übung mit jenen der zweiten zu kombinieren.

Ausgangsstellung
Sitz. Wenn notwendig, kann man einen Stuhl mit Rückenlehne verwenden.

Übungsablauf
Wie oben beschrieben.

Abänderungen
Die Übung kann in ihren verschiedenen Varianten auch als Übung zweiten Grades angesetzt werden, wobei der Therapeut adäquate Hilfestellung leistet.

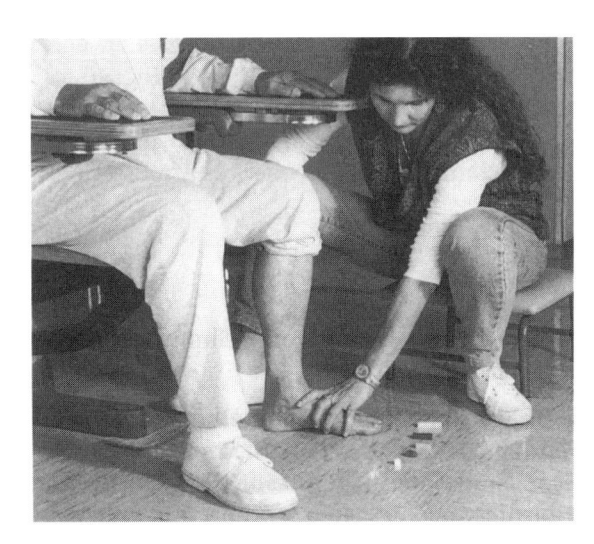

Abb. 4.39

4. ÜBUNG

Übungsinhalt

Diese Übung ist daraufhin ausgerichtet, den Patienten zur Programmierung der Rekrutierung von motorischen Einheiten des M. trizeps surae zu leiten. Ferner soll ein korrektes Verhältnis zwischen der Kontraktion der Extensoren und der Flexoren des oberen Sprunggelenks erreicht werden.

Therapiemittel

Der Patient stellt den Fuß auf ein Brett, unter dem sich transversal ein Holzkeil befindet. Der Keil ermöglicht ein Kippen des Brettes nach vorne und nach hinten (*Abb. 4.40*).

Ausgangsstellung

Der Patient sitzt auf einem Hocker, welcher eine 90°-Flexion der Gelenke der unteren Extremität gestattet.

Übungsablauf

Aufgabe des Patienten ist es, die Auflagefläche in waagerechter Stellung zu halten.

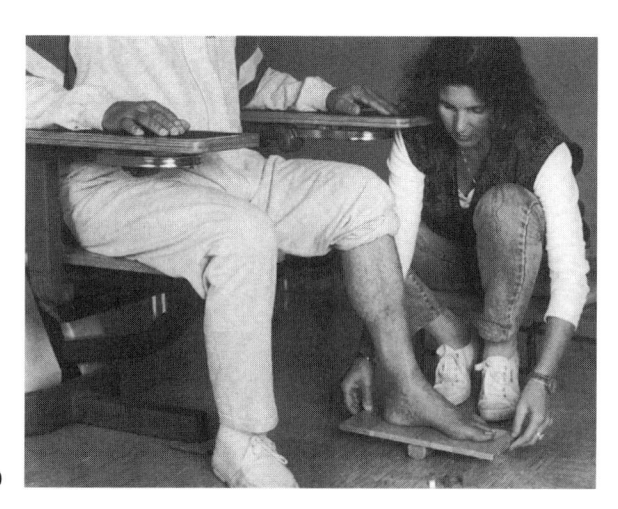

Abb. 4.40

4.5 Die Wiederherstellung der Fortbewegung

Abänderungen

Je nach Fähigkeit des Patienten können verschiedene Arten von Brettchen eingesetzt, oder der Keil kann nach vorne oder nach hinten verschoben werden, womit Flexoren oder Extensoren eine höhere Leistung abverlangt wird. Keile unterschiedlicher Höhen fördern die Kontrolle über größere Gelenksexkursionen.

Natürlich kann man auch die Plantar-Dorsalflexion des oberen Sprunggelenkes verwenden, um verschiedene Druckinformationen einzuholen. Der Patient muss also Schwämme unterschiedlicher Konsistenzen unterscheiden können. Diese Übung wird vorwiegend zweiten Grades durchgeführt, wenn der Patient also schon erste Rekrutierungen hervorbringen kann (*Abb. 4.41*).

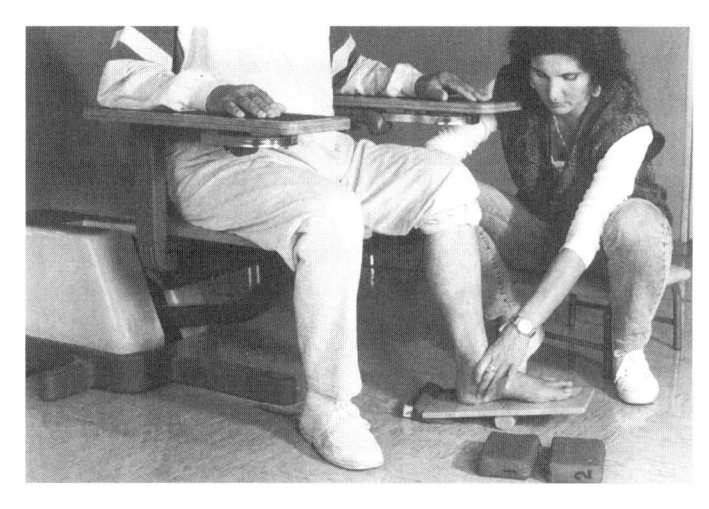

Abb. 4.41

VARIATION A

Übungsinhalt

Es besteht prinzipiell das gleiche Ziel wie bei der vorhergehenden Übung. Jetzt agieren allerdings die pronatorisch und supinatorisch wirkenden Muskeln des Fußes.

Therapiemittel

Das Therapiemittel ist dem der vorhergehenden Übung ähnlich. Der Wippkeil jedoch ist in Längsrichtung des Brettes angebracht (*Abb. 4.42*).

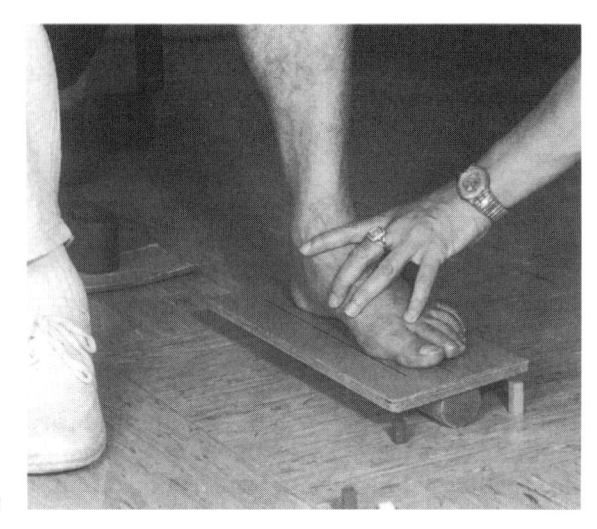

Abb. 4.42

Ausgangsstellung

Der Patient sitzt (sein plegischer Unterarm kann auf einer geeigneten Unterlage, z.B. breite Armlehne oder seitlich stehender Tisch, liegen).

Übungsablauf

Durch diese Übungsanordnung wird es möglich, das Halten des Gleichgewichts zwischen den supinatorisch sowie pronatorisch wirkenden Muskeln des Fußes zu erarbeiten.

Abänderungen

Auch für diese Übung ist es möglich, den Schwierigkeitsgrad zu ändern, indem der Keil nach medial oder nach lateral verschoben wird, wodurch ein größerer Einsatz der relevanten Muskelgruppen gefordert wird.

VARIATION B

Übungsinhalt

Durch diese Übung lernt der Patient, die noch eventuell vorhandenen pathologischen Komponenten der Fußmuskulatur zu kontrollieren, um dadurch korrekte Bewegungen in den Sprunggelenken durchführen zu können.

4.5 Die Wiederherstellung der Fortbewegung

Therapiemittel
Bei dieser Übung wird eine Plattform aus zwei übereinanderliegenden runden Flächen eingesetzt. Die obere ist mit einem Bolzen in einer eigenen Halterung der unteren verankert.

Ausgangsstellung
Der Patient sitzt. Seine Hüft-, Knie- und Sprunggelenke sind in 90°-Stellung. Der paretische Fuß steht in einer bestimmten Position auf der Plattform. Diese kann vom Therapeuten in Bezug auf den Bolzen in ihrer Position verändert werden. Die einleitenden Übungen erfolgen für gewöhnlich mit einem im Zentrum des Fußes befindlichen Bolzen.

Übungsablauf
Der Therapeut kann zwischen die beiden Elemente der Plattform an verschiedenen Stellen Holzblättchen unterschiedlicher Höhe einlegen, deren Lage von Übung zu Übung leicht verändert werden kann.
Um dem Patienten die Überprüfung des Verlangten zu ermöglichen, mobilisiert der Therapeut die obere Platte, auf der der Fuß des Patienten aufliegt, durch Bewegungen nach oben oder unten in die verschiedenen Richtungen. Der Patient muss die Höhe der verschiedenen Blättchen erkennen, die der Therapeut zwischen die beiden Platten eingesetzt hat. Um dem Patienten die Aufgabe zu erleichtern, sind die Plattformen in mehrere nummerierte Sektoren einzuteilen, wo Blättchen verschiedener Größe vorhanden sein können.
Eine weitere Erleichterung besteht in der unterschiedlichen Auswahl der Holzblättchen, da es leichter ist, Höhen zu unterscheiden, die voneinander stark differenzieren, als solche, die nur einen geringen Höhenunterschied aufweisen. Eine zusätzliche Erleichterung ist durch die Lage des Bolzens im Bezug zum Fuß gegeben. Aus diesem Gesichtspunkt stellt diese Übung eine Vorbereitung für spezielle Übungen im Stand dar. Hierbei wird die Aufgabenstellung, nämlich das Erkennen des Druckes unter der Fußsohle, komplexer.

Abänderungen
Die Übung kann auch unter motorischer Mithilfe des Patienten nach den Modalitäten zweiten Grades durchgeführt werden. Es ist ratsam, mit einfachen Übungen anzufangen, wie die Beibehaltung der waagrechten Lage der oberen Plattform. Der Bolzen wird an verschiedenen Stellen angesetzt. Diese Übung kann auch durchgeführt werden, indem man den Patienten auffordert, die Lage des Bolzens zu erkennen, welcher jedesmal unterhalb der Fußsohle in eine andere Stellung gebracht wird.

Kapitel 4 Die Übungen

Sobald die vom Patienten durchgeführten Rekrutierungen ein zufriedenstellendes Ausmaß erlangen, kann man zu Übungen übergehen, bei denen die Aufgabenstellung durch das Erkennen von verschiedenen Höhen gegeben ist (siehe nächste Übung).

VARIATION C

Übungsinhalt

Dies ist die erste Übung, bei der die Druckwahrnehmung eine Signalbedeutung bekommt, denn die bisher vorgestellten Übungen basieren vornehmlich auf taktilen und kinästhetischen Informationen. Der Patient soll unterschiedlich hohe Widerstände, die seiner Fußsohle entgegengebracht werden, erkennen. Die Übung zielt darauf ab, die beim Gehen auftretenden Drücke zu erkennen.

Therapiemittel

Bei der Übung bedient man sich eines runden Brettchens als Therapiemittel. Der Durchmesser des Brettchens ist größer als der Fuß des Patienten. Das Brettchen liegt auf einem Mittelbolzen auf, der seinerseits in einem Brett gleicher Größe verankert ist. Zwischen den beiden Brettchen werden vier Federn eingefügt, deren Stärken verschieden sind. Sie können vom Therapeuten für die Durchführung diverser Übungen variiert werden (*Abb. 4.43*).

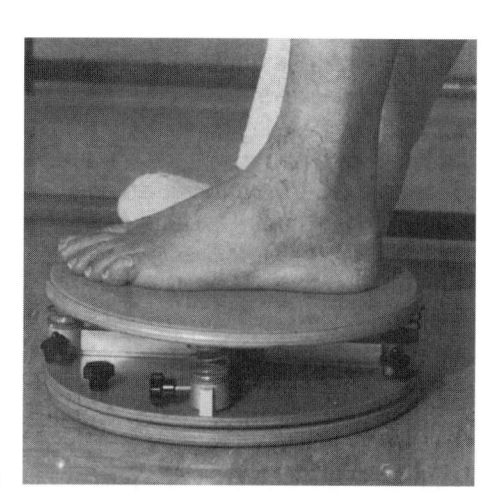

Abb. 4.43

Ausgangsstellung

Der Patient sitzt. Hüft-, Knie- und Sprunggelenke nehmen einen 90°-Winkel ein. Der Fuß befindet sich auf dem Brett.

Übungsablauf

Die Aufgabe des Patienten besteht darin, mittels gezielter Bewegungen der Sprunggelenke die verschieden großen Widerstände der Federn zu erkennen.

4.5 Die Wiederherstellung der Fortbewegung

Bemerkungen

Wenn auch kein so hoher Druck auftritt, wie der, den der Patient während des Gehens wahrnimmt, erscheint die Übung äußerst nützlich, um die Zuordnung der Bedeutung des Druckes, welcher auf die Fußsohle wirkt, zu schulen.

VARIATION D

Beim Wiedererkennen von Gewicht kann der Bezugspunkt einmal nur die Innenwelt sein, also der eigene Körper. Der Patient soll mittels der Druckwahrnehmung erkennen, wie sein Fuß auf einem beweglichen Therapiemittel steht. Der Bezugspunkt kann aber auch ein Element der Außenwelt sein, dessen Gewicht man durch Körperveränderungen und Anpassungen wahrnehmen soll. Um auch das Letztere zu schulen, kann man dem Patienten folgende Variante anbieten.

Übungsinhalt

Das Ziel der Übung ist die Reorganisation jener Relationen, die notwendig sind, um Informationen über das Gewicht des eigenen Körpers und der Objekte einzuholen. Diese Übung ist für jene Patienten gedacht,
▷ die ein Rekrutierungsdefizit der dorsalflektierenden Fußmuskeln aufweisen
▷ die die Probleme bezüglich der abnormen Reaktion auf Dehnung und weitgehend der Irradiation überwunden haben. Man beginnt mit dieser Übung, wenn erste Rekrutierungen erkennbar werden, die aber noch nicht ausreichen, um eine Exkursion im Gelenk zu bewirken.

Die Übung dient nicht nur der Phase „0" des Gangzyklus, wo die Ferse auf den Boden aufsetzt, sondern auch der Vorbereitung des Abhebens des Vorfußes vom Boden. Um diese Gangphasen korrekt ausführen zu können, muss der Patient lernen, graduell den Druck unter den Metatarsalköpfen zu reduzieren und das Gewicht des Fußes und speziell des Vorfußes, der vom Boden abhebt, einzuschätzen.

Therapiemittel

Es wird ein Brettchen in der Größe von zirka 10 mal 10 Zentimetern verwendet, das durch eine transversale Achse in anterior-posteriorer Richtung beweglich ist. An den zwei gegenüberliegenden Seiten wird jeweils ein Stäbchen befestigt. Das

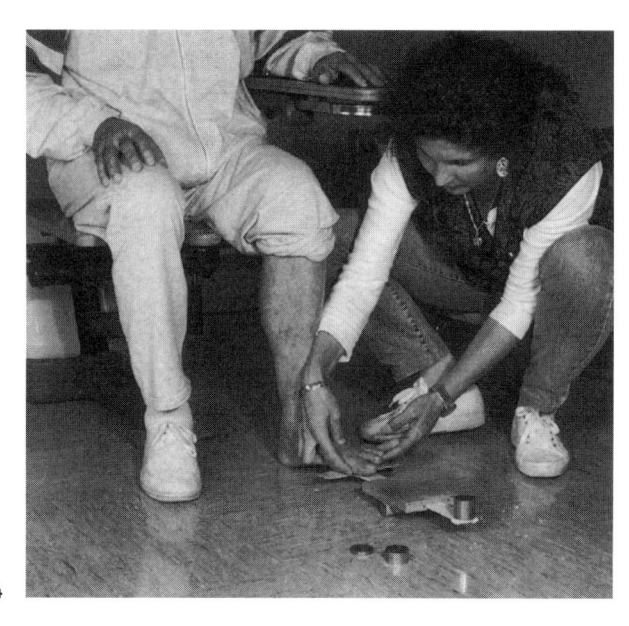

Abb. 4.44

eine bildet die Form eines „T", auf welchem sich der Vorfuß des Patienten befindet. Auf dem anderen Stäbchen werden unterschiedlich große Gewichte gelegt. Üblicherweise werden Gewichte von 100 – 300 – 400 Gramm benutzt. Welches Gewicht verwendet wird, hängt von der diskriminierenden Fähigkeit des Patienten ab (*Abb. 4.44*).

Ausgangsstellung

Der Patient sitzt, Knie- und oberes Sprunggelenk sind in 90°-Stellung. Die Übung wird leichter, wenn diese Gelenke einen Winkel von über 90° einnehmen.

Übungsablauf

Der Therapeut legt auf das eine Ende des Stäbchens die verschiedenen Gewichte in aufsteigender Reihenfolge, sodass der Patient durch das „Leichtmachen" des Vorfußes die Gewichte kennenlernen kann. Ist dies geschehen, soll der Patient bei geschlossenen Augen das jeweils dargebotene Gewicht wiedererkennen. Die Ferse muss beim Hochheben des Vorfußes immer am Boden bleiben. Damit der Patient das Ausmaß des Gewichtes erkennen kann, muss er

▷ den Druck oder den Schub berücksichtigen, den das Stäbchen auf die Metatarsalköpfe ausübt
▷ das Gewicht des eigenen Fußes einschätzen
▷ die Fazilitationen und den Druck der Hände des Therapeuten berücksichtigen.

4.5 Die Wiederherstellung der Fortbewegung

Damit der Patient die perzeptive Hypothese lösen kann, muss er angepasste Rekrutierungen im Bereich der gesamten Muskulatur, die die Dorsalflexion ermöglicht, hervorrufen. Er muss also nicht nur den M. tibialis anterior aktivieren, was am leichtesten ist, sondern auch den M. extensor digitorum longus, den M. extensor hallucis longus und nicht zuletzt auch die Mm. peronei. Alle diese Muskeln müssen exakt räumlich, zeitlich und intensitätsmäßig aktiviert werden. Somit wird eine Bewegung erreicht, die eine korrekte Informationsaufnahme ermöglicht.

Der Therapeut hilft dem Patienten, indem er dessen Vorfuß im Bereich der Metatarsalköpfe hält und das Abheben führt und unterstützt. Dabei muss er darauf achten, dass durch seinen Griff die Wahrnehmung so wenig wie möglich gestört wird, sodass der Patient die Druckinformationen unter dem Vorfuß aufnehmen kann.

Abänderungen

Dieselbe Übung kann auch im Stehen durchgeführt werden. Der Patient steht in Schrittstellung, der paretische Fuß ist vorne. Auch hier muss die Ferse immer am Boden bleiben. Die Übung kann erst dann im Stehen durchgeführt werden, wenn der Patient gelernt hat, Vertikalität und Symmetrie des Rumpfes zu kontrollieren. Zudem muss er korrekt das Gewicht auf das gesunde Bein verlagern und die abnorme Reaktion auf Dehnung des M. trizeps surae und der Mm. ischiocrurales kontrollieren können. Diese Position ist deswegen schwieriger, weil eine längere kinetische Kette kontrolliert werden muss. Auch die Kontrolle der abnormen Reaktion auf Dehnung des M. trizeps surae ist in dieser Position viel schwieriger. Häufig ist es notwendig, den Patienten darauf hinzuweisen, keine Kompensationen mit dem Becken oder der Hüfte auszuführen.

Bemerkungen

Die Verifizierung oder Kontrolle der Wertigkeit dieser Übung wird nach einer gewissen Zeit vom Therapeuten durchgeführt, indem er den Patienten eine bestimmte „Performance" ausführen lässt. Dabei soll der Patient den Vorfuß korrekt einen oder mehrere Zentimeter vom Boden abheben, ohne dass es zu Irradiationen und zum Abheben der Ferse vom Boden kommt.

4.5.3 Übungen im Stand

5. ÜBUNG

Übungsinhalt

Diese Übung dient dazu, dass der Patient auch im Stand lernt – wenn die Übung ersten Grades durchgeführt wird – abnorme Reaktionen auf Dehnung zu kontrollieren. Wird die Übung zweiten Grades durchgeführt, geht es darum, abnorme Irradiationen zu kontrollieren, während er mit der Fußsohle und den Beingelenken Informationen einholen muss.

Therapiemittel

Vor dem Patienten wird in Längsrichtung eine schiefe Ebene aufgestellt. Ihre Oberfläche ist so groß, dass ein Gleiten des Fußes möglich ist. Die Neigung der Ebene ist je nach vorgesehener Übung veränderbar. Die Oberfläche ist in gleich große Abschnitte unterteilt. Die Zahl der Positionen und deren Abstände zueinander können je nach Fähigkeit des Patienten verändert werden.

Ausgangsstellung

Der Patient steht aufrecht, mit parallel gestellten Beinen. Das Gewicht ruht fast ausschließlich auf dem gesunden Bein.

Übungsablauf

Der Therapeut führt bei der Übung ersten Grades den Fuß des Patienten entlang der Oberfläche der schiefen Ebene. Diese ist in verschiedene Sektoren eingeteilt. Es wird das Erkennen der Position, in welcher sich der *Vorfuß* oder die *Ferse* befindet, verlangt.

Abänderungen

▷ Dieselbe Übung kann so durchgeführt werden, dass nur der Vorfuß als wahrnehmende Oberfläche eingesetzt wird, indem der Therapeut ausschließlich diesen Teil in Kontakt mit der schiefen Ebene bringt. Während im ersten Fall die Übung mit gestrecktem Knie durchgeführt wird, befindet sich im zweiten Fall das Kniegelenk des Patienten in Flexion.

▷ Dieselbe Übung kann auch als Übung zweiten Grades durchgeführt werden. Dabei ist die Mitarbeit des Patienten gefordert. Diese Mitarbeit kann sowohl

4.5 Die Wiederherstellung der Fortbewegung

in einer Hüftflexion, bei gestrecktem Knie, bestehen, als auch in der Kontrolle der Knieflexion oder im Halten des Vorfußes. In diesem zweiten Fall ist das Auftreten von abnormen Bewegungen im Rumpf oder von Irradiationsphänomenen wahrscheinlicher. Letztere betreffen vor allem den Fuß. In derartigen Fällen sind Fazilitationen, wie die Verminderung der Neigung der Ebene oder die Verkürzung der zurückzulegenden Strecke, anzuraten.

▷ Zusätzlich kann man die Informationsquelle verändern. Anstelle von verschiedenen Positionen kann man verschiedene Stoffe anbieten, die der Patient wiedererkennen muss. Um die perzeptive Hypothese lösen zu können, muss der Patient also taktile Informationen bzw. Informationen bezüglich des Reibungswiderstandes verarbeiten. Die kinästhetischen Informationen treten hier an Bedeutung zurück. Die gesamte Übung bekommt einen anderen Stellenwert, da die kognitive Verarbeitung völlig anders gestaltet ist (*Abb. 4.45*). In diesem Fall steht der Keil hinter dem Patienten. Dies ist eine weitere mögliche Variation, da der Patient nun völlig anders gestaltete Bewegungen programmieren muss, um die taktilen Informationen einholen zu können.

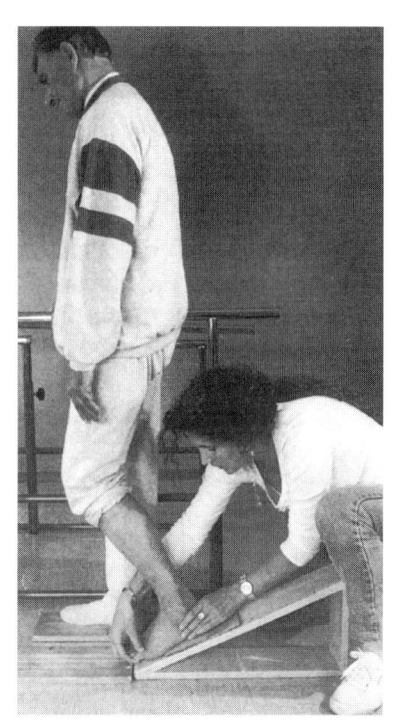

Abb. 4.45

Bemerkungen

Dies ist die erste Übung, die der Patient im Stand durchführt. Es ist daher notwendig, dass diese Stellung mit der erforderlichen Sicherheit und Korrektheit beibehalten werden kann. Der Patient muss seine Rumpfhaltung kontrollieren können, ohne darauf sehr achten zu müssen. Er sollte übermäßige abnorme Irradiationen im Bereich der oberen Extremität beherrschen. Wir vermeiden Übungen nach anderen Methoden, die eine vorzeitige Belastung beider Beine und die vorzeitige Verlagerung des gesamten Körpergewichtes auf das betroffene Bein, oder die alleinige Belastung des betroffenen Beines durch das Abheben des gesunden Fußes verlangen.

Wenn diese „Übungen" nämlich im Hinblick auf die Kontrollfähigkeit abnormer Irradiationen zu früh durchgeführt werden, bringen sie das Risiko mit sich, dass diese Komponente gesteigert wird, auch wenn sie phänomenologisch inhibiert zu sein scheint, weil das Bein, das auf dem Boden steht, das gesamte Gewicht des Patienten trägt. Dadurch wird häufig die Auswirkungen der abnormen Irradiation auf die Plantarflektoren des Sprunggelenks verdeckt.

Dieselbe Vorsicht muss den sogenannten „Dehnübungen" entgegengebracht werden, die zum Zweck der Ausschaltung oder Vermeidung der abnormen Reaktion des M. trizeps surae in stehender Position durchgeführt werden.

VARIATION A

Übungsinhalt

Durch diese Übung kann der stehende Patient lernen, im Stand Informationen vom Vorfuß oder ausschließlich von der Ferse einzuholen und gleichzeitig pathologische Elemente zu hemmen.

Therapiemittel

Hinter dem paretischen Bein befindet sich dasselbe Therapiemittel wie aus der vorherigen Übung (*Abb. 4.46*). Die Neigung der schiefen Ebene ist variabel.

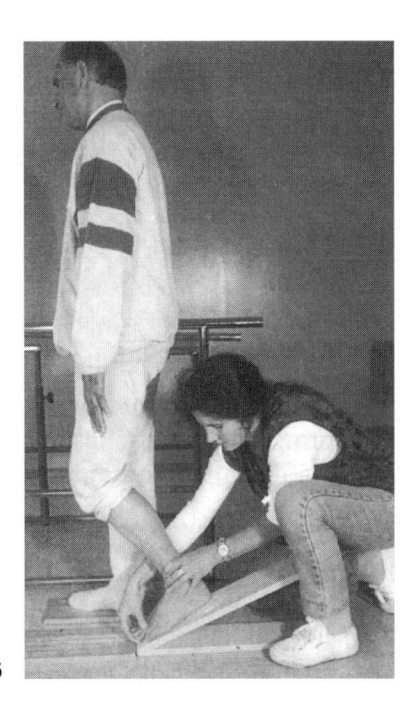

Ausgangsstellung

Der Patient steht aufrecht mit parallel gestellten Beinen. Er kann sich mit der gesunden Hand an der Stange eines Barrens festhalten.

Übungsablauf

Der Therapeut führt das Bein des Patienten über die Oberfläche der schiefen Ebene und verlangt von ihm, die Position der Ferse oder des Vorfußes wahrzunehmen.

Abänderungen

Die Übung kann auch so durchgeführt werden, dass der Therapeut den Vorfuß leicht angehoben hält, natürlich nur, wenn es die Verminderung der Reaktion auf Deh-

Abb. 4.46

4.5 Die Wiederherstellung der Fortbewegung

nung des M. trizeps surae und der Muskulatur der Fußsohle gestatten. Auf diese Weise werden die Informationen ausschließlich von der Ferse des Patienten aufgenommen. Die Übung kann beträchtlich differenziert werden, indem die Neigung der schiefen Ebene so abgeändert wird, dass sie nahezu vertikal steht.

VARIATION B

Übungsinhalt

Der Patient muss bei der Übung eine Hüftflexion ausführen und vor allem lernen, die Flexion der Hüfte mit dem Vorbewegen des Rumpfes und des Beckens zu kombinieren. Der Therapeut beschränkt sich auf die Kontrolle der distalen Körperteile.

Therapiemittel

Barren.

Ausgangsstellung

Der Patient steht zwischen den Holmen des Barrens in Schrittstellung. Das paretische Bein steht hinten. Das Körpergewicht ist gleichmäßig auf beide Beine verteilt.

Übungsablauf

Der Therapeut bittet den Patienten, das Hüftgelenk auf der betroffenen Seite zu flektieren, gleichzeitig das Körpergewicht nach vorne zu verlagern und mit dem paretischen Bein einen Schritt zu machen. Nach Abschluss der Bewegung steht das paretische Bein vorne, das Körpergewicht ist auf beide Beine verteilt. Der Therapeut vollzieht das Abheben des betroffenen Fußes vom Boden und die Extension des Knies koordiniert mit der Flexion der Hüfte. Die Aufgabe des Patienten bleibt auf diese letzte Komponente beschränkt (*Abb. 4.47*).

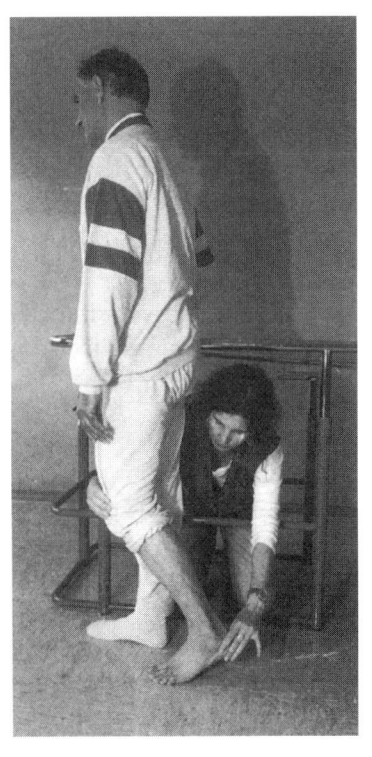

Abb. 4.47

Kapitel 4 Die Übungen

Bemerkungen

Wenn man die *gesamte Kontrolle* des Beines dem Patienten überließe, liefe man Gefahr, das Auftreten von pathologischen Komponenten zu provozieren, weil sich die Kontrollanforderungen, im Bezug auf die Möglichkeiten des Patienten, beträchtlich erhöhen würden. Daher ist es ratsam, diese Übung, zumindest anfänglich, nur mit Hilfe des Therapeuten durchzuführen, auch wenn das distale Defizit gering ist und die Extension des Knies und die Hüftflexion möglich sind.

VARIATION C

Übungsinhalt

Mit dieser Übung versucht man, die Kniegelenksextension der Hüftflexion hinzuzufügen. Dadurch erweitert der Patient Rekrutierungen innerhalb des vorher erarbeiteten Komplexes.

Therapiemittel

Barren.

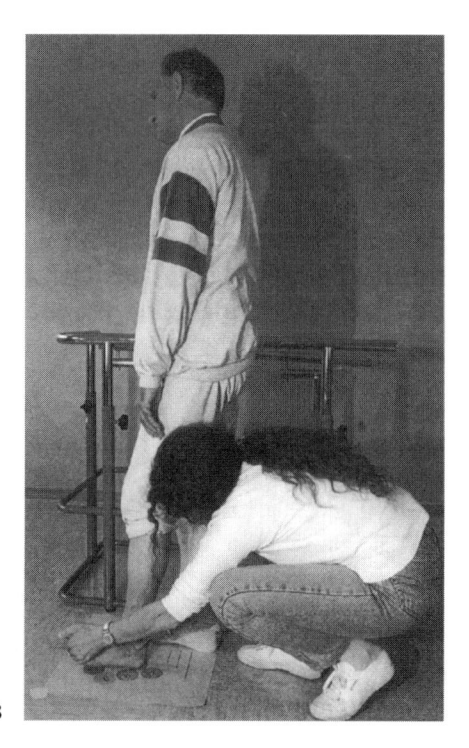

Ausgangsstellung

Der Patient steht in derselben Haltung wie bei der vorangegangenen Übung.

Übungsablauf

Die vom Patienten verlangte Aufgabe besteht darin, dass er selbst die bereits kontrollierten Elemente, Rumpf, Becken und Hüftgelenk mit der Extension des Kniegelenks kombinieren soll, was vorher dem Therapeuten überlassen war.

Abänderungen

Ähnlich wie im Sitzen, kann man auch hier die Orientierung der unteren Extremität im Raum in den Mittelpunkt der Übung stellen. Der Patient soll

Abb. 4.48

4.5 Die Wiederherstellung der Fortbewegung

dabei also gleichzeitig Distanz und Richtung verarbeiten. Man beginnt in leichter Schrittstellung. Der Therapeut führt nun das Bein zu einer bestimmten Position, wobei nur die Ferse den Endpunkt berührt (*Abb. 4.48*) wie beim normalen Gehen, wo es zuerst zum Aufsetzen der Ferse kommt. Der Patient soll die Position wiedererkennen. Anschließend kehrt man wieder zum Ausgangspunkt zurück, um eine andere Position anzupeilen. Diese Variation kann sowohl ersten als auch zweiten Grades durchgeführt werden.

6. ÜBUNG

Übungsinhalt

Diese komplexe Übung kann als Übung zweiten Grades eingestuft werden. Dies hebt ihre Bedeutung hervor. Es handelt sich darum, die abnorme Irradiationen zu kontrollieren, die im Stand durch die Bewegungen der gesunden Körperseite hervorgerufen werden. Es wird keinerlei dynamische Kontraktion seitens der paretischen Körperhälfte verlangt. Alle Bewegungen, die auf die paretische Körperseite einwirken, sind die Folge von statischen Kontraktionen, welche verhindern sollen, dass die untere Extremität außenrotiert (Ferse dreht nach innen, wenn sie sich vom Boden abhebt), dass das Becken zu stark abfällt und dass der Rumpf in sagittaler Richtung schwingt.

Ein Patient wird diese Übung mit einer gewissen Sicherheit ausführen, wenn er die vorhergehenden Übungen mit Erfolg durchgeführt hat. Durch sie wurde er in die Lage versetzt, die von den verschiedenen Gelenken eintreffenden Informationen auf bestmögliche Art aufzunehmen und zu verarbeiten. Dadurch beherrscht er immer noch vorhandene abnorme Irradiationen problemlos. Nur diese Kenntnisse befähigen den Patienten dazu, die verbalen Korrekturen des Therapeuten durchzuführen.

Therapiemittel
Barren.

Ausgangsstellung
Der Patient steht zwischen den Holmen des Barrens in Schrittstellung. Das paretische Bein ist hinten, sodass sich der Schwerpunkt in der Mitte zwischen den Beinen befindet. Das Körpergewicht ist gleichmäßig auf beide Beine verteilt. Das

Becken ist nach hinten zur paretischen Seite hin gedreht im Ausmaß abhängig von der Länge der eingenommenen Schrittstellung.

Übungsablauf

Der Patient wird ersucht, das Gewicht des Körpers auf das gesunde Bein zu verlagern, indem er eine Beckeninnenrotation auf der gesunden Seite vornimmt. Die Durchführung dieser Bewegung, die die einzige „aktive" Arbeit der Übung darstellt, muss – als Folge der Beckenrotation – die Verschiebung des plegischen Knies bis nahezu zur Höhe des gesunden Knies bewirken, begleitet von einem leichten Abheben der Ferse vom Boden. Es darf auf keinen Fall ein Abstoßen mit dem paretischen Bein verlangt werden, das die Kontraktion des M. trizeps surae bewirken würde. Diese Kontraktion wäre vom Patienten noch nicht kontrollierbar.

Man ersucht dann den Patienten, durch die umgekehrte Bewegung, die Ausgangsstellung wieder einzunehmen. Aufgabe des Therapeuten ist es, in der ersten Phase den Patienten auf Fehler aufmerksam zu machen und die Bewegungen manuell vollständig zu führen.

Bemerkungen

Mit dieser Übung kann man trotz des Vorhandenseins ausgeprägter distaler Rekrutierungsdefizite frühzeitig beginnen, im Stand den Lernprozess für die Kontrolle über Rumpf und Becken, bei monopedaler Unterstützung auf der gesunden Seite, beim Gehen zu beginnen.

VARIATION A

Übungsinhalt

Mit dieser Übung werden die ersten dynamischen Muskelrekrutierungen im Stand auf der paretischen Seite verlangt.

Therapiemittel

Barren.

Ausgangsstellung

Der Patient befindet sich mit leicht abduzierter und paralleler Beinstellung zwischen den Holmen des Barrens.

4.5 Die Wiederherstellung der Fortbewegung

Übungsablauf

Der Patient soll durch eine dosierte Hüftflexion das Knie des paretischen Beins bis zu einem vorgegebenen Ziel bringen. Die Bewegung muss von einer Abhebung der Ferse vom Boden begleitet sein, wobei der Vorfuß am Boden bleiben soll.

Der Therapeut wird einerseits die Fehler des Patienten verbal korrigieren und andererseits, wenn erforderlich, auch die Flexion des Knies manuell unterstützen, um zu verhindern, dass die Anforderung eine abnorme Irradiation sowohl im distalen als auch im proximalen Bereich bewirkt. Die mündlichen Korrekturen der Rumpf- und der Beckenstellung werden besonders wirksam sein, wenn der Patient mit den vorhergehenden Übungen vertraut ist.

Bemerkungen

Diese Übung stellt die Fortsetzung der vorhergehenden Übungen dar, durch welche der Patient bereits eine zufriedenstellende Kontrolle über die Elemente, die mit der einseitigen Belastung des gesunden Beines zusammenhängen, erlangt haben muss. In den beiden vorhergehenden Übungen wird das Abheben der Ferse vom Boden verlangt, was ausschließlich durch das Vorschieben des Knies erreicht werden sollte, ohne dass eine Kontraktion des M. trizeps surae verlangt wird. Wenn der Patient bereits sehr früh zum Stehen angeleitet wird, sind Kontraktionen des M. trizeps surae äußerst schwierig zu kontrollieren. Dies hängt zusammen mit dem Problem der schnellen, darauf folgenden Entspannung, mit der Verstärkung der Reaktion auf Dehnung dieser Muskelgruppe und mit der unvollkommenen Koordination mit den Kontraktionen anderer Muskelgruppen. Diese Faktoren können die zukünftige Wiederherstellung der Fortbewegung abnorm verzerren.

Sie ist auch für die Perfektionierung der Wahrnehmung des Patienten bezüglich der Unterscheidung zwischen Rumpfbewegung und Bewegung der Extremität wichtig. Trotz der Übungen ersten und zweiten Grades, die zu diesem Zweck durchgeführt werden, bleibt diese Wahrnehmung häufig problematisch.

7. ÜBUNG

Übungsinhalt

Die Aufgabe des Therapeuten besteht darin, dem Patienten die Fähigkeit zu vermitteln, den Fuß adäquat einzusetzen. Dies ist möglich, wenn man Übungen organisiert, bei welchen das Ausmaß und die Arten der Gewichtsverlagerung an Bedeutung gewinnen. Diese Übungen werden mit dem Begriff „*Kontrollierte Gewichtsverlagerung*" bezeichnet. Die therapeutische Anwendung der Gewichtsverlagerung auf das paretische Bein muss neben den quantitativen Aspekten auch qualitative Aspekte in Betracht ziehen. Dies ist notwendig erstens, weil eine Vereinfachung in der therapeutischen Situation unvermeidbar ist und zweitens, weil Patient und Therapeut eine Kontrolle über eventuell auftretende pathologische Komponenten brauchen.

Bei den bisher durchgeführten Übungen hat das Ausmaß des Gewichtes nur eine untergeordnete Rolle gespielt. Bei der Wiederherstellung des Ganges ist es günstig, eine Übungsserie zu vollziehen, durch die der Fuß wieder seine wichtige Rolle übernimmt, die Interaktion zwischen Körper und Boden herzustellen. Der Fuß wird als ein Schlüsselelement betrachtet, das für die Organisation der Korrelationen zwischen der Beschaffenheit des Bodens und dem Gewicht des Körpers, welches auf den Fuß einwirkt, verantwortlich ist. Durch die Malleolengabel wird die Kraft der Körperlast auf den Fuß übertragen, wobei der Fuß nach Art der Fortbewegung (Geschwindigkeit, Richtung, Gangart) und nach Beschaffenheit des Bodens verändert wird.

Bemerkungen

Um die funktionelle Bedeutung des Druckablaufes zu verstehen, ist die Beurteilung der Aufgabe der Talusbewegungen wesentlich. Da das Körpergewicht vom Unterschenkel aus ausschließlich auf den Talus verlagert wird, ist es von Bedeutung, die Beziehungen dieses Knochens zu den Knochen des Fußes während der Fortbewegung zu analysieren. Der gelenkflächenreiche Talus besitzt keine muskulären Ansätze und ist eingeschlossen in eine Art von „Schachtel", die nach oben hin aus dem tibioperonealen Mörser besteht und nach unten hin von den Gelenkflächen des Kalkaneus und des Os naviculare. Die konkaven Flächen sind zueinander rechtwinklig angeordnet.

Der Talus ist sehr fantasievoll mit einer Billardkugel verglichen worden, die von einer Bande zur anderen Bande des Billardtisches zurückgeworfen wird. Da der

Talus tatsächlich keine muskulären Ansätze besitzt, wird dieser Knochen von anderen Knochen, die von Muskeln gelenkt werden, zur einen oder anderen „Billardwand" geschoben. Solange der Fuß am Boden ist, schiebt die Tibia den Talus. Wenn der Fuß vom Boden abgehoben ist und sich die Zugrichtung der Muskulatur ändert, ist es der Kalkaneus, der den Talus in Richtung auf die Malleolengabel schiebt.

Andere Autoren haben ihn mit dem zentralen Element eines Kreuzgelenkes verglichen, dessen oberes Element aus Tibia und Fibula und dessen unterer Teil aus Kalkaneus und Os naviculare bestehen. Nach diesem Vergleich würde der Talus das Gelenkelement darstellen, welches so funktioniert, dass die Rotation zwischen den zwei Elementen, dem oberen und dem unteren, in alle Richtungen des Raumes möglich wird. Man muss jedoch hinzufügen, dass im Unterschied zu dem, was in einem Gelenk passiert, die Bewegung in anterior-posteriorer Richtung einen Längengewinn zulässt, da die zwei Flächen des zentralen Elementes (Talus) im Raum verschoben werden. Dieser Längenzuwachs entspricht der Länge des Talus. Dies erlaubt eine Verlängerung des Fußes, weil das Gewicht vom Körper zum Kopf des Talus selbst verlagert wird.

Wenn man das Verhalten der drei Elemente, Fuß, Talus und Unterschenkel, analysiert, ist es sehr leicht möglich, das Muster der Gewichtsverlagerung zu rekonstruieren, d.h. zu erkennen, was während der Standbeinphase innerhalb der Fußstrukturen passiert. In der Phase Null (Fersenkontakt der Standbeinphase), wenn die Ferse mit dem Tuberculum laterale des Tuber calcanei den Boden berührt, stützt sich der Talus ausschließlich auf der hinteren Gelenkfläche des Kalkaneus ab, deshalb lastet das ganze Gewicht entlang der Kette Tibia-Talus-Kalkaneus auf einem Punkt.

Wenn der Vorfuß sich absenkt, wird das Gewicht durch das Gelenk zwischen Kalkaneus und Kuboid graduell vom Kalkaneus auf die laterale Seite des Fußes verlagert. Dieses Gelenk ermöglicht durch seine Form geringe Rotationsbewegungen in latero-medialer Richtung und ganz wenig Bewegung in anterior-posteriorer Richtung. Deshalb verlagert sich das Gewicht nach vorne. Das Gelenk trägt daher dazu bei, die Strukturen, die als „Stützfuß" definiert werden, unter Belastung zu setzen. In Folge rotiert die Tibia auf dem Talus und bewegt sich nach vorne. Mit dieser Flexionsbewegung assoziiert sich automatisch eine „interne Rotationsbewegung", die die Tibia ausführt, indem sie den Talus „mitschleppt". In dieser Phase verhält sich der Talus nicht mehr wie ein Knochen des Fußes, sondern wie ein Teil des Unterschenkels womit er eine „doppelsinnige" Rolle gewinnt. Das Gewicht wird daraufhin nach medial verlagert, indem es entlang der zentralen, longitudinalen Achse des Fußes rotiert. Dadurch kommt die

Last nicht mehr ausschließlich auf den Stützfuß, sondern auch jene Strukturen werden zur Stütze des Körpers, die den Teil zum „Abstoßen" bilden.
Somit wird das Abheben der Ferse vorbereitet. Damit dies korrekt geschieht, ist es notwendig, dass jene Gelenke involviert sind, die eine Rotation in der sagittalen Ebene gestatten, also jene Gelenke, die zum Längsgewölbe (Talus – Os navikulare, erster Metatarsalknochen und Phalangen des großen Zehs) gehören.
Vom therapeutischen Standpunkt aus ist es offensichtlich, dass das Beibehalten des Standes – von einigen Therapeuten immer noch als therapeutisch und vorbereitend für die Fortbewegung angesehen – nichts gemeinsam hat mit dieser Ausgangsstellung, außer rein phänomenologische Aspekte, da in beiden Fällen die ganze Fußsohle am Boden aufliegt. Sehr verschieden hingegen sind die Informationen vom Fuß zum ZNS sowie die spezifischen Bewegungen, die dieses generiert.

Der Übung vorausgehende Überlegungen

Übungen für die kontrollierte Gewichtsverlagerung sind bis jetzt selten in der rehabilitativen Praxis verwendet worden. Die angewandten Übungen hatten meist Kontrollanforderungen, die nicht immer zielgerichtet für die Reorganisation des gestörten funktionellen Systems waren. In der Behandlung der Läsionen im ZNS ist noch nie ein derartiger Vorschlag gemacht worden. Die orthopädisch tätigen Therapeuten haben häufiger Übungen zur kontrollierten Gewichtsverlagerung vorgeschlagen, sowohl mit theoretischem Hintergrund als auch mit unterschiedlichen Zielen.
Diese Art der Übungen wurden z.B. häufig bei der Behandlung von Frakturen an der unteren Extremität angewendet, wobei der Patient auf eine programmierte Art und Weise eine bestimmte Anzahl an Kilogramm auf die verletzte Extremität, welche auf einer Körperwaage steht, verlagern soll. In diesem Fall scheint die Übung mehr der quantitativen Kontrolle des verlagerten Gewichtes und weniger dem motorischen Lernziel zu dienen. Etwas komplexer sind die Vorschläge von *Freeman* und *Wyke* (1967). Sie verlangen nur eine vage qualitative Kontrolle, da der Patient das gesamte oder fast das gesamte Körpergewicht auf eine bewegliche Plattform verlagern soll. Er soll diese horizontal halten. Er hat keine Möglichkeit, die durch den zentralen Stift möglichen Zwischenpositionen zwischen der horizontalen Position und der maximalem Exkursion der Plattform zu beurteilen.
Die kontrollierte Gewichtsverlagerung nach dieser Vorgehensweise in der rehabilitativen Therapie anzuwenden – auch wenn sie in gewisser Weise in der Behandlung von orthopädischen Krankheitsbildern wertvoll erscheint – kann keinesfalls

bei Läsionen des ZNS in Betracht gezogen werden. Man denke nur an Irradiationen, die ausgelöst werden könnten, wenn man einen Hemiplegiepatienten auf der Plattform von Freeman und Wyke üben lassen würde. Darüber hinaus hat die kontrollierte Gewichtsverlagerung einer bestimmten Quantität, die nur visuell kontrolliert wird, sehr geringe therapeutische Bedeutung, wenn nicht gleichzeitig irgendeine Kontrolle vorgesehen ist, wie das Gewicht verlagert werden soll.

Therapiemittel

Die Durchführung der Übung verlangt notwendigerweise die Anwendung von Therapiemitteln, welche gewöhnlicherweise aus Plattformen bestehen, auf die der Fuß gestellt wird. Diese Therapiemittel ermöglichen mit einer gewissen Präzision nicht nur die Beurteilung der Quantität des verlagerten Körpergewichtes, sondern auch die Beurteilung des Vorgangs der Gewichtsverlagerung.

Die größten Probleme beim Ablauf liegen sowohl in der präzisen Beurteilung der qualitativen Aspekte bezüglich des Haltens bestimmter Neigungen der Plattform, als auch in der Übernahme bestimmter dynamischer Verschiebungen. Noch schwieriger zu handhaben erscheint die Geschwindigkeit der gesamten Gewichtsverlagerung und das „Timing" der Vorgänge innerhalb der einzelnen Gelenke.

Die verwendeten Plattformen sind fixiert oder mobil, je nachdem, ob sie unter der Gewichtsverlagerung unbeweglich bleiben oder ob sie sich bei Bewegung verändern. Letzteres ist von Bedeutung für die Übung. Diese zwei Situationen können sowohl vom kinesiologischen als auch vom kognitiv definierten Standpunkt als verschieden angesehen werden.

In jedem Fall muss der Patient daher einerseits seine perzeptive Hypothese überprüfen, bezüglich der Quantität des verlagerten Gewichtes, indem er taktile oder kinästhetische Informationen analysiert. Er muss andererseits eventuell auftretende abnorme Komponenten kontrollieren.

Therapiemittel 1
Fixierte Plattform:
Waage mit visueller Kontrolle. Gewöhnlicherweise wird eine einfache Personenwaage verwendet, auf die der Patient sein betroffenes Bein stellt.

Übungsinhalt

Der Patient erlernt mit visueller Kontrollmöglichkeit, Gewicht auf das paretische Bein zu verlagern.

Ausgangsposition:
Stand in Schrittstellung. Das Körpergewicht lastet auf dem gesunden Bein, das hinter dem paretischen Bein steht.

Bemerkungen:
Es handelt sich dabei um eine nicht sehr spezifische Übung, da jede Aufgabe zur Informationsanalyse hinsichtlich der Art der Gewichtsverlagerung fehlt. Somit können keine eher qualitativen Aspekte der Gewichtsverlagerung in Betracht gezogen werden.

Auch wenn der Therapeut auf die Art der Verlagerung einwirken kann, indem er für eine möglichst korrekte Rumpfhaltung und für eine stärkere oder geringere Knieflexion sorgt, so hat er doch gar keine Möglichkeit zu beurteilen, wie das Gewicht auf die Fußsohle verlagert wird, d.h. er kann nicht kontrollieren, ob der Patient hauptsächlich mit dem Vorfuß auf die Plattform drückt, mit der Ferse oder mit dem Außen- oder Innenrand des Fußes.

▷ Dies stellt eine nicht unbedeutende Einschränkung bezüglich aller Plattformen dar, die nicht in alle Richtungen beweglich sind.

Therapiemittel 2
Fixierte Plattform:
Waage.

Übungsinhalt

Diese therapeutische Übung ist vergleichbar mit der vorhergehenden, nur kann der Patient die Höhe des verlagerten Gewichts nicht visuell kontrollieren. Er soll also nicht zur Waage hinunterschauen, um das Gewicht abzulesen. Denn die Beurteilung kann nur aufgrund der Analyse der Drucksensationen von der Fußsohle durchgeführt werden.

Ausgangsstellung:
gleiche wie vorher.

Übungsablauf:
Der Therapeut gibt Instruktionen
▷ über die Korrektheit der Vorgehensweise der Gewichtsverlagerung
▷ über das Ausmaß des zu verlagernden Gewichtes
▷ über das tatsächlich verlagerte Gewicht.

Bemerkungen:
Somit wird die Einschränkung gegenüber dem ersten Therapiemittel überwunden. Nun ist es aber möglich, den Patienten wieder zu einer Kontrolle auf der Basis somatosensibler Informationen zu verhelfen, die beim ersten Therapiemittel keinerlei Bedeutung gewinnen.

Therapiemittel 3
Fixierte Plattform:
Um auch die zweite Einschränkung zu überwinden, die mit der Verwendung von fixierten Plattformen und mit der ausschließlich quantitativen Regulierung der Gewichtsverlagerung verbunden ist, müssen bestimmte Arten von Plattformen verwendet werden, welche nicht nur quantitativ die verlagerten Kilogramme, sondern auch mittels eines Transduktors optische Signale bezüglich der verschiedenen Druckrichtungen, die vom Fuß ausgehen, aufzeigen.

Therapiemittel 4
Mobile Plattformen:
Je nach Art der Beweglichkeit können diese Plattformen in solche mit Scharnier oder solche mit einem Tragzapfen unterschieden werden. Die ersten erlauben nur die Bewegung um eine einzige Achse, transversal oder sagittal, bei den zweiten ist Bewegung in beide Richtungen möglich und häufig auch die Rotation um eine vertikale Achse. Dies ermöglicht eine größere Übungsvielfalt, weil eine größere Anzahl von möglichen Bewegungsrichtungen kontrolliert werden muss.
Die erste mobile Plattform, welche in der Rehabilitation verwendet wurde, ist von *Freeman* und *Wyke* (1967) entwickelt worden. Diese Autoren haben Plattformen sowohl mit einem Tragzapfen (mit nur einem Stützpunkt), als auch mit Scharnier (mit zwei Stützpunkten) entwickelt.

Übungsinhalt

Die Schwankungen, die schon unter normalen Bedingungen im Stand vorhanden sind, wie auch in der dynamischen Phase der Gewichtsverlagerung, werden durch die Instabilität der Unterstützungsfläche intensiviert. Daher lernt der Patient eine kontinuierliche Kontrolle über jene Systeme, die das Beibehalten der Horizontalität des Fußes und des Gleichgewichtes im Stand ermöglichen.

Ausgangsstellung:
Der Patient stellt den Fuß des betroffenen Beines auf die bewegliche Plattform.

Übungsablauf:
Der Patient verlagert einen Teil des Körpergewichtes auf die Plattform, wobei er sie horizontal halten muss.

Bemerkungen:
Die Grenzen dieser Plattformarten sind gegeben:
- ▷ Durch die Instabilität, besonders der Plattformen mit einem Tragzapfen. Jene Therapiemittel sind bedingt durch das leichte Auftreten von Irradiationen selten für Patienten mit Läsionen im ZNS verwendbar. Daher kann die Verwendung dieser Therapiemittel ausschließlich bei peripheren Läsionen, im Besonderen bei Läsionen des Sprunggelenkes in Betracht gezogen werden.
- ▷ Bedingt durch die Gewichtsverlagerungen kommt es zu Wackelbewegungen der Plattform. Daher ist es kaum möglich, präzise die Horizontalität der Plattform zu kontrollieren.

  Therapeut wie Patient haben keine exakten Informationen über das Ausmaß der Bewegung. Daher hat das System eine Alles-oder-Nichts-Funktion, d.h. der Patient aktiviert seine Aufmerksamkeit nur, wenn sich die Plattform soweit bewegt hat, dass sie den Boden berührt. Dies stellt ein nicht unerhebliches Limit dar. Die Analyse, die der Patient bezüglich der Informationen aus den distalen Gelenken der unteren Extremität und von der Haut der Fußsohle anstellen muss, ist unentbehrlich, um einen Behandlungserfolg zu erzielen.
- ▷ Das Ausmaß des verlagerten Gewichtes kann nicht exakt beurteilt werden, da geeignete Apparate zur Messung fehlen. Daher kann dieser wichtige Parameter der Gewichtsverlagerung weder vom Patienten noch vom Therapeuten genau kontrolliert werden.

Therapiemittel 5
Mobile Plattform:
Um wenigstens einige vorhandene Einschränkungen der Plattformen mit Tragzapfen von Freeman und Wyke zu reduzieren, kann man eine Plattform mit einem zentralen Fixpunkt und seitlichen Federn verwenden. Diese Federn dämpfen die Wackelbewegungen ab (*Abb. 4.49*).
Es ist zweckmäßig, dass der Widerstand der Federn gerade so stark ist, dass nicht kontrollierbare Wackelbewegungen verhindert werden, aber dass andererseits die

4.5 Die Wiederherstellung der Fortbewegung

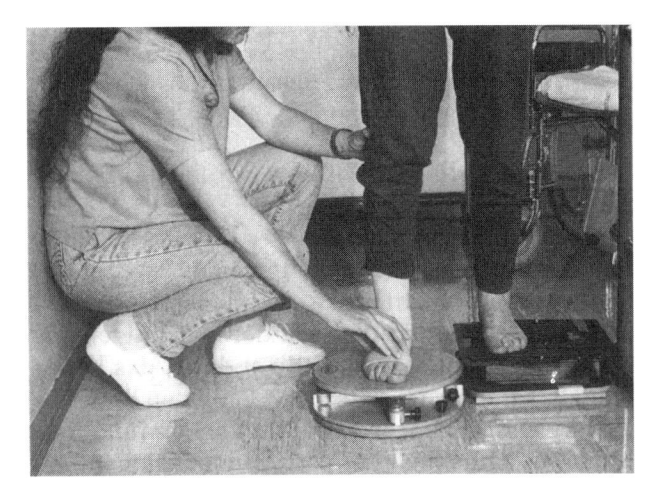

Abb. 4.49

Möglichkeit kleiner Bewegungen gewährleistet wird, die kontrolliert werden müssen. Bei einigen Übungen soll der Patient kleine Bewegungen selber hervorrufen.

Dieses Therapiemittel erlaubt dem Therapeuten den effektiven Kontraktionszustand jener Muskulatur, welche die Position des Fußes regelt, zu beurteilen. Das Auftreten einer Extensionssynergie oder einiger Komponenten (Extension im oberen Sprunggelenk oder Supination im unteren Sprunggelenk) würde sich nämlich in einem Abfall der Plattform nach vorne oder zur Seite zeigen.

Übungsinhalt

Das Vorhandensein eines zentralen Tragzapfens bietet den Vorteil, dem Patienten eine Wahrnehmungsaufgabe zu stellen, sowohl vor als auch während der Gewichtsverlagerung. Diese Aufgabe kann darin bestehen, unter dem Fuß die entsprechende Zone des Tragzapfens zu finden und zu erkennen. Der Bereich des Tragzapfens stellt die Zone mit dem maximalsten Widerstand der ganzen Plattform dar.

Zu Beginn kann diese Zone identifiziert werden, indem selektiv von einigen Abschnitten der Fußsohle Informationen von der Haut eingeholt werden. In Folge werden mit der Gewichtsverlagerung die Informationen mit Hilfe der mehr oder weniger stark ausgeprägten Verformung der Fußgewölbe gewonnen.

Ein letzter Vorteil des Tragzapfens besteht darin, die tiefgelegene und die oberflächliche Muskulatur des Fußes unterschiedlich arbeiten zu lassen. Nämlich bei gleicher quantitativer Anforderung – eine bestimmte Gewichtsverlagerung auf

Kapitel 4 Die Übungen

der Plattform – ist der Patient gezwungen, je nach Position des Tragzapfens, unterschiedliche Muskelgruppen zu kontrahieren.
Die erste Übung dieser Art, die Signalwirkung für die Merkmale der Gewichtsverlagerung hat, bedeutet für den Patienten das Gewicht zur Seite zu verlagern.

Ausgangsstellung:
Der Patient ist im Stand mit parallelen Füßen, das gesunde Bein steht auf einer Personenwaage, das plegische Bein auf der Plattform (*Abb. 4.50*).

Übungsablauf:
Zu Beginn der Übung trägt das gesunde Bein den größten Teil des Körpergewichtes, dann verlagert der Patient einen Teil des Gewichtes auf die Plattform. Die Plattform soll immer horizontal bleiben. Der Patient erfüllt diese Aufgabe, ohne auf der Waage das Ausmaß des verlagerten Gewichtes abzulesen zu können. Er muss daher taktile und kinästhetische Afferenzen verwenden, um beide gestellten Aufgaben zu lösen.

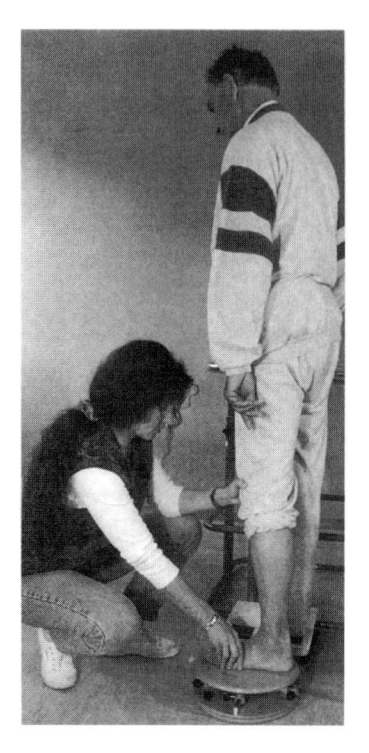

Abb. 4.50

Die Aufgabe des Patienten besteht daher im:
▷ Erkennen der Position des Tragzapfens. Er stellt das Zentrum für das zu verlagernde Gewicht dar.
▷ Erkennen der Horizontalität der Plattform in Bezug auf die sagittale und frontale Ebene.
▷ Erkennen des Ausmaßes des verlagerten Gewichtes.

Diese Informationen verlangen eine genaue Auswahl der spezifischen motorischen Anordnungen, mit welchen das Schema aktiviert wird.

Abänderungen:
Diese und weitere Übungen mit demselben Therapiemittel können nach verschiedenen Modalitäten, je nach Position des Fußes zum Stützzapfen hin, erfolgen.
Es ist günstig, dass bei den ersten Übungen die Gewichtsverlagerung mit einem Stützzapfen in zentraler Position erfolgt. Die schwierigeren Übungen verlangen eine Gewichtsverlagerung und ein Halten der Horizontalität der Plattfom. Dabei

4.5 Die Wiederherstellung der Fortbewegung

ist der Stützzapfen unter der Ferse oder unter dem medialen Teil des Fußes gelegen. Es wird darauf abgezielt, die „defizitären" Muskeln des Hemiplegiepatienten zu aktivieren.

Die Erhöhung oder Erniedrigung des Federwiderstandes stellt eine weitere Variante dar. Die Aufgabe des Patienten ist umso schwieriger, je geringer der Widerstand der Federn ist.

Ferner kann der Patient versuchen, ein unterschiedlich großes Gewicht zu verlagern. Je größer dieses ist, umso eher treten Irradiationen auf. Neben der Übung mit der Gewichtsverlagerung vom gesunden Bein auf das plegische Bein, kann man die Übung auch umkehren, d.h. vom Patienten wird eine Gewichtsreduzierung unter dem paretischen Bein verlangt. Die zwei Übungen haben unterschiedliche Bedeutung, da sie vorbereitend für zwei unterschiedliche Schrittphasen sind, einmal für die Annäherung zum Boden hin (eine Sequenz, in welcher der Druck ansteigt), zum anderen für das Abheben vom Boden (eine Sequenz, in welcher der Druck abnimmt).

Ein derartiges Therapiemittel lenkt den Patienten dahin, den Druckveränderungen einen hohen Stellenwert beizumessen, entsprechend den Verformungen der Fußstrukturen, die bei der Ausarbeitung des zeitlich-räumlichen Musters der Gewichtsverlagerung maximale Bedeutung gewinnen. Der Therapeut hat Hilfestellung bei der Rekonstruktion solch eines Musters zu leisten. Dieses Muster erlaubt, Druckveränderungen im Bereich der verschiedenen Abschnitte des Fußes einzuleiten, und durch diesen Lernprozess die motorischen Sequenzen des Ganges zu organisieren.

Variation A

Übungsinhalt

Zur Optimierung des Gangablaufs lernt der Patient, den Fuß in der Schwungbeinphase als „Informationssucher" einzusetzen. Das Standbein hat nicht nur eine „posturale" Aufgabe zu erfüllen, sondern ist auch auf eine komplexe Art an der Informationssuche beteiligt. Aus diesem Grund kann Standbein- und Spielbeinfunktion beider Beine gewechselt werden, d.h. der gesunde Fuß übernimmt die Rolle des „Informationssuchers" und der paretische Fuß die Aufgabe der Anpassung.

Kapitel 4 Die Übungen

Therapiemittel

Das vorher beschriebene Therapiemittel erlaubt die Ausführung einer Serie von Übungen verschiedener Art.

Ausgangsstellung

Stand in Schrittstellung, die gesunde Hand hält sich an einem Fixpunkt an.

Übungsablauf

Indem man eine gewisse Anzahl an Federn unter der Plattform, die die Schwingungen abdämpfen, auswechselt, ist es möglich den Widerstand unter dem Fuß des Patienten variabel zu gestalten. Man kann den Patienten nicht nur dazu auffordern, eine Gewichtsverlagerung durchzuführen, und die Plattform dabei horizontal zu halten, sondern man kann ihn auch bitten, den Widerstand der Federn wiederzuerkennen, wobei man ihn einfach fragt, wo sich die stärkere oder schwächere Feder befindet. In diesem Fall erfolgt die Gewichtsverlagerung auf die gleiche Weise, jedoch wird sie aufgrund des Körpergewichtes quantifiziert. Dies ist notwendig, um den unterschiedlichen Druck der verschiedenen Federn zu erkennen. Daher ist das Vorhandensein einer Körperwaage unter dem gesunden Fuß nicht unbedingt erforderlich. Diese Übung ist erst zu einem fortgeschrittenen Rehabilitationszeitpunkt möglich.

Variation B

Übungsinhalt

Bei dieser Übung erlangt der Patient die Fähigkeit der allmählichen Gewichtsverlagerung vom gesunden auf das paretische Bein, wobei er außer der Höhe des verlagerten Gewichtes auch eventuell auftretende Irradiationsphänomene unter Kontrolle zu bringen hat.

Therapiemittel

Therapiematerialien sind dieselben wie bei den vorhergegangenen Übungen.

Ausgangsstellung

Der Patient ist in Schrittstellung. Das gesunde Bein steht hinten auf einer Personenwaage und das paretische Bein vorne auf der Plattform.

4.5 Die Wiederherstellung der Fortbewegung

Übungsablauf

Der Patient wird aufgefordert, ein gewisses Ausmaß an Gewicht allmählich zu verlagern und dabei die Plattform waagrecht zu halten.

Abänderungen

Mit diesem Therapiematerial kann die Komplexität der Aufgabe abgeändert werden. Die Variation besteht aus unterschiedlichen Positionen von Fuß zum Bolzen. Die Übungen haben einen größeren Schwierigkeitsgrad, da die Gewichtsverlagerung bei einem nach hinten verschobenen Bolzen vorgenommen werden soll. Hierbei erfordert die Beibehaltung der waagrechten Lage einen größeren Einsatz der Dorsalflexoren. Die Gewichtsverlagerung bei einem zur Mitte hin verschobenen Bolzen verlangt eine größere Aktivität der Pronatoren. Dies ergibt einen höheren Schwierigkeitsgrad.

Unabhängig vom Ausmaß des zu verlagernden Gewichtes und von der Beibehaltung der Horizontalität der Plattform kann die Übung variiert werden, indem der Widerstand der Federn erhöht oder erniedrigt wird. Dann soll der Patient den relativen Widerstand der Federn erkennen. Um dies tun zu können, wird er Suchbewegungen mit dem Fuß durchführen müssen. Erforderlich ist dabei die Aktivität der tiefen und oberflächlichen Fußmuskulatur.

Variation C

Übungsinhalt

Der Patient soll lernen, die dorsale Beinmuskulatur zu entspannen, so wie es beim Gesunden passiert, wenn er zum Gehen ansetzt.

Therapiemittel

Wie bei der vorhergehenden Übung. Die Verwendung einer beweglichen Plattform, welche vom Patienten in der Waagrechten gehalten werden muss, ist anzuraten, um das Auftreten von eventuellen abnormen Irradiationen sichtbar zu machen.

Ausgangsstellung

Wie bei der vorhergehenden Übung.

Übungsablauf

Für das Abheben der Ferse vom Boden, wird der Patient zu einer abgestuften Durchführung angeleitet. Das paretische Bein steht hinten auf der Plattform und das gesunde Bein vorne auf einer Personenwaage. Nun wird der Patient dazu aufgefordert, ein Mindestmaß an Gewicht auf das gesunde Bein zu verlagern. Dabei soll die Plattform nicht aus der Horizontalen gebracht und die Ferse auch nur minimal vom Boden abgehoben werden.

Bemerkungen

Die Übung erfordert keine große Verlagerung des Rumpfes und des Beckens nach vorne. Es soll lediglich eine größere Neigung der Tibia zum Fuß hin erzielt werden. Dadurch wird der M. trizeps surae gedehnt. Er sollte mit einer Entspannung reagieren.

8. ÜBUNG

Übungsinhalt

Diese Übung vermittelt dem Patienten die Erlangung einer ausreichenden Kontrolle über jene Komponenten, die bei einem korrekten Abheben der Ferse vom Boden beteiligt sind (wie es bei zirka 40–50% des Fortbewegungszyklus geschieht, *Viel,* 1985).

Therapiemittel

Es werden *zwei rechteckige, übereinandergestellte Brettchen* verwendet. Sie sind miteinander durch ein Gelenk oder durch eine in der Mitte angebrachte Halbkugel verbunden, sodass das obere Brettchen sowohl in anterior/posteriorer als auch in latero/lateraler Richtung beweglich ist.

Ausgangsstellung

Der Patient steht in Schrittstellung mit dem gesunden Bein vorne, das Gewicht ist gleichmäßig auf beide Beine verteilt. An den vier Ecken können zwischen dem beweglichen oberen und dem feststehenden unteren Brettchen Druckfedern angebracht werden. Ihre Stärke soll den Kontrollfähigkeiten des Patienten angepasst sein. Das Therapiemittel wird vervollständigt durch einen Holzklotz oder Ähnliches, welcher so hoch ist, wie die beiden übereinanderliegenden Bretter, so dass das gesamte Übungsgerät ungefähr so lang ist wie der Fuß.

4.5 Die Wiederherstellung der Fortbewegung

Übungsablauf

Der hintere Fuß wird so auf das oben beschriebene Therapiemittel gestellt, dass die Ferse auf dem Höhenausgleich und der Vorfuß auf dem schwenkbaren Brettchen ruht. Der vordere Fuß ist auf eine Personenwaage gestellt. Der Patient wird aufgefordert, ein im voraus berechnetes und mittels der Waage nachprüfbares Maß an Gewicht auf den gesunden Fuß zu verlagern und durch eine entsprechende Flexion des paretischen Knies ein vorbestimmtes Ziel zu erreichen, bis sich die Ferse von der Waage abhebt (*Abb. 4.51*).

Der Patient soll das bewegliche Brettchen parallel zum Boden halten, indem er die Stütze des Vorfußes entsprechend reguliert. Zu Anfang der Übung wird das bewegliche Brettchen so positioniert, dass der Stützbolzen zwischen dem zweiten und dritten Metatarsalknochen liegt.

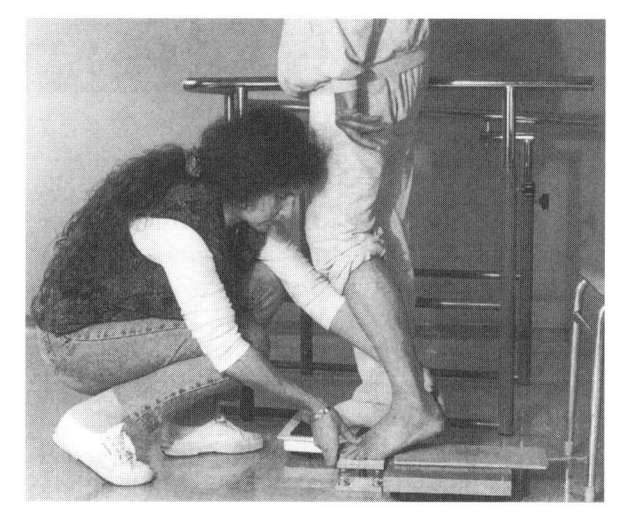

Abb. 4.51

Abänderungen

Später wird der Bolzen in Höhe des zweiten und noch später in Höhe des ersten Metatarsalknochen verschoben. Der Patient wird gezwungen, die Pronatoren des Fußes bevorzugt zu aktivieren, um das seitliche Abrutschen des beweglichen Brettchens zu verhindern. Außerdem können die anfänglich verwendeten Federn mit einer weniger Widerstand bietenden Serie ausgetauscht werden. Der Patient leistet eine immer größere Kontrolle über die verschiedenen Muskelgruppen, die zur Stabilisierung des Vorfußes eingesetzt werden.

Diese Übung ist für den Hemiplegiker besonders schwierig, weil sie die Fähigkeit voraussetzt, die Aktivität des M. trizeps surae, der für das Abheben der Ferse verantwortlich ist, zu trennen von den Aktivitäten des M. flexor digitorum longus und des M. flexor hallucis longus, die jetzt den Vorfuß in Kontakt mit der Unterstützungsfläche halten. Um die Unterstützungsfläche waagrecht halten zu können, aktiviert der Patient die Fußheber, die zum Zeitpunkt des Abhebens des Fußes vom Boden volle Arbeit leisten.

Bemerkungen

Auch die Sequenz, die dem Abheben der Ferse und dann der Zehen vom Boden entspricht, wird auf der Basis jener Informationen organisiert, die von den einzelnen Teilen des Fußes eingeholt werden. In diesem Fall ist es der anterio-mediale Bereich des Fußes. Aufgrund dieser Informationen wird in der Schwungbeinphase die Bewegung des Beins nach vorne programmiert.

Sobald sich der Fuß hinter dem Rumpf befindet, muss der Patient das Bein so verlängern, dass es zu keinem übermäßigem Abfallen des Schwerpunktes kommt. Diese Verlängerung wird durch eine entsprechende Kombination zwischen Kniegelenkbewegung und dem Abheben der Ferse erreicht.

Analog zu dem, was bei der Annäherung zum Boden hin geschieht, verlangt diese Sequenz eine Trennung der Muskelgruppen, die in der vorhergehenden Phase gleichzeitig eingesetzt wurden. Wenn die Ferse in Kontakt mit dem Boden ist, treten der M. trizeps surae und die langen Zehenflexoren tatsächlich gleichzeitig in Aktion und verhindern dadurch eine übermäßige Flexion der Tibia nach vorne.

Wenn die Ferse vom Boden abgehoben ist, hat der M. trizeps surae den Fixpunkt am Femur und an der Tibia und hält während der Knieflexion die Ferse dadurch in gehobener Stellung, während die langen Flexoren der Zehen weiterhin am Boden ihren Fixpunkt haben. Auf diese Weise bewirken sie neben der Valgusbewegung des Kalkaneus auch die Außenrotation der Tibia, welche die Innenrotation auszugleichen versucht, die sie während des Vorgehens des Körpers über den Fuß durchgeführt hat. Die Sequenz zwischen 50–60% des Fortbewegungszyklus wird von einigen Autoren als „Stoßphase" definiert. In Wirklichkeit kann sie nicht als eine „brutale" Phase betrachtet werden, bei welcher der hinten stehende Fußes das Gewicht des Körpers auf den vorderen schiebt, sondern vielmehr als eine vorsichtige Vorbereitungsphase zur Vorwärtsbewegung des Fußes in jene Richtung, die den Erfordernissen des Individuums zur Zeit am besten entspricht. Die Informationen vom Mittelfuß und den Zehenspitzen, vor allem der großen Zehe, spielen dabei eine große Rolle. Dies sind die einzigen Oberflächen, die mit dem Boden in Kontakt bleiben und somit die Ausrichtung des Fußes und den Verlauf der Druckbelastungen aufnehmen können. Auf diese Informationen

4.5 Die Wiederherstellung der Fortbewegung

stützt sich die Programmierung der Kontraktionsausmaße der verschiedenen Muskelgruppen, die den Fuß in geeigneter Ausrichtung vor den Rumpf zu bringen haben.

In der Sequenz von 50–60% haben die relativen Druckeinwirkungen auf die verschiedenen Metatarsalköpfe besondere Bedeutung. Ihre Gesamtheit wird zu Recht als „Metatarsale Klaviatur" bezeichnet, womit ihre hohe Sensibilität benannt wird. Es ist dringend erforderlich, die Funktionsfähigkeit dieser „Klaviatur" mittels geeigneter Übungen wiederherzustellen.

9. ÜBUNG

Übungsinhalt

Durch die Übung soll der Patienten dazu befähigt werden, den Fuß korrekt dem Boden anzunähern.

Ausgangsstellung

Der Patient steht in Schrittstellung. Das paretische Bein ist vorne und das gesunde hinten plaziert.

Therapiemittel

Das Übungsgerät besteht aus einem *kippbaren Brettchen* auf einem Drehgelenk, welches Bewegungen in anterior/posteriorer Richtung gestattet. Man stellt den Fuß so auf das Brettchen, dass die Ferse darüber hinausragt.

Übungsablauf

Das Gewicht des Körpers ruht ganz auf dem gesunden Bein, das auf einer Personenwaage steht. Der vordere Fuß steht auf dem Therapiemittel. Das Kniegelenk des betroffenen Beines ist gestreckt, das Becken leicht auf die paretische Seite gesenkt. Der Patient soll Würfel unterschiedlicher Höhe durch dosiertes Absenken der Ferse erkennen (*Abb. 4.52*).

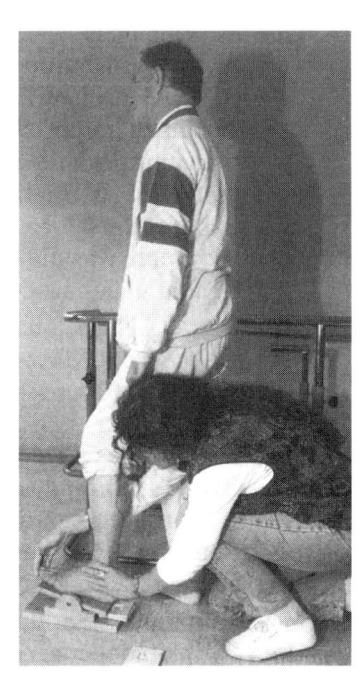

Abb. 4.52

Der Patient löst die perzeptive Aufgabe, indem er kinästhetische Informationen verarbeitet, die von Bewegungen des oberen Sprunggelenkes kommen. Ferner nutzt er Tastinformationen von den Hautpartien der Ferse, welche ihm das Erreichen des jeweiligen Zieles signalisieren. Der Patient profitiert nun von den Übungen im Sitzen und im Stand, die auf eine Kontrolle der abnormen Dehnreaktion des M. trizeps surae und auf die Informationsaufnahme durch Absenkbewegungen der Ferse gerichtet waren. Während der Übung soll der Patient den Rumpf aufrecht halten. Der Therapeut unterstützt, wenn erforderlich, den Ablauf der Bewegungsfolge derart, dass das Auftreten von irradiierten Kontraktionen vermieden wird.

Bemerkungen

Mit Hilfe dieser Übung lernt der Patient jene Elemente zu kontrollieren, die bei der Annäherung der Ferse zum Boden hin während des Gehens beteiligt sind.
Das Aufsetzen der Ferse (0%, Viel, 1985) entspricht einer Bewegung, bei welcher das vordere Bein an Länge gewinnen muss, um einen übermäßigen Abfall des Schwerpunktes zu verhindern. Dies wird sowohl durch die Extension des Kniegelenks, durch das Senken des Beckens und durch Drehung des Beckens über dem tragenden Hüftgelenk erreicht. Zu dieser Verlängerung trägt auch das Absenken der Ferse bei. Dabei muss das Sprunggelenk auch während der Extension des Kniegelenkes, wenn die Schwerkraft den Fuß nach unten ziehen würde, in Nullstellung bleiben. Man kann sagen, die Aufgabe des gehenden Menschen in dieser Sequenz besteht nicht darin, den Fuß angehoben zu halten, sondern darin, die Ferse gesenkt zu lassen. Auch wenn aus muskulärer Sicht die beiden Bewegungen nicht voneinander getrennt betrachtet werden können, weil sie durch die Kontraktion derselben Muskelgruppe bewirkt werden, sind die beiden Aktionen, was die Programmierung des Bewegungsablaufes anbelangt, nicht gleichzusetzen.
Die erste Aktion, das Absenken der Ferse, entspricht ja einer Projektion eines Körperteils hin zur Außenwelt, es handelt sich also um eine Annäherungsbewegung an ein Objekt, das sich im extrapersonellen Raum befindet. Diese Bewegung wird außerdem in Erwartung eines Druckanstieges unterhalb des Fußes durchgeführt. Die zweite Aktion, das Heben des Vorfußes, entspricht hingegen der Annäherungsbewegung eines Körperteils zum Körper hin. Es handelt sich somit um eine Bewegung, die unter Bezugnahme auf den intrapersonellen Raum erfolgt.
Es ist anzunehmen, dass die Programmierung der beiden Aktionstypen in verschiedenen kortikalen Arealen erfolgt. Für das ZNS erlangen die beiden Be-

4.5 Die Wiederherstellung der Fortbewegung

wegungen unterschiedliche Bedeutungen. Diese Beobachtung ist sehr wichtig für die Organisation der therapeutischen Übung. Es ist zweckmäßig, den Patienten aufzufordern, Informationen nicht über das Dorsalflektieren des Fußes vom Boden weg als vielmehr über die Annäherung der Ferse zum Boden hin einzuholen.

Die Interpretation des „Momentes Null" (*Viel*, 1985) als ein Absenken der Ferse, um das Bein zu verlängern, kann den Hypertonus des M. trizeps surae und die Extensionssynergie als eine kompensatorische Antwort auf das Rekrutierungsdefizit der Dorsalflexoren erklären.

In dieser Sequenz könnte ja die Verlängerung des Beines auch durch das Plantarflektieren des Fußes und die daraus folgende Annäherung des Vorfußes an den Boden erreicht werden. Diese Dynamik, die jener stark ähnelt, die das Kind in den Anfängen seiner Gehfähigkeit benützt, könnte aus Gründen des Gleichgewichts und der Stoßdämpfung vorteilhafter sein und würde gestatten, den Fall des Fußes durch die Schwerkraft auszunützen. Sie ist jedoch nicht sehr ökonomisch, wenn man bedenkt, dass das auf den Vorfuß verlagerte Gewicht anstatt nach vorne zu kommen, wie es bei der Annäherung der Ferse geschieht, bei der darauf folgenden Schrittphase gezwungenermaßen zu einer Rückkehr nach hinten gelangt.

Die Anerkennung einer kompensatorischen Bedeutung für das Aufstützen des Vorfußes würde es erklären, warum so viele chirurgische Eingriffe zur Verlängerung der Achillessehne fehlschlagen. Die Misserfolge treten üblicherweise sowohl bei einem Fehlen geeigneter Rekrutierungsfähigkeiten der Dorsalflexoren des Sprunggelenkes als auch bei Sensibilitätsstörungen an der Fußsohle auf. Im ersten Fall wäre der Patient durch die Unfähigkeit die Ferse abzusenken, zu der einzigen Möglichkeit gezwungen, das Absenken des Schwerpunktes zu begrenzen. Im zweiten Fall wäre der Patient wegen der fehlenden Möglichkeit, die erforderlichen Informationen zu erhalten, nicht in der Lage, alte motorische Schemata zu korrigieren.

Die Art der Annäherung an den Boden kann analog zu dem betrachtet werden, was bei der Annäherung der oberen Extremität an ein Objekt geschieht. In diesem Fall befindet sich das Handgelenk wie auch das obere Sprunggelenk in einer mehr oder minder betonten Dorsalflexion, damit das bestmöglichste Verhältnis zum Objekt erreicht wird. In beiden Fällen muss die Annäherung von der Kenntnisbereitschaft der tastenden Oberfläche begleitet sein. Die entsprechende Muskulatur muss über Spannung verfügen.

Es kommt nicht von ungefähr, dass die Bewegungen der Dorsalflexion in diesen beiden Gelenken beim Hemiplegiker in schwerer Weise beeinträchtigt sind.

Auch in Fällen möglicher Dorsalflexion ist er häufig nicht in der Lage, die sensibelsten Oberflächen in die bestmögliche Wahrnehmungslage zu bringen, da er Schwierigkeiten hat, im distalen Bereich fragmentierte Bewegungen auszuführen.

Beide Gelenke stellen Übergangselemente zwischen verschiedenen Untersystemen dar. Diese Untersysteme arbeiten lokale Unterprogramme aus und müssen zwar von den proximalen Drehpunkten getrennt, aber in koordinierter Weise aktiviert werden. Es handelt sich beim Sprunggelenk und beim Handgelenk um Gelenke, die eine verhältnismäßige Unabhängigkeit von jenen Gelenken zulassen, die die Annäherung oder die Entfernung der Sinnesoberflächen ermöglichen. Ferner gestatten sie den distalen Elementen die Modellierung ihrer Oberflächen. Die „Übergangsgelenke" werden von langen Muskeln bewegt. Diese Muskeln ziehen über sie hinweg und ordnen sich direkt in distale Elemente ein. Die Analogie zwischen dem Talus und der Reihe der proximalen Handwurzelknochen, die keine Muskelansätze aufweisen, ist kennzeichnend genug.

In beiden Fällen besteht das Problem in der Notwendigkeit, das distale Element, das geeignet ist, Informationen aufzunehmen, zielgerichtet dem Objekt anzunähern. Es resultiert daraus eine geeignete Verbindung zum Objekt. Bei der oberen Extremität wird die Dorsalflexion im Handgelenk von einer Semiflexion der Metakarpophalangealgelenke und der Interphalangealgelenke begleitet, sodass das bestmögliche Verhältnis zwischen Flexor- und Extensormuskulatur gewährleistet wird. Dieses ermöglicht die zahlreichen Feinbewegungen der Finger.

Am Fuß muss die Fußsohle so dem Boden angenähert werden, dass zunächst die Ferse und dann die Metatarsalköpfe die notwendigen Informationen aufnehmen können. Diese Informationen werden sowohl über Hautrezeptoren als auch über Rezeptoren in den Gelenkkapseln und den Bändern aufgenommen.

VARIATION A

Übungsinhalt

Der Patient soll mit der Ferse verschiedene Materialien erkennen. Diese weisen unterschiedliche Widerstände auf.

Therapiemittel

Es sind die gleichen, wie bei der vorhergehenden Übung. Für das Erkennen unterschiedlicher Widerstände der Materialien durch die Ferse können Schaum-

4.5 Die Wiederherstellung der Fortbewegung

gummiwürfel (*Abb. 4.53*) verwendet werden oder auch ein Therapiemittel, das aus zwei quadratischen Brettchen besteht, die übereinander gestellt sind. Zwischen diesen Brettchen befinden sich an den vier Ecken Federn mit unterschiedlichen Widerständen.

Ausgangsstellung
Wie bei der vorhergehenden Übung.

Übungsablauf
Der Patient muss zur Lösung der perzeptiven Hypothese die Ferse absenken und ein für die Wahrnehmung erforderliches Maß an Gewicht verlagern.

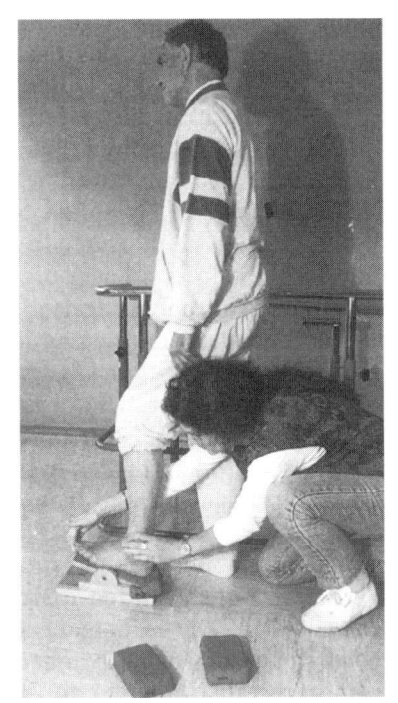

Abb. 4.53

10. ÜBUNG

Übungsinhalt
Durch diese Übung lernt der Patient, das Absenken des Vorfußes auf eine Kontaktfläche zu kontrollieren.

Therapiemittel
Es wird als Therapiemittel ein kippbares Brettchen benützt. Die Ferse liegt auf diesem Brettchen auf. Unter den Vorfuß werden verschiedene Gegenstände gestellt. Diese sollen erkannt werden. Man kann eine Reihe von Halbkugeln verschiedener Höhe verwenden oder Halbkugeln gleicher Höhe aber mit verschiedenen Durchmessern (*Abb. 4.54*).

Ausgangsstellung
Der Patient steht. Das gesunde Bein ist hinten und das paretische vorne. Der hintere Fuß steht auf einer Personenwaage, während die Ferse des paretischen Fußes auf dem neigbaren Brettchen ruht.

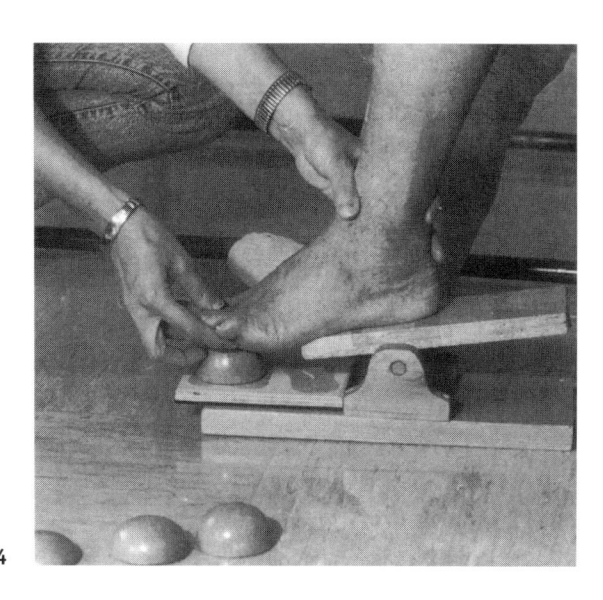

Abb. 4.54

Übungsablauf

Der vordere Teil des Fußes erreicht das ausgewählte Ziel durch eine korrekte Kontraktion der relevanten Muskeln. Das Körpergewicht, das vornehmlich auf dem gesunden Bein lastet, wird in einem bestimmten Ausmaß auf das paretische Bein verlagert.

Abänderungen

Bei der Übung kann man auch Würfel verschiedener Höhe verwenden, die ertastet werden sollen.

Der Übung vorausgehende Überlegungen

Damit das Absenken des Vorfußes auf eine Kontaktfläche korrekt erfolgt, ist es erforderlich, dass die fünf Bögen des Fußes relativ locker sind. Dies ist für die Aufgabe der Wahrnehmung wichtig. Diese Voraussetzung wird, was die Regulierung in anterior/posteriorer Richtung betrifft, durch die Kontraktion der extensorisch wirkenden Muskeln der Zehen erreicht. Diese Aktivität wird bis zum vollständigen Aufsetzen der Fußsohle auf dem Boden, das heißt bis zu 15% des Schrittes (*Viel*, 1985), beibehalten. Wegen der Zugkraft auf die nicht dehnbaren Teile der Fußsohle, vor allem auf die Aponeurosis plantaris, ist die Kontraktion der Dorsalflexoren der Zehen mit einer Verkürzung der fünf Bögen, vornehmlich des ersten, gekoppelt.

Die Annäherung der beiden Bogenpfeiler bewirkt durch die Annäherung der Insertionspunkte eine Lockerung der tiefen Fußmuskulatur, welche diese unter-

4.5 Die Wiederherstellung der Fortbewegung

spannt, und erlaubt infolgedessen unter der Einwirkung der Belastung leichter eine darauf folgende Entspannung (Abb. 4.55).

Damit diese Situation eintritt, ist es jedoch erforderlich, dass die dorsalflektierenden Muskeln (M. tibialis anterior, M. extensor hallucis longus, M. extensor digitorum longus) ihre Aktivitäten, die bis zur „Phase 0" synchron gelaufen sind, trennen. Es müssen sich also die Dorsalflexoren der Fußwurzel entspannen, während die Dorsalflexoren des Vorfußes und der Zehen kontrahiert bleiben (Abb. 4.56, 4.57).

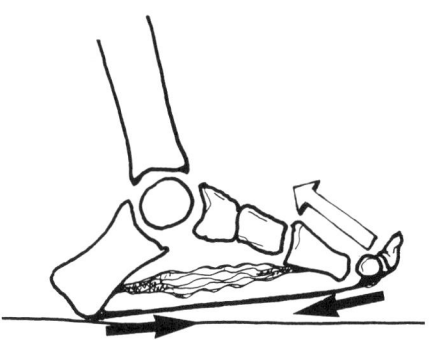

Abb. 4.55

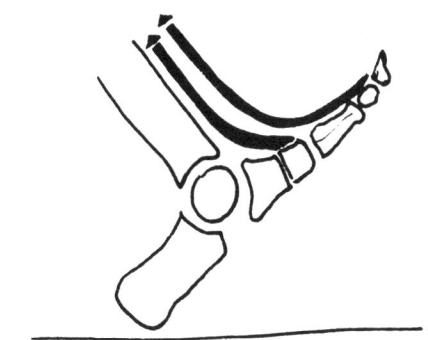

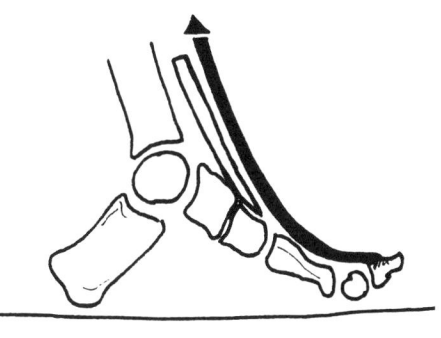

links
Abb. 4.56

rechts
Abb. 4.57

Diese Situation ist bei einer Läsion der kortiko-spinalen Efferenzen schwer zu erreichen, da das ZNS nicht in der Lage ist, koordinierte, komplexe Bewegungen zu aktivieren, sondern nur grob synergistische Bewegungen oder während einer fortgeschrittenen Wiederaufbauphase isolierte Bewegungen. Diese Beobachtung unterstreicht neuerlich die Notwendigkeit, den Fuß nicht etwa als eine einheitliche Struktur zu betrachten, sondern als eine Serie von Strukturen, die nach verschiedenen Koordinationsmustern funktioniert. Es müssen daher Übungen eingesetzt werden, die sowohl auf afferenter als auch auf efferenter Ebene, diese Trennung vorbereiten und ermöglichen.

Auch das Erkennen der Horizontalität des Bodens in mediolateraler Richtung wird durch die Veränderung der Fußstrukturen ermöglicht, die eine relative Beweglichkeit ihrer verschiedenen Bestandteile untereinander besitzen. Der Fuß muss als eine Struktur aus fünf Bögen angesehen werden, die sowohl in anterior/posteriorer Richtung als auch in transversaler Richtung eine gewisse Unabhängigkeit in ihrer Aktivität aufweisen. Sie bewegen sich, je nach Bodenbeschaffenheit, mehr oder minder auseinander.

Nachdem jene Hypothese als überholt gilt, die besagt, dass es beim Aufsetzen einen vorderen, transversalen Bogen gibt, der den längsgerichteten Bögen schematisch gegenübergestellt ist, scheint die Struktur der fünf Metatarsalköpfe mit der Informationsaufnahme betraut zu sein. Diese Struktur kann mit den Fingerkuppen gleichgesetzt werden. Die fünf Metatarsalköpfe sind unterschiedlich beweglich, je nach der Wechselbeziehung, die jeder einzelne Metatarsalknochen mit der Lisfrancschen Gelenklinie innehat. Die beiden Mittelstrahlen, die dem zweiten und dritten Metatarsalknochen entsprechen, sind am wenigsten beweglich, während die seitlichen, erster und fünfter, die größte Beweglichkeit aufweisen.

Diese Anordnung verleitete bis vor kurzem zu der Annahme, dass es einen vorderen Bogen gibt, der auch während der Belastungsphase vorhanden sei, weswegen die Last vornehmlich auf das erste und das fünfte Os metatarsale aufgeteilt wäre. Andere Autoren (*Viladot*, 1975) haben in jüngerer Zeit nachgewiesen, dass der vordere Bogen nur in Situationen ohne Belastung vorhanden ist. Die Beschreibung der Anatomen war durch Erkenntnisse an Leichen entstanden, während beim Lebenden im Stand alle Metatarsalköpfe, außer dem ersten, in gleichem Maß ihre Stützaufgabe wahrnehmen.

Es ist jedoch nicht zu leugnen, dass die beiden zentralen Strahlen des Fußes bei der Annäherung zum Boden hin gerade wegen ihrer verminderten Beweglichkeit fester an den Rückfuß gebunden sind und daher ihre Köpfe in einer höheren Stellung halten, als die Köpfe des medialen und des lateralen Strahls. Diese nähern sich daher, wenn die Muskulatur symmetrisch entspannt wird, dem Boden zeitlich früher an, als die der zentralen Strahlen.

Eine derartige Anordnung wurde von einigen Autoren (*De Donker*, 1970) analog zu jener Konstellation gesehen, wie sie zwischen den seitlichen Hinterrädern und dem Vorderrad des Dreirades besteht. Es ist möglich, dass dies die günstigste Anordnung ist, damit eine zufriedenstellende Informationsaufnahme bezüglich der Horizontalität des Bodens erfolgt. Der Vergleich, der von einigen Autoren mit Vogelflügeln gemacht wird, dessen Körper vom zweiten und dritten Bogen dargestellt wäre, erscheint passender.

Die Flügel, dargestellt vom ersten und fünften Strahl, verfügen ja über Muskelapparate, die eine Vergößerung ihrer Spannweite ermöglichen, um eine stärkere oder eine reduzierte Empfindsamkeit herzustellen. Nur eine richtige Koordination zwischen allen Muskelgruppen kann somit ein korrektes Funktionieren der

4.5 Die Wiederherstellung der Fortbewegung

Bögen ermöglichen. Die Bögen nehmen Informationen über die Zusammenhänge zwischen Fuß und Boden auf, damit aufgrund dieser Informationen die Gewichtsverlagerung auf den Vorfuß durchgeführt werden kann. Eine derart geführte Analyse dieser Schrittphase kann die Ursachen für die häufigen Misserfolge der Rehabilitation an der unteren Extremität aufklären. Genau so wie es undenkbar wäre, die obere Extremität zum Greifen und Manipulieren zu bringen, ohne sorgfältig die Vorgänge, die ihnen zugrunde liegen, vorzubereiten, so muss auch für das Gehen die Wechselbeziehung zwischen Fuß und Boden sorgfältig vorbereitet werden. So kommt der Patient in die Lage, über den Fuß alle Informationen bezüglich des Bodens und des Zusammenspiels zwischen Boden und Körper einzuholen.

VARIATION A

Übungsinhalt

Die gleichen Durchführungsmodalitäten wie bei der 10. Übung können mittels Schaumgummiwürfel verschiedener Härtekonsistenz angewandt werden. Um diese perzeptive Hypothese verifizieren zu können, muss der Patient nicht nur sämtliche pathologischen Komponenten kontrollieren, sondern auch Intensität und Ausmaß der Bewegung entsprechend der Härtekonsistenz regulieren.

Therapiemittel

Wie bei der vorhergehenden Übung. Man kann auch ein Übungsgerät verwenden, das aus zwei rechteckigen Brettchen besteht, zwischen welchen man Federn verschiedener Stärke einsetzt, die ihrerseits das Element der perzeptiven Hypothese darstellen.

Bemerkungen

In diesem Fall erlangen die verschiedenen Drücke besonderen Informationswert. Die Drücke entstehen durch den Widerstand der Federn.

11. ÜBUNG

Übungsinhalt

Die Übung dient der Neuorganisierung der räumlichen Bezüge zwischen den beiden Körperhälften (rechts und links), zwischen den beiden Körperhälften und den verschiedenen Körperteilen (oberer und unterer Rumpf; Rumpf und angemessene Verteilung des Gewichts auf die unteren Gliedmaßen). Sie soll räumliche Bezüge und Kontakt zur Außenwelt schaffen.

Sie richtet sich an Patienten
▷ die sowohl im Sitzen als auch im Stehen zur plegischen Seite hin „fallen"
▷ die im Sitzen das Gewicht auf der gesunden Beckenseite halten
▷ die die plegische Beckenseite und Schulter nach vorne drehen
▷ die mit dem gesunden Arm den Rumpf zur plegischen Seite hinschieben
▷ mit Neglect.

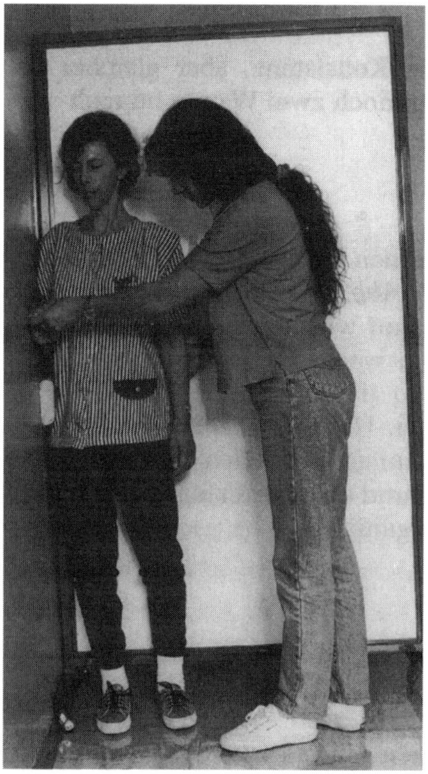

Abb. 4.58

Therapiemittel

Es werden fünf Schwämme verschiedener Konsistenz, aber gleicher Höhe verwendet. Zusätzlich benötigt man noch zwei Wände im rechten Winkel zueinander stehend.

Ausgangsstellung

Der Patient steht mit dem Rücken zur einen Wand, mit Flanke und Schulter an der anderen Wand (*Abb. 4.58*). Der gesunde Arm liegt auf einem Tisch oder einer Fläche, auf welcher die Hand offen liegen bleiben muss (der Patient soll sich weder anklammern, noch heranziehen, noch abstoßen können), so dass er lernen kann, die Stützkraft vertikal zum Boden zu richten. Um dies tun zu können, muss der Patient korrekte Richtungsbeziehungen

4.5 Die Wiederherstellung der Fortbewegung

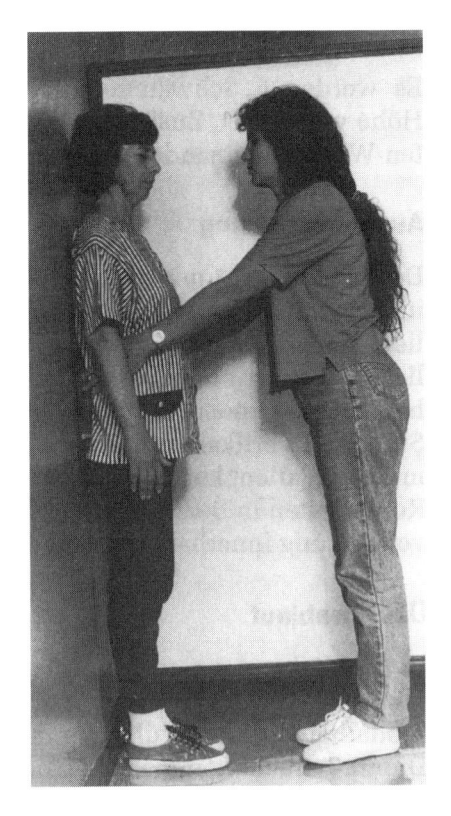

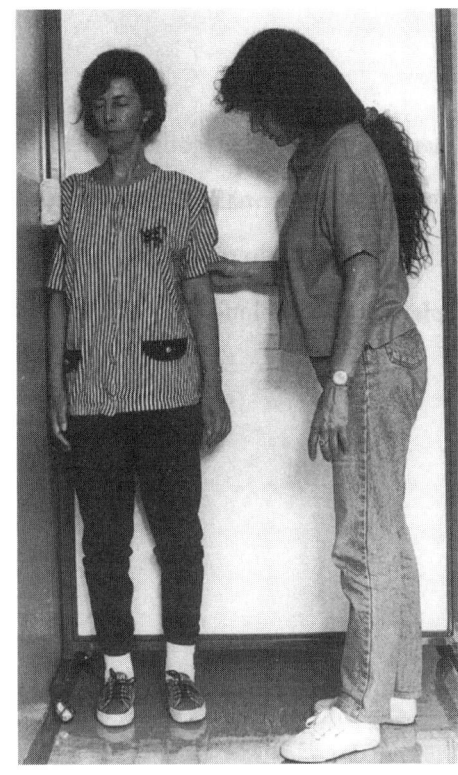

links
Abb. 4.59

rechts
Abb. 4.60

zwischen den beiden Rumpfseiten in Bezug auf die Mittellinie und eine korrekte Gewichtsverlagerung innerhalb der Standfläche organisieren.

Übungsablauf

In Hinblick auf die erwünschten Veränderungen kann die Übung auf verschiedene Zonen hin gerichtet werden und unter verschiedenen Modalitäten durchgeführt werden:
Die in Betracht kommenden Zonen können sein:
▷ die beiden Schulterblätter
▷ die beiden Beckenseiten, sowohl vorne wie hinten (*Abb. 4.59*)
▷ Schulter und Becken der gesunden Seite, seitlich
▷ Schulter und Beckenseite der plegischen Seite, seitlich (*Abb. 4.60*).

Der Therapeut legt zunächst zwei Schwämme von sehr unterschiedlicher Konsistenz auf der Höhe der gewünschten Zone des Patienten an, zum Beispiel auf der Höhe der Schulterblätter (*Abb. 4.61*).

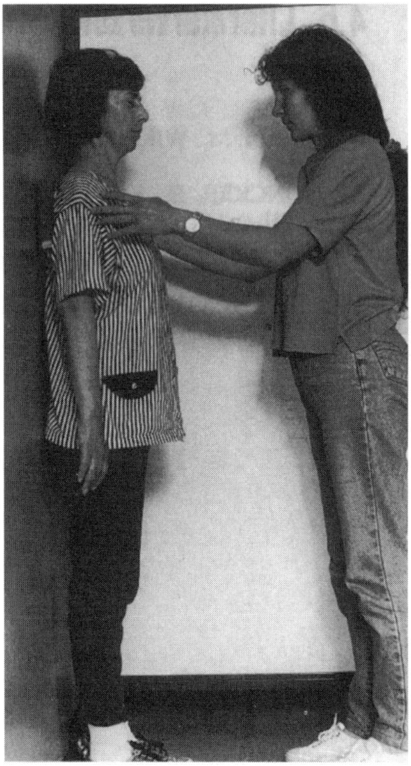

Der Patient soll erkennen:
▷ auf welcher Seite sich der Schwamm mit der dichteren Konsistenz befindet
▷ welcher Schwamm mit welcher Konsistenz am rechten und linken Schulterblatt liegt.

In beiden Fällen muss der Patient „globale" Bezüge seitens des ganzen Körpers organisieren. Während im zweiten Fall der Patient Informationen von der rechten und linken Seite auch unabhängig voneinander einholen kann, müssen im ersten Fall die Informationen von der rechten und linken Körperseite notwendigerweise miteinander verglichen werden. Somit ist ein engerer Bezug zwischen der rechten und linken Körperseite erforderlich. Der Patient muss mittels Bewegungen des oberen Rumpfes eine Reihe von räumlichen Bezügen zwischen vorne und hinten und zwischen rechts und links organisieren. Sie ermöglichen es ihm, kinästhetische und Druckinformationen zusammenzustellen, die ihm die Unterscheidung der verschiedenen Widerstände erlauben. Deshalb muss der Patient, neben der Organisation einer ausgeklügelten Fragmentierung des Rumpfes zwischen rechter und linker Seite, die Richtung der Gewichtsverlagerung auf beiden Füßen zwischen Rück- und Vorfuß und zwischen rechtem und linken Fuß verändern.

Abb. 4.61

Bemerkung

Während dieser Übungen, vor allem in ihren Anfangsphasen, wird der Patient aufgefordert, Schulter und Becken der gesunden Seite mit der Wand in Kontakt zu halten, damit die Parameter für die räumlichen Bezüge hinsichtlich der Wahrnehmung der Mittellinie des Körpers wiederhergestellt werden, die anfänglich von außen und später von innen kommen werden.

4.6 Literaturverzeichnis

FREEMAN, M., WIKE, B. (1967) The innervation of the ankle joint. Acta anat. 68: 321

DE DONCKER, E., KOWALSKI C. (1970) Le pied normal et pathologique. Acta Orthop. Beg. 22, 561

VIEL, E. (1985) Biomecanique des fonctions majeures du pied humain. Ann. Kines. 1, 35

VILADOT, A. (1975) Patologia del antepie. Torai, Barcelona

5 Die Planung der Behandlung

Der Weg, den der Rehabiliteur bei der Behandlung des Patienten zurücklegen wird, kann in eine Reihe von Etappen unterteilt werden. Am Beginn dieser Reihe steht die *BEOBACHTUNG*. Diese muss wiederholt erfolgen. Die Beobachtung führt zur Bildung von Hypothesen, die in kurzen Abständen überprüft werden. Die erste Voraussage betrifft das Ausmaß der Wiederherstellung, das der Patient am Ende der Behandlung aufweisen wird = *ERWARTETE ENDGÜLTIGE VERÄNDERUNGEN*. Danach muss der Rehabiliteur Voraussagen darüber machen, was er in verhältnismäßig kurzen Zeiten zu erreichen glaubt = *ERWARTETE ZWISCHENVERÄNDERUNGEN*.
Die dritte Stufe der Hypothese wird von den *ZIELEN der Übungen* dargestellt. Wir verstehen darunter die Aussage über das Ergebnis einer jeden durchgeführten Übung. Diese Voraussagen müssen so formuliert werden, dass die Kontrolle durch das Analysieren der jeweils erhaltenen Ergebnisse möglich wird. Wenn keine Übereinstimmung zwischen geplantem und erreichtem Ergebnis erzielt wird, setzt ein Suchvorgang ein, der die Ursachen der Fehler und mögliche Korrekturen ausfindig machen soll. Der Rehabiliteur wird damit genötigt, seine eigenen Kenntnisse über die Verfahren, die bei der Ausarbeitung der verschiedenen Planungsetappen eingesetzt wurden, in Frage zu stellen. Der Behandlungsablauf wird in dieser Weise von einer Reihe von Fragen an die eigenen Kenntnisse angereichert, welche dadurch, wie auch durch den Beitrag anderer klinischer Fachbereiche und der Basiswissenschaften, vervollständigt werden können. Ausgehend von den verschiedenen Etappen der Behandlungsplanung können vier logische Einheiten ermittelt werden. Sie entsprechen jeweils einem Komplex von Überlegungen, die der Rehabiliteur während des Behandlungsablaufes in die Tat umsetzt.

1. Stufe:	BEOBACHTUNG
	ERWARTETE ENDVERÄNDERUNG
2. Stufe:	ZWISCHENVERÄNDERUNG ARBEITSEINHEIT
3. Stufe:	ÜBUNG
4. Stufe:	INHALTE MODALITÄTEN ZIELE

5.1 Von der Beobachtung bis zu den erwarteten endgültigen Veränderungen

Die Überlegung der Rehabilitation gründet sich auf die Ausarbeitung von Hypothesen. Diese Hypothesen beinhalten Überlegungen, wie man möglicherweise ein bestimmtes Niveau der Wiederherstellung als Folge einer strukturierten Übungsserie, die der Patient ausführen soll, erreichen kann. Die Ausarbeitung von Hypothesen folgt der Analyse der „Situation" des Patienten hinsichtlich der Veränderbarkeit jener Funktionen, von denen man glaubt, dass sie den Gegenstand der rehabilitativen Behandlung darstellen können.

Der Vorgang, mit dem diese Analyse ausgeführt wird, kann als „Beobachtung" bezeichnet werden und bildet die erste Etappe des rehabilitativen Eingriffs. Die Beobachtung besteht also in einer Reihe von Arbeitsschritten am Patienten mit dem Ziel, zu begreifen, welche Funktionen von der Läsion betroffen wurden, wie sie verändert wurden und in welchem Ausmaß sie wiederhergestellt werden können. Durch den ständigen Bezug zu den eigenen Kenntnissen muss der Beobachter Hypothesen aufstellen:
▷ bezüglich des gegenwärtigen „Funktionszustandes" des Systems des Patienten
▷ bezüglich der Möglichkeiten von Spontanentwicklungen
▷ bezüglich der Fähigkeit, geschädigte Verhaltensweisen wiederherzustellen
▷ bezüglich des Grades der Wiederherstellung.

Die Beobachtung ermöglicht dem Rehabiliteur, Hypothesen aufzustellen. Diese werden mit den Ergebnissen verglichen, die in den einzelnen Behandlungsphasen erzielt werden. Aus diesen Gründen kann die Beobachtung nicht als Sammlung von rein phänomenologischen Daten verstanden werden. Es wird auch nicht vorausgesetzt, dass ein solcher Beobachter eine „tabula rasa" sei. Ganz im Gegenteil, es erscheint wichtig zu sein, dass dieser nicht dazu neigt, sich als solche zu betrachten.

Wer beobachtet, handelt auf dem Fundament seiner Erfahrungen bei dem Versuch, die beim Patienten vorhandenen Veränderungen in Abhängigkeit von der Wiederherstellung, die er glaubt, mit Hilfe rehabilitativer Behandlungen zu erreichen, zu interpretieren. Es ist somit klar, dass es sich für jemanden, für den es bei der Hemiplegie ausschließlich um eine Veränderung des posturalen Basismechanismus geht, wichtig sein wird, festzustellen, bis zu welchem Grad dieser Mechanismus verändert wurde und bis zu welchem Grad eine Wiederherstellung durch Therapiebehandlungen möglich sein wird.

Für jene, die überzeugt davon sind, dass der Hemiplegiker als ein System gesehen werden muss, bei dem die selbstorganisierenden Fähigkeiten durch die Läsion beeinträchtigt wurden, wird die Beobachtung einen Prozess der Interpretation des Patienten darstellen. Dieser Prozess soll die verbliebenen selbstorganisierenden Fähigkeiten und ihre Entwicklungsmöglichkeiten mit Hilfe von Übungen, die im Einklang mit seiner Sichtweise stehen, herausstreichen.

Jede Beobachtung enthält einen Interpretationsprozess, weil die Beurteilung auf der Grundlage von verschiedenen Parametern – je nach Überzeugungen und Kenntnissen des Beobachters – erfolgt. Gänzlich verschiedene Bedeutung erhält nämlich die Analyse der „transversalen Art" (Muskeln oder Reflexe) im Vergleich zur Analyse der „longitudinalen Art" (funktionelle Systeme, hervorstechende Merkmale, autoorganisierende Fähigkeiten).

> **Merke**
>
> Die Beobachtung kann unterteilt werden in
> ▷ direkte Beobachtung
> ▷ von Protokollen geleitete Beobachtung
> ▷ Beobachtungen anderer Experten.

Die *direkte Beobachtung* wird „frei", ohne Zuhilfenahme von starr kodifizierten Tests, vom Rehabiliteur ausgeführt.

5.1 Von der Beobachtung bis zu den Veränderungen

Die *von Protokollen geleitete Beobachtung* bezieht sich auf Vorgangsweisen, die aus vorbestimmten Tests bestehen. Sie führen im Allgemeinen zu einer genauen Quantifizierung.

Die *Beobachtung,* die man *von anderen Experten* erbittet, kann aus klinischen und/oder Messdaten bestehen und wird vom Rehabiliteur bei anderen Klinikern in Auftrag gegeben. Das Anfordern von derartigen Beiträgen muss der Notwendigkeit entsprechen, voraussagende Elemente sammeln zu wollen, deren Erforschung nicht in den Aufgabenbereich und die Zuständigkeit des Rehabiliteurs fallen (z.B. CT, MRI, EMG).

Alle Beobachtungen dienen der Ausarbeitung von Hypothesen bezüglich der Wiederherstellung. Es ist daher wesentlich, dass jeder Rehabiliteur durch die Beobachtung nicht nur das Ausmaß des Schadens und seiner Äußerungsformen, sondern auch die Anzeichen der Wiederherstellung definiert. Insofern ist es notwendig, dass die höchstmögliche Anzahl an voraussagenden Daten gefunden wird, die von Anfang an erkennen lassen, mit welchen Erwartungen die zur Verfügung stehenden Mittel eingesetzt werden können. Wenn sich die Beobachtung als ein Suchen nach immer wirksameren, vorausblickenden Elementen darstellt, entsteht ein dynamischer Entwicklungsprozess. Sie muss nämlich durch den Vergleich mit den erhaltenen Resultaten abgeändert werden, die ihrerseits den Wert der angewandten voraussagenden Elemente oder die Notwendigkeit ihrer Abänderung erweisen werden.

Nach Abschluss der Beobachtung muss der Rehabiliteur in der Lage sein, voraussagende, wenn auch vorläufige Angaben über die erwarteten endgültigen Veränderungen zu treffen. Diese Voraussagen müssen bei jeder Überprüfung der Zwischenveränderungen zunehmend präziser werden. Der Vergleich zwischen den erzielten Resultaten und den vorher festgesetzten Zwischenveränderungen muss stets zu einer Neuüberprüfung der Voraussagen über die endgültigen erwarteten Veränderungen führen, um zu entscheiden, ob sie noch gelten, oder ob sie einer Abänderung im Sinne einer Verschlechterung (wenn die erzielten Resultate bescheidener ausfallen als vorgesehen) oder einer Verbesserung (im gegenteiligen Fall) bedürfen. Auf alle Fälle ist die Wiederholung der Beobachtung unerlässlich, da sie es ermöglichen wird, den tatsächlichen Wert der herausgefundenen voraussagenden Elemente festzustellen.

Die Vorhersagen werden beschrieben und in einer *Dokumentationsmappe* gesammelt. Damit wird der Grad der Wiederherstellung jener Funktionen, auf die sich die Rehabilitationsarbeit ausrichten wird, unmissverständlich dokumentiert. Das Voraussagen der endgültigen Veränderungen wird erleichtert, indem bestimmte Funktionen festgelegt werden, auf welche die Behandlung abzielt (bei der oberen

Extremität kann man an die Funktion des Erreichens, des Zeigens, des Greifens und der Manipulation denken). Auf diese Funktionen wird sich natürlich auch die Beschreibung der Zwischenveränderungen beziehen.

5.2 Die Strukturierung der Behandlung

Nach Vorhersage der Endresultate muss man bei der Planung der Behandlung die geeigneten Mittel festlegen, durch welche die Hypothese bestätigt werden kann. Es müssen die Übungen gefunden werden, die dem Patienten ermöglichen, den vorhergesagten Grad der Wiederherstellung zu erreichen. Der Rehabiliteur wählt die geeigneten Übungen aus und programmiert ihre Kombination in der zweckdienlichsten Weise. Die Organisation der Übungen erfolgt sowohl in transversalem Sinn, d.h. man programmiert die Abhängigkeiten innerhalb der Übungen, die in derselben Behandlungsphase eingesetzt werden, als auch in longitudinalem Sinn, d.h. man gibt die Reihenfolge jener Übungen an, die in folgenden Behandlungsphasen angewandt werden.
Die zweite Etappe des Planungsschemas ist die Strukturierung der Behandlung. Sie stellt den Übergang von der Voraussage der Endresultate auf die Programmierung der Übungen dar. Die Strukturierung der Behandlung kann in zwei Teilbereiche unterteilt werden. Sie sollen definieren:
▷ Welcher Teil der endgültigen Veränderung vor Ablauf der Behandlungsdauer erreichbar ist (Zwischenveränderungen).
▷ Welche Elemente als Grundlage für die Wahl der Vorgangsweise (Arbeitseinheit) erkennbar sind.

Die Aufstellung einer Reihe von kurzfristig zu verifizierenden Hypothesen erscheint als Zwischenetappe nützlich, weil eine wirksame Planung Kontrollen nach kurzer Zeit zulassen muss, um den Fortschritt des Patienten aufzuzeigen. Diese Kontrollen können nicht das Endergebnis allein betreffen und können sich auch nicht auf die Feststellung beschränken, ob das jeweilige Ziel der einzelnen Übungen erreicht wurde. Die Festlegung einer Reihe von Zwischenetappen gestattet einmal sowohl Korrekturen hinsichtlich der Übungen, zum zweiten die Voraussage über die ursprünglich erwarteten endgültigen Ergebnisse periodisch zu überprüfen und eventuell abzuändern, wobei angebrachtere Beobachtungen verwendet werden.
Für die Beschreibung der Zwischenveränderungen ist eine beschreibende Darlegung günstiger als eine quantitative, weil der Rehabiliteur zu diesem Zeitpunkt

noch nicht in der Lage ist, jene Verhaltensleistungen, die als Ergebnisse zu werten sind, mit Bestimmtheit zu quantifizieren. Es ist jedenfalls wichtig, dass die Beschreibung auf jeden Fall eine leichte und unmissverständliche Kontrolle der tatsächlich wiedererlangten Fähigkeiten des Patienten ermöglicht und zwar innerhalb der vom Rehabiliteur vorgegebenen Zeit.

Wenn z.B. die endgültigen Veränderungen für die Fähigkeit des Hingreifens vorgesehen haben, dass der Patient am Ende der Behandlung in der Lage sein soll, die Hand durch geeignete Schulter- und Ellbogenbewegungen entspannt und in korrekter Ausrichtung auf Gegenstände im Gesichtsfeld zu legen, muss die Beschreibung der Zwischenveränderungen aufzeigen, welchen Teil dieses Ergebnisses man innerhalb einer kürzeren Zeit – z.B. etwa in einem Monat – zu erreichen glaubt. Der Rehabiliteur gibt an, ob es voraussehbar ist, dass der Patient in einem Monat durch die geplanten Übungen, in der Lage sein wird, in sitzender Position bei herabhängenden Arm den Ellenbogen zu beugen und dabei die Hand ohne abnorme Irradiation bis zu einem Objekt hinzubewegen, welches sich nah am Oberschenkel befindet. Dabei sollte es zu keiner Mitbeteiligung der Schulter kommen und die Hand in Pro-Supinationsnullstellung verbleiben.

Die Voraussage der Zwischenveränderungen wäre einfacher, wenn der Rehabiliteur eine genaue Kenntnis darüber hätte, wie die wiederzuerlangende Funktion organisiert ist, wieweit sie von der Läsion verändert wurde (Kenntnisse, die bereits für die Festlegung der endgültig zu erwartenden Veränderungen wichtig sind), aber vor allem, wie diese Wiederherstellung in der Zeit vor sich gehen kann. Der Rehabiliteur müsste eine Reihe von Wiederherstellungsmodellen für die verschiedenen behandelten Funktionen besitzen, welche derzeit leider nicht vorhanden sind. Der Rehabiliteur muss sich daher bemühen, Hypothesen auszuarbeiten über die Etappen, die der Patient durchläuft, von den Anfangsstadien bis zur Wiederherstellung der verschiedenen Fähigkeiten. Er muss außerdem wissen, wie sich diese Etappen in Hinblick auf die Schwere der Läsion, auf die Lokalisation derselben und auf das pathologische Gesamtbild verändern und vor allem, wie die Auswirkungen der durchgeführten Übungen die Etappen verändern.

Die Festlegung von Arbeitseinheiten wird innerhalb der Planung vorgenommen und dient dazu, von der Beschreibung der Verhaltensänderungen (Zwischenveränderungen) zu einer Definition der Strategien überzugehen, d.h. jene Fähigkeiten festzulegen, die der Patient lernen muss, um die in der Zwischenveränderung beschriebenen Verhaltenweisen erreichen und um die Ziele der Übungen definieren zu können. Am Beginn dieser zweiten Planungsphase hat der Rehabiliteur eine Reihe von Verhaltensänderungen (Zwischenveränderungen) aufgestellt. Für sie muss eine Strategie gefunden werden, bevor man an die Programmierung der Übungen gehen kann. Der Rehabiliteur muss hinsichtlich der vorgesehenen „erwarteten Zwischenveränderungen" definieren „auf was man einwirken muss". Es muss also festgelegt werden, auf welche Körpersegmente man die Aufmerksamkeit richten wird und welche Strategien wiedererlangt werden sollen.

Um oben beschriebene Zwischenveränderungen zu erreichen, muss der Rehabiliteur die Aufmerksamkeit auf die Schulter, auf den Ellbogen und das Handgelenk richten (Elemente des Körpers) und muss die Annäherung und die Orientierung zum Objekt hin lehren (Strategien). Um diese Strategien höheren Grades zu erwerben, ist es jedoch notwendig, andere Strategien (niederen Grades) zu erlernen. Diese sind:
▷ Rekrutierung von motorischen Einheiten
▷ Kontrolle der abnormen Reaktion auf Dehnung im Bereich der Muskulatur von Schulter, Ellbogen, Handgelenk und Finger
▷ Kontrolle der abnormen Irradiation jener Muskeln, die in der Bewegungssequenz eigentlich nicht involviert sind
▷ Wiederherstellung der Sensibilität
▷ Wiederherstellung der kognitiven Funktionen wie räumlich-zeitliche Relationen, Aufmerksamkeit, Gedächtnis etc.

Für jede Übung wird ein *Inhalt* definiert. Wir verstehen darunter, was der Patient durch jede einzelne *Übung lernt*. Die Wiederherstellung eines mehr oder minder großen Teils der Funktion wird nur selten einer einzigen Übung anvertraut, sodass oft die Zusammenhänge zwischen den verschiedenen Übungen programmiert werden müssen. Die Inhalte der verschiedenen Übungen müssen miteinander korrelieren. Die Strategien niederen Grades können als Inhalte der Übungen angesehen werden: Zum Beispiel gibt man an, die Rekrutierung der motorischen Einheiten und die Kontrolle der abnormen Reaktion auf Dehnung der Flexoren des Ellbogens und des Handgelenkes (Inhalte) mittels der Übung mit dem „Tabellone" zu erreichen.

Auch dieses Argument wurde, genauso wenig wie jenes der Wiederherstellungsmodelle, nie mit der erforderlichen Aufmerksamkeit erforscht. Ihre Vertiefung würde die Kenntnis der verschiedenen Strategien und der Beziehungen, die untereinander bestehen, erfordern. Die Arbeitseinheiten erlauben es, die Inhalte für jede Übung folgerichtig und angemessen auszuwählen und von der Behandlungsplanung zur vorgesehenen Durchführungsphase überzugehen.

5.3 Die Übung als Interaktion

Die Ausarbeitung von kurzfristigen Voraussagen ermöglicht die Programmierung der Übungen und die Planung ihrer Kombinationen je nach ausgesuchten Arbeitseinheiten.

Alle Autoren stimmen darin überein, dass die Übung als ein Mittel angesehen werden kann, das dem Rehabiliteur erlaubt, sein Wissen zu erweitern. Wenn die Übung als ein interaktiver Vorgang zur Erreichung bestimmter Veränderungen angesehen wird, so kann man die Arbeitshypothese aufstellen, dass die Daten, die zu einer komplexeren Ausarbeitung des Rehabilitationswissens führen können, nicht einfach aus Messungen bestehen können. Sie müssen vielmehr in der Aufzeichnung der interaktiven Vorgänge und in ihren Veränderungen in Bezug zu den verschiedenen Planungsphasen der Behandlung bestehen.

Bei jeder Übung sind drei Komponenten zu unterscheiden:

▷ Die Programmierung jeder Übung sieht als grundsätzliche Komponente die Beschreibung der Inhalte vor, also der Strategien, die der Patient durch die Übung erlangen soll. Dieses Element kann leicht von der Definition der Arbeitseinheiten abgeleitet werden.

▷ Der Rehabiliteur muss dann die Modalitäten festlegen, nach denen er seine Interaktion mit dem Patienten aufzubauen gedenkt (siehe Kapitel 3), damit dieser in bestmöglicher Weise das, was als Hypothese angenommen wurde, erlernen kann.

Unter Modalitäten versteht man nicht nur die physischen Aspekte der Interaktion, wie den Griff, die Bewegungen und die vom Patienten und dem Therapeuten aufgewendete Kraft, sondern auch die kognitiven Elemente der Übung. Darunter verstehen wir die Art der Informationen, die eingeholt werden müssen, sowie die kognitiven Prozesse, die man zu aktivieren beabsichtigt, und schließlich, auf welche Art sie aktiviert werden sollen.

▷ Das dritte Element, das die Übung kennzeichnet, ist die Beschreibung der Ziele.

Nachdem beschrieben wurde, was der Patient zu lernen hat (= *Inhalte* der Übungen), und wie man vorgehen soll, damit er es erlernt (= *Modalitäten*), muss der Rehabiliteur auch die Art und Weise herausfinden, die dazu dient, zu beweisen, dass die Inhalte auch tatsächlich erreicht wurden (= *Ziele.*) Als Ziele versteht man eine Leistung oder eine Reihe von Leistungen, die der Patient zu erbringen in der Lage sein muss, um zu beweisen, dass er das, was vorgesehen war, erlernt hat.

Die Beschreibung jedes Zieles muss folgende Kriterien erfüllen:
- präzise
- beobachtbar
- messbar
- mitteilbar.

5.4 Die Überprüfung der Ergebnisse auf verschiedenen Ebenen

Bei der Planung der Behandlung werden die Hypothesen der verschiedenen Ebenen in einer bestimmten Reihenfolge erarbeitet. Diese reicht von der Beobachtung bis zu den Übungen. Bei der Überprüfung der aufgestellten Voraussagen beginnt man hingegen mit der Kontrolle der Ziele, um dann zu den Zwischenveränderungen und zu den endgültigen Veränderungen der Behandlung zurückzugehen.

Nachdem der Rehabiliteur die gesamte interaktive Prozedur beschrieben hat, also nicht nur die Übung, sondern auch die Inhalte, die der Patient erlernen muss, und nachdem er festgelegt hat, wie kontrolliert werden soll, ob der Patient diese Strategien erworben hat (Ziele), wird er mit dem Patienten die Übungen durchführen. Innerhalb der vorgesehenen Zeit muss der Rehabiliteur dann die Ergebnisse beurteilen und davon ausgehend wieder die Gültigkeit der Voraussagen auf höherer Ebene (Zwischenveränderungen und erwartete endgültige Veränderungen) und der Beobachtungen, die diesen zugrunde liegen, überprüfen. Die ersten Fragen für den Rehabiliteur betreffen daher die tatsächliche Erreichung der Ziele jeder Übung.

Eine positive Antwort zeigt an, dass der angewandte interaktive Vorgang das erreicht hat, was man erwartet hat. Falls alle Ziele einer Übung erreicht wurden, kann die Übung als abgeschlossen betrachtet werden. Wenn das Ziel nicht oder nur zum Teil erreicht wurde, muss sich der Rehabiliteur fragen, ob er noch immer mit seiner getroffenen Wahl einverstanden ist. Wenn dem so ist, wird er mit der gleichen Übung fortfahren (und deren Ergebnisse später überprüfen), oder es muss der interaktive Vorgang abgeändert werden. Das „Nein" kann daher zwei verschiedene Folgen haben, je nachdem, wie es vom Rehabiliteur interpretiert wird. Wenn der Rehabiliteur mit den getroffenen Entscheidungen nicht zufrieden und der Ansicht ist, die Übung oder sogar die ganze Übungsserie müsse abgeändert oder ersetzt werden, dann ergeben sich vielfältige Probleme bei der Durchführung und Auswirkungen auf angewandte Überlegungen.

5.4 Überprüfung der Ergebnisse auf verschiedenen Ebenen

Was die Auswirkungen auf das Wissen anbelangt, muss sich der Rehabiliteur fragen, auf was sich sein Fehler in der Wahl der Übung auswirkt. Der Fehler könnte darin bestehen, dass man angenommen hat, die Übung wäre geeignet, um bestimmte Inhalte beim Patienten erreichen zu können. Diese Hypothese könnte dazu anregen, Überlegung über das Verhältnis zwischen Übungen und Strategien, zwischen Inhalten und Modalitäten anzustellen. Die Entscheidung, die Übung durch eine andere zu ersetzen, bedeutet eine Revision der Überlegungen, die bei der Strukturierung der Therapie angestellt wurden. Sobald die Entscheidung gefallen ist, dass die Übung ersetzt werden muss, und die Gründe und Folgen dieser Entscheidung festgehalten wurden, kann der Rehabiliteur eine Übung einsetzen, die er bereits in seinem Repertoire hat, oder er erfindet eine neue.

In diesem zweiten Fall ist es wichtig, dass der Rehabiliteur fixiert, wie er zu seiner Entscheidung gekommen ist. Sowohl sein Grundlagenwissen als auch Erfahrungen anderer Rehabiliteure sind hier zu nennen. Noch wichtiger ist es, die Überlegungen festzuhalten, die zur *Konstruktion der neuen Arbeitshypothese* geführt haben. Nachdem die Ziele aller Übungen überprüft wurden, muss man die erzielten Ergebnisse mit den erwarteten Zwischenveränderungen vergleichen.

Wenn bei der Bestimmung der verschiedenen Arbeitseinheiten, die einer bestimmten Zwischenveränderung entsprechen, der Rehabiliteur die „Elemente", auf die eingewirkt werden muss, korrekt gewählt hat, müsste die Überprüfung aller Ziele mit der Erreichung der erwarteten Zwischenveränderungen übereinstimmen. Wenn dies der Fall ist, geht der Rehabiliteur dazu über, eine neue Zwischenveränderung zu formulieren, welche einer vollständigeren Wiederherstellung entspricht, die den erwarteten endgültigen Veränderungen näher liegt. Er gibt gleichzeitig an, in welcher Zeit er diese zu erreichen glaubt. Er muss innerhalb dieser die neuen Arbeitseinheiten und die dazugehörigen Übungen ausarbeiten. Es wäre ratsam, wenn der Rehabiliteur bei jedem Schritt eine neuerliche Beobachtung durchführt, um andere und unterschiedliche voraussagende Elemente zu finden, die die Voraussagen sowohl auf endgültiger als auch vorläufiger Ebene beeinflussen könnten.

Die Tatsache, dass eine bestimmte Zwischenvoraussage nicht eintrifft, bedeutet nicht notwendigerweise, dass diese neu formuliert werden muss. Man kann für eine weitere Zeit mit dem gleichen Arbeitsprogramm fortfahren und eine neue zeitliche Grenze setzen, innerhalb welcher die Voraussage neuerlich zu überprüfen wäre. Während der letzten Etappe des retrospektiv zurückgelegten Weges, bei dem der Rehabiliteur die Ergebnisse der verschiedenen Behandlungsebenen überprüft, beziehen sich die Fragen auf das Verhältnis zwischen den letzten Zwischenveränderungen und den Voraussagen über das endgültige Ergebnis der Behandlung.

Literaturverzeichnis

PIERONI, A. (1995) La pianificazione del trattamento riabilitativo. Idelson.

Formulare

Daten

Institut

_____

Name _____ Alter _____

klinische Diagnose _____

Therapeut/in _____

vorhergehende Rehabilitation

_____

_____

_____

_____

andere Behandlung

_____

_____

_____

_____

_____

BEOBACHTUNG

direkte Beobachtung

Datum		Wertigkeit

Bemerkungen

Wertigkeitsskala: ++
+
+/−
−
−−

BEOBACHTUNG

Protokolle

Datum		**Wertigkeit**

Bemerkungen

Kapitel 5 Die Planung der Behandlung

BEOBACHTUNG

andere Experten

Datum		Wertigkeit

Bemerkungen

VORAUSSAGENDE ELEMENTE

voraussagende Elemente (Zusammenfassung)

Anhaltspunkt	Wertigkeit	Kontrolle

Bemerkungen

ERWARTETE ENDVERÄNDERUNGEN

Zur Verfügung stehende Behandlungsdauer (in Monaten) _____

erwartete Endveränderungen

Datum der Formulierung: _____

_____

_____

_____

_____

_____

_____

Schwierigkeitsgrad der Voraussage: _____

nachfolgende Präzisierungen

_____

_____

_____

_____

_____

_____

_____

ZWISCHENVERÄNDERUNGEN

Zwischenveränderung Nr.

Datum der Formulierung: _____   Ja ( )   Nein ( )

zu verifizieren innerhalb: _____

_____

_____

_____

_____

Arbeitseinheit: z.B. Schulter _____

Übung

1)

2)

3)

Arbeitseinheit: z.B. Hand _____

Übung

1)

2)

3)

Arbeitseinheit: z.B. Schulter _____

Übung

1)

2)

3)

ÜBUNGEN

Zwischenveränderung Nr.

Zwischenveränderung Nr.: Ja ( ) Nein ( )
Arbeitseinheit:
Übung

_____
_____
_____

Inhalte _____

_____
_____

Modalität _____

_____
_____

Ziele

_____
_____   Ja ( )   Nein ( )
_____

_____
_____   Ja ( )   Nein ( )
_____

_____
_____   Ja ( )   Nein ( )
_____

Sachverzeichnis

A

Abhängigkeit 84, 85
abnorme Irradiationen 74, 76, 77, 89, 94, 123, 140, 157, 161
abnorme Reaktion auf Dehnung 74, 89, 118, 120
Adoption 84, 85
Afferenzen 27, 34, 69
akustische Rezeptoroberfläche 58
Algodystrophie-Syndrom 133
Alpha-Motoneurone 48, 72
Analyse 67
Analysierfähigkeit 30
Arbeitseinheiten 197
Arbeitshypothese 201
Aufgabe, perzeptive 32
Aufmerksamkeit 39, 50, 89
Ausdehnung 61
Autoorganisation 63

B

Beckeninnenrotation 162
Behandlungsablauf 192
Behandlungsphase 196
Behandlungsplanung 192, 198
Beinmuskulatur, dorsale 175
Beobachtung 193, 194
Bewegungsraum 27
Bewegungsregulierungen 97
Bewusstsein 39, 50
Bobath 83

C

Corpus callosum 41, 43

D

Defizit, motorisches 27
Dehnreaktion 75
Dehnreflex 76
diachrone Methode 21
Diaschisis 81, 83
Distanz 57

Dorsalextension des Fußes 146
Drucksensationen 168
Druckwahrnehmung 152
Durchführungsmodalitäten 68
Durchführungsphase 198
dynamische Muskelrekrutierungen 162

E

elementare Schemata 80, 83
Ergebnisse 200
Erkennen von Distanzen 130
Extension 90
Extension, Ellenbogen 129
Extensionssynergie 82
Extensormuskulatur 182
Extremität 113
Extremität, untere 136, 138, 139

F

falsifizierende Verfahren 18
Fazilitationen 27, 95, 117, 157
feed-back-Mechanismen 28
Ferse 158, 176, 180, 182
Finger 112, 115, 118
Flexion 90
Flexion, Ellenbogen 129
Flexionssynergie 82
Flexormuskulatur 182
Fragmentierung 50
Frakturen 166
Frührehabilitation 137
Fuß 140, 144, 149, 179
Fußmuskulatur 140, 150, 153
Fußsohle 152, 156, 168, 171

G

Gamma-Motoneurone 48, 72
Gang 164
Gangablauf 173
Gehen 152, 180
Gelenk 47

Gelenkrezeptoren 48
Gewicht 153
Gewichtsverlagerung 168
–, allmähliche 174
–, kontrollierte 164

H

Haltung 43
Hand 33
–, Repräsentationen 39
Handfunktion 108
Handgelenk 114, 118, 122, 124, 127
Handgelenkextensionsbewegung 123
Handgelenkflexionsbewegung 123
Handmotorik 33, 36
Härtekonsistenz 187
Hemiplegiepatient 60
Hemisphären 41, 42, 61
heteronym 70
homonym 70
homunkuläre Theorie 35
Homunkulus 41
Hüftflexion 159, 160
Hüftgelenk 138
Hypothese 12, 16, 37, 62, 67, 86, 88, 103, 104, 120, 133, 187, 193
–, analytisch-kulturistische 20
–, perzeptive 28

I

IA-Afferenzen 70, 80, 91, 93
Impulsleitung 26
Informationsaufnahme, kinästhetische 136
–, taktile 136
Informationsverarbeitung 144
Inhalt 62, 199
Intensität 31, 88
Interaktion 50, 84, 85, 199
–, kooperative 84
–, rehabilitative 84
Interneurone 69, 71
Interphalangealgelenke 182
Interpretationsprozess 52, 194
Irradiation 74, 77, 78, 115
Irradiationskontraktionen 83

Irradiationsphänomene 157, 174
isolierte Extension 118

K

Kinästhesie 49, 93
kinästhetische Informationen 105, 118, 122, 157, 180
kinästhetische Informationsaufnahme 136
kinetische Kette 97
Klassifizierung der Übungen 103
Kniegelenksextension 160
kognitiv-therapeutische Übungen 100
kognitive Operationen 105
kognitive Prozesse 21, 39
kognitives Problem 101
Komplex Oberarm-Unterarm 131
Kontraktionen 94
Kontraktionen des M. trizeps surae 163
Kontraktionsintensität 82
Kontrollfähigkeit 95
kontrollierte Gewichtsverlagerung 164
kooperative Interaktion 84
Körperhälften 188
Körpersegment 104
kortikales Organ 33

L

Labyrinthreflexe 44
Läsion 60, 68, 82
Lernprozess 67

M

M. extensor digitorum longus 155, 185
M. extensor hallucis longus 155, 185
M. flexor digitorum longus 178
M. tibialis anterior 155, 185
M. tibialis posterior 146
M. trizeps surae 143, 144, 146, 148, 155, 158, 162, 176, 177
mechanistische Sichtweise 55
Medianlinie 42, 43
Metakarpophalangealgelenke 75, 111, 127, 128, 182
Methode, analytisch-kulturistische 23
–, diachrone 21

Methode, neuromotorische 25
–, psychomotorische 25
–, synchrone 21
–, neuromotorische 39
Mm. ischiocrurales 155
Mm. peronei 155
Modalitäten 199
Motoneurone 33, 70, 71
motorische Aktivitäten 77
motorischer Kortex 33, 38
motorisches Areal 41
motorisches Defizit 27
Muskelkontraktionen 55, 67, 87
Muskelrekrutierung 114
Muskelrezeptoren 48

N
Nackenreflexe 44
Neglect 188
Neuromotorik 21, 24, 25
neuromotorische Methoden 39

O
Okzipitallappen 49
olfaktorische Rezeptoroberfläche 58
Organisationsfähigkeit 46, 48, 52

P
paralytisch 83
Parietallappen 49
Pathologie 68
perzeptive Aufgabe 32
perzeptive Hypothese 96, 101
Plattform 170
plegische Seite 188
Popper, Karl 12
posturale Kontrolle 43
posturales Element 41
Pragmatik 51
primär-motorisches Areal 60
Pronationsbewegung 126
Propriozeptive Gymnastik 47
propriozeptive Wahrnehmung 49
Prozesse, kognitive 21
Psychomotorik 24, 25, 29
Pyramidenbahn 26, 33, 35, 60, 80

R
Raum als Inhalt 62
räumliche Operationen 53, 55, 60
räumliche Sinnzuweisung 57, 58
Räumlichkeit 29, 88
Reaktion 74
reflektorische Kontraktionen 123
Reflexaktivität 23, 77
Rehabilitation 32
Rehabilitationsplan 68
Rehabilitationstheorie 19
rehabilitative Interaktion 84, 88
Reibungswiderstände 144, 157
Reizschwelle 137
Rekrutierung 82, 120, 148, 198
Rekrutierungsdefizit 83, 153
Repräsentationen 39, 40, 42
Rezeptoroberfläche 49, 50, 58
–, akustische 58
–, olfaktorische 58
–, somästhetische 58, 62
–, visuelle 58
Richtung 57
Rückenmark 69, 76
Rumpf 41, 159, 188
Rumpfbewegungen 138

S
Salter 13
Schulter-Arm-Syndrom 133
Schultergelenk 132
segmentale Übungen 91
Sehen 59
selektive Fingerbewegungen 116
Sensibilität 55
Sensibilitätsstörungen 128, 181
Sherrington 77
simultane Kontrolle 139
Sinnesorgan 47
Sinnesräume 57, 61
Sinnzuweisung, räumliche 57
Somästhesie 49
Somästhetik 58
somästhetische Rezeptoroberfläche 58, 62
somästhetischer Kanal 22
somato-sensibler Bereich 104

Sachverzeichnis

Spastizität 71, 73
Spielbein 173
Sprunggelenk 148, 150
Stabilisierung des Vorfußes 177
Stand 156, 158, 161, 162
Standbein 173
Strukturierung 196
Supinationsbewegung 126
synaptischer Widerstand 77
synchrone Methode 21
Synergieschemata 79, 93

T

taktile Informationen 120
taktile Informationsaufnahme 136
taktile Rezeptoren 48
taktile Wahrnehmung 34
taktiles Erkennen 120
Tastsinn 34, 37, 49, 93
Temporallappen 49
Tiefensensibilität 40
tonische Anpassung 114

U

Übung 84
–, nach Brunnstrom 144
–, Aufbau 66
–, therapeutische 11
Übungen dritten Grades 88, 96
– ersten Grades 88, 89, 92, 113
Übungen in Rückenlage 136
– umfassender Art 92
– zweiten Grades 88, 94, 95
–, segmentale 91
Übungsgliederung 100
Übungsserien 100
Unterschenkelmuskulatur 140

V

visuell-kinästhetische Transformation 105
visuelle Informationen 105
visuelle Rezeptoroberfläche 58
visueller Bereich 104
Vorfuß 158, 183
Vorgangsweise, systemische 54

W

Wahrnehmung 85, 134
Wahrnehmung, propriozeptive 49
Wahrnehmung, taktile 34
Wahrnehmungsaufgabe 171
Wiederherstellungsmodelle 197
Willkürbewegungen 77
Willkürmotorik 79

Z

Zeitlichkeit 30, 88
Ziele 199
Zwischenveränderung 201

Das zweite Buch von Carlo Perfetti

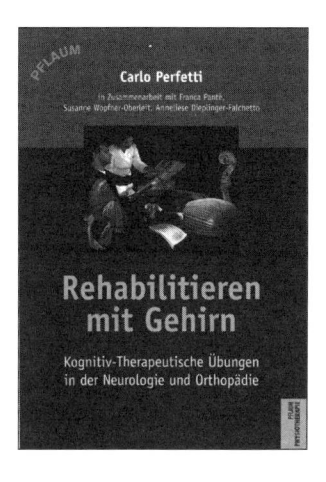

Carlo Perfetti
Rehabilitieren mit Gehirn
Kognitiv-therapeutische Übungen in der
Neurologie und Orthopädie
443 S. mit 185 Abb., kartoniert,
ISBN 978-3-7905-0944-1

Die Theorie, die hinter jeder Rehabilitationsbemühung steht, muss die Prinzipien der therapeutischen Übung definieren, aber auch Hypothesen über die bestmögliche Analyse, Interpretation und Prognose der Pathologie aufstellen. Die vorliegende Sammlung von Fachbeiträgen will diesem Anspruch gerecht werden mit dem Ziel, anhand der Interpretation der Pathologie geeignete Rehabilitationsinstrumente zu entwickeln und die Zusammenhänge zwischen Pathologie und motorischer Beeinträchtigung zu erforschen. Ausgehend von dieser jeweiligen Interpretation der Pathologie wird hier ein neuer therapeutischer Ansatz vorgestellt. Der wissenschaftliche Zugang bei der Analyse und Interpretation der Pathologie wird auch bei der Entwicklung, Ausführung und Überprüfung der therapeutischen Übung weiterverfolgt und in diesem Buch veranschaulicht.

Im Gegensatz zu anderen therapeutischen Verfahren wird auch die motorische Vorstellung, die Imagination, eingesetzt, um Prozesse in Gang zu setzen, die zur Motorik führen. Zahlreiche praktische Beispiele für die Kognitiv-Therapeutischen Übungen nach Perfetti illustrieren die Anwendungsbreite und den Erfolg in der neurologischen und orthopädischen Rehabilitation. Als herausragendes Beispiel für die gelungene Anwendung der Kognitiv-Therapeutischen Übungen wird am Ende des Buches die Rehabilitation eines Patienten nach doppelseitiger Handtransplantation beschrieben.

Dieser Band erweitert und vertieft die Darstellungen des ersten deutschsprachigen Buches von Prof. Perfetti.

Richard Pflaum Verlag GmbH & Co. KG
Lazarettstr. 4, 80636 München, Tel. 089/12607-0, Fax 089/12607-333
http://www.pflaum.de, e-mail: kundenservice@pflaum.de

Pflaum Physiotherapie

Neurologie – eine Auswahl

Christel Eickhof
Grundlagen der Physiotherapie bei erworbenen Lähmungen
312 S., 82 Abb., kart.,
ISBN 978-3-7905-0840-6

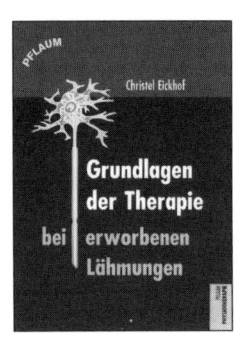

Susanna Freivogel
Motorische Rehabilitation nach Schädelhirntrauma
Klinik – Grundlagen – Therapie
324 S., 193 Abb, kart.
ISBN 978-3-7905-0746-1

Jutta Hinrichs/
Bernd Pohlmann-Eden
Neurologische Erkrankungen
Lehrbuch für Physiotherapeuten
2. Aufl., 351 S., 122 Abb., kart.,
ISBN 978-3-7905-0790-3

Germar Kroczek u.a.
Stroke Unit
Ein interdisziplinärer Praxisleitfaden zur Akutbehandlung des Schlaganfalls
348 S., 161 Abb., kart.,
ISBN 978-3-7905-0829-1

Christoph Letzel
Neuropsychologische Befunderhebung
Arbeitsbuch für Befund und therapie
108 S., 19 Abb., kart.,
ISBN 978-3-7905-0894-9

Marcela Lippert-Grüner
Frühstimulation
Ein multimodaler Therapieansatz in der Behandlung von Komapatienten
148 S., 42 Abb., kart.
ISBN 978-3-7905-0882-6

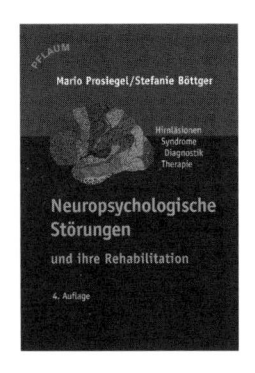

Mario Prosiegel/
Stefanie Böttger
Neuropsychologische Störungen und ihre Rehabilitation
Hirnläsionen, Syndrome, Diagnostik, Therapie
4. Aufl., 327 S., 85 Abb., kart.
ISBN 978-3-7905-0942-7

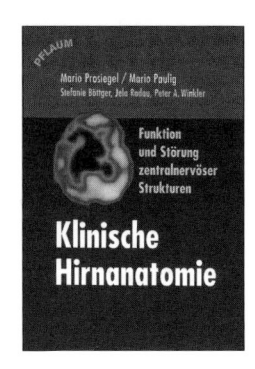

Mario Prosiegel/Mario Paulig
Klinische Hirnanatomie
Funktion und Störung zentralnervöser Strukturen
320 S., 200 Abb., kart.,
ISBN 978-3-7905-0828-4

Erwin Scherfer
Forschung verstehen
Ein Grundkurs in evidenzbasierter Praxis
222 S., 35 Abb., kart,,
ISBN 978-3-7905-0938-0

Friederike Ziganek-Soehlke
So geht's weiter
Neurorehabilitation mit Bewegungsspielen in der Gruppe
165 S., 28 Fotos, kart.,
ISBN 978-3-7905-0827-7

Bitte fordern Sie unser Gesamtverzeichnis an!

Richard Pflaum Verlag GmbH & Co. KG
Lazarettstr. 4, 80636 München, Tel. 089/12607-0, Fax 089/12607-333
http://www.pflaum.de, e-mail: kundenservice@pflaum.de